精神分析の未来を考える

増刊第5号

精神療法

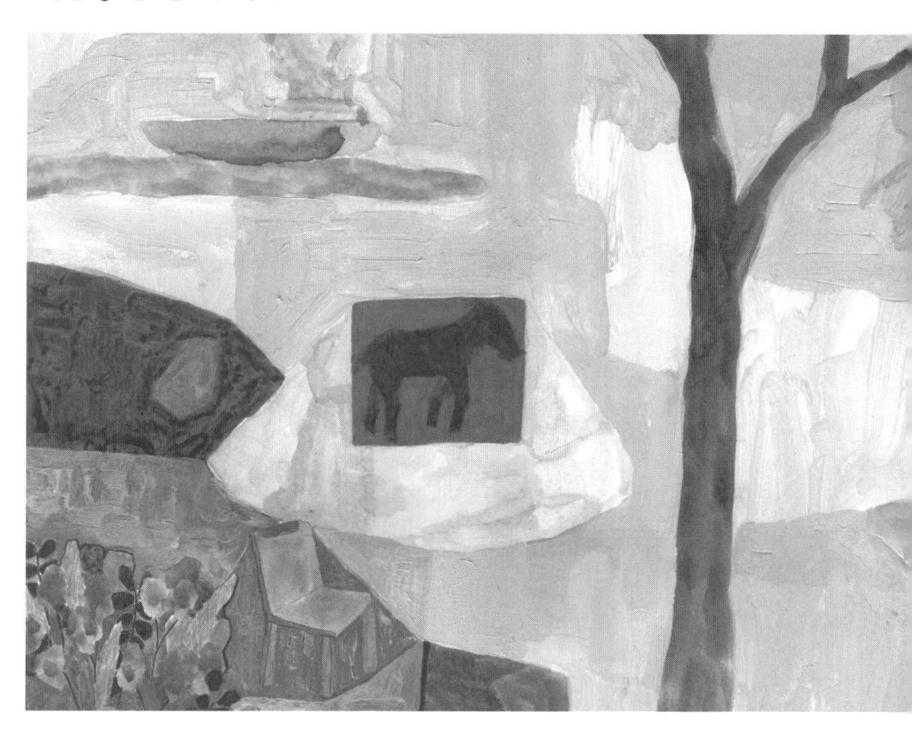

妙木浩之
「精神療法」編集部（編）

2018
Japanese
Journal of
Psychotherapy

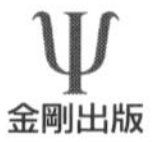
金剛出版

精神分析の未来を考える

目次

Contents

2018
Japanese
Journal of
Psychotherapy

増刊第5号
精神療法

特集 精神分析の未来を考える

妙木 浩之
（東京国際大学人間社会学部）

日本ではじめて行われたIPA（国際精神分析協会）の国際的な会議アジア・パシフィック国際会議東京が終わった（2018年5月2日から5日）。その席上で興味深いことがわかった。

日本の精神分析は，1930年代に古澤平作（以下，敬称略）がフロイトのもとを訪ねた頃に端緒があり，その古澤が帰国後田園調布に開業し，弟子である小此木や西園たちの手で50年代に日本精神分析学会が組織された。その後1993年まで，日本はIPAの基準とは異なる，中に浮く形で独自の発展をしてきた。IPAの訓練モデルは創作者の名前をとって「アイティンゴン・モデル」と言い，①週4日以上の毎日分析の訓練分析，同様に②毎日分析による事例のスーパーヴィジョン，そして③多くの時間を費やすセミナーという三本柱で行われてきた。だが日本は独自の道を歩み，1970年代から明確に，スーパーヴィジョンを中心に精神分析の，しかも週一回の実践を累積してきたのである。このことが1993年のIPAのアムステルダム大会でおそらく匿名の日本人から送られた手紙で明らかになり，IPAから日本の訓練を是正するような働きかけがあった。寝耳に水のような体験，とはいえ日本固有の江戸時代の黒船体験の反復として「アムステルダム・ショック」という外傷的な表現が使われてきたのである。以後日本の精神分析は，訓練制度を正規化してIPA基準の分析家を数年後に排出できるようになった。このパターンは私たちが遣唐使，否，卑弥呼の時代から慣れているパターンの繰り返しだったが，日本人が行った怪文書のインサイダー告発だったため「ショック」という表現が慣例として使われてきた。

精神分析の歴史をご存知の方は周知のように，フランスではLacanの実践が問題になり，日本同様にIPAからの査察が行われ，彼をIPAから除名するという事件が起きた。フランス精神分析の世界は混乱したが，権威への反逆者Lacanをかえって有名にする形で，フランスは組織こそ多様化したものの，多くの精神分析実践家たちを生み出してきたのである。これまたフランスではイギリスとの間で婚姻関係も含めて繰り返されている王室問題に近い反復だが，フランスは当時，社会の精神分析に対する需要が米国の1960年代同様に強かったと言える。パリは今でも精神分析の都である。

日本は，その意味ではIPAにとどまった，というか黒船なのか遣唐使なのか，開国して，IPAモデルに合わせて日本精神分析協会を再編成し，これまでの実践の累積を日本精神分析学会に委ねることにした。

今回アジア・パシフィック国際会議のプレコングレスで，日本精神分析学会の累積的実践を「週一回セラピー」という形で議論するという記念碑的なシンポジウムがあり，その意味で今回のアジア大会は国際社会に日本の二重構造を改めて示したという有意義な大会であった。

日本独自の「おもてと裏」の文化を，国際精

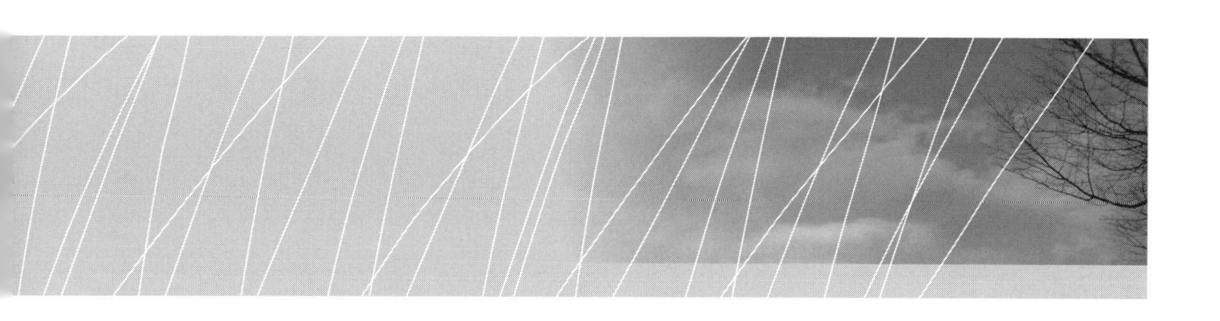

神分析協会がどのように評価するのか，そうでなくても本家が衰弱の危機にあるのだから，丁半ではないが，今後の雲行きはカオスのなかだ。

席上でわかったことで驚いたのは，IPA 本部の動きだった。精神分析が衰退しているという危機感のなかで 1993 年にジャパンプロブレムが起きたことで IPA 内でアジアの動きを調査する委員会ができたらしい。それが中国へのサテライト的な組織化の活動となり，結果として 2016 年にアジア・パシフィック領域となる台湾で，ついで，先日行われた国際会議へとつながった，ということなのだ。つまり，日本から見た一面的な「ショック」つまり外傷的な反復と思っていたことは，IPA 本部で合わせ鏡の

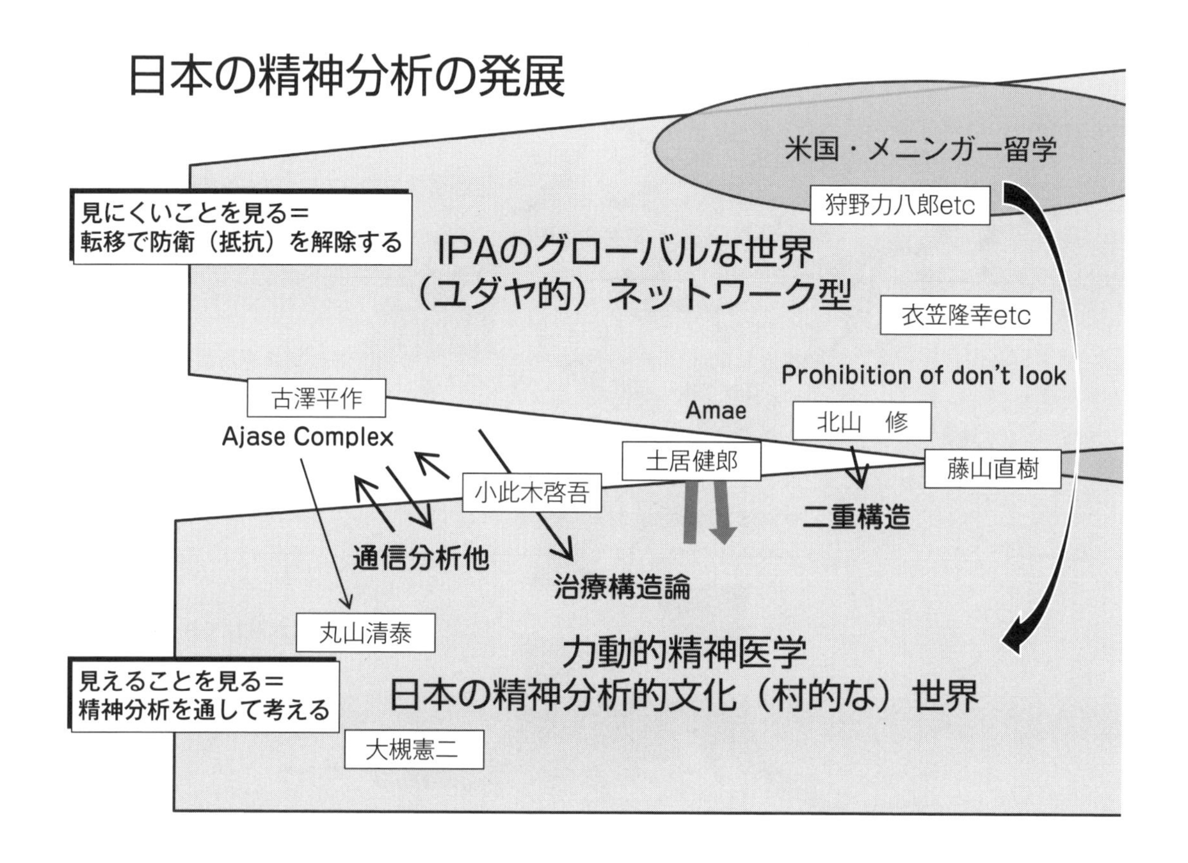

ようにして，国際協会への投石ともなっていたのである。カオス理論ではないが，どこで風が吹いて，どこに実がなり，そして花が咲くかはわからないものだと，本当に思った。蝶の一振り（誰の手紙かわからない「盗まれた手紙」のようなもの）が，結果として大きな果実につながることもあるのだ。

その意味で今年は精神分析がこれからどうなっていくのかを感じさせてくれる会議だった。海外各国がこれからの精神分析の行方に希望をもっているような活発な議論も展開していた。本特集を今出すのは，いくつかの偶然が重なっただけだが，アジアではじめての国際会議の年に，精神分析の未来を考える特集を世に送れることはうれしい限りである。参加していただいた論者たちは，日本の精神分析のシーンで活躍している論客ばかり，大文字の人たちだが，若い方たちとの座談会も企画させていただいた。

精神分析は主体つまり自我と他者，対象との関係で育っていく学問である。だから制度ではなく，この学問の主体はあくまで人だと私は思う。誰が何を語るか，ということに，意味が，というか語用論的な意義があるのだ。その主体と対象との関係のなかで，長時間をかけて植物が育つように，果実が実って，大文字の名前が浮き上がってくる。海外において，これまでの大文字の名前はBion，Winnicott，Lacan，KohutとSullivanといった人々だった。だがこれからの大文字として実るのはいったい誰なのだろう。そんな思いを込めて未来を見据えていきたい。

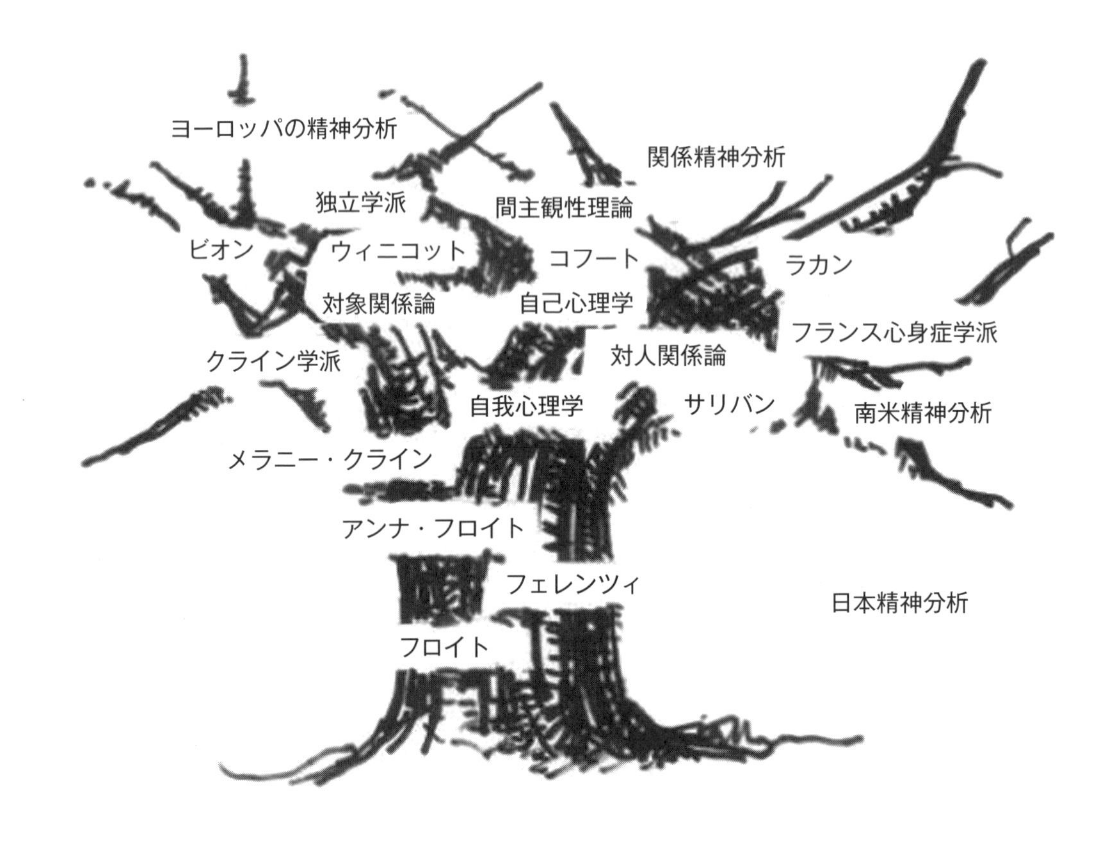

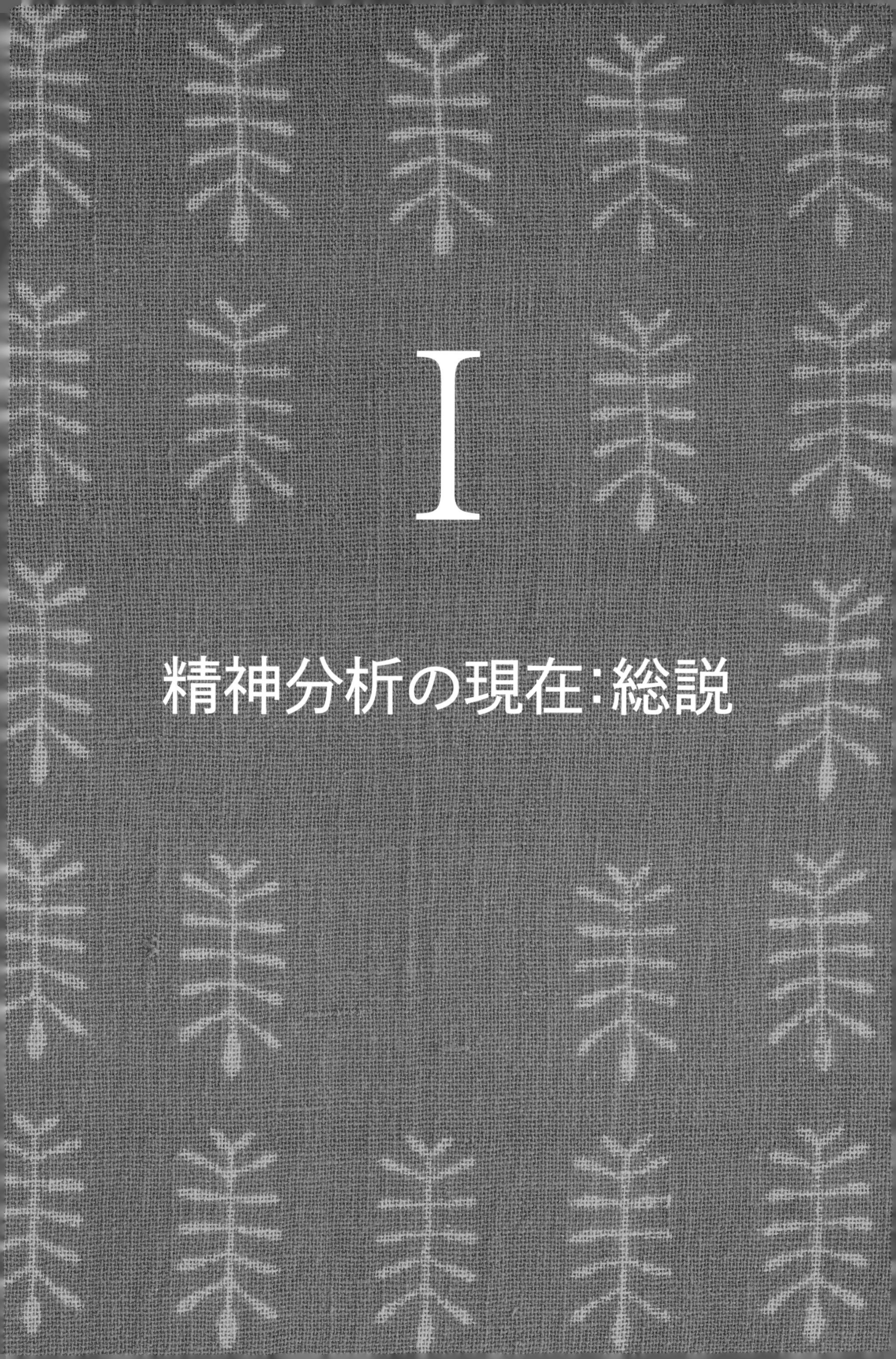

I

精神分析の現在：総説

米国での精神分析の現在

Naoto Kawabata

川畑 直人*

I はじめに

筆者は，米国の精神分析事情を調べる研究者ではないので，この記事の表題にふさわしい内容を書けるとはあまり思えない。ただ，米国で精神分析家になるための訓練を受け，少なからず親交のある米国の精神分析家がいるので，日本の中では米国の精神分析事情について，比較的知りうる立場にあるという自覚はある。また，本特集が掲げる，精神分析の未来地図，正確に言うと，地図はともかくとして，未来についてはそれなりに関心があるので，あくまでも個人的な視点に基づくものであることを断りつつ，精神分析の未来に関わりそうな米国の事情について紹介をしてみたい。

II 精神分析の衰退

筆者が精神分析の訓練を受けに米国に渡ったのは，1997年である。当時，分析家たちの間で話題となっていたのは，米国の医療・保健制度の中で力を増してきたマネジドケアのことであった。前提としては，それまでに米国では，保険会社が精神分析を含む心理療法のサービスをカバーする商品を手がけるようになり，精神分析は一般市民に利用されやすいものになっていた。しかし米国経済が停滞し，医療費の増大が問題となり始めた1970年代には，医療費を抑制するために治療決定権を保険者が握るというマネジドケアが普及し始め，1990年代には分析家にとっても大きな脅威となっていた。

精神科医療においては薬物療法が，心理学の領域では認知行動療法が，いわゆるエビデンスに基づく治療効果を主張することで受け入れられていく一方，科学的な効果研究が乏しい精神分析への信頼は低下していった。そもそも，高頻度の面接を要し，治療期間も長い精神分析は，保険会社にとっては好まれない選択肢であった。精神分析を学ぶ医師はほとんどいなくなり，医学部，心理学部から力動的な立場の教授陣は徐々に姿を消していった。米国に渡った数日後，米国精神分析の中心ともいえる老舗の分析研究所，ニューヨーク精神分析研究所に，訓練候補生が集まらずクラスが開講できないという話を耳にした瞬間は，今でも鮮明に覚えている。

III 分析理論を巡る議論の活気

筆者が学んだウィリアム・アランソン・ホワイト研究所（以下，ホワイト研究所）は，Harry S. Sullivan, Erich Fromm, Clara Thompsonらが創設した対人関係学派の研究所であり，ニューヨーク精神分析研究所を中心と

*京都文教大学
〒611-0041 京都府宇治市槇島町千足80
京都精神分析心理療法研究所
〒612-8083 京都府京都市伏見区京町4-156-1

する米国の主流派，フロイディアンとは対極に位置している。対極というと存在感があるが，米国精神分析協会（以下，米国協会）がフロイディアン一色であった時代には，存在すら意識されていなかったというのが実情らしい。

状況が変わり始めたのが1980年代で，その流れを作ったのがホワイト研究所出身のStephen A. Mitchellである。彼は同じくホワイト出身のJay R. Greenbergと,「精神分析理論の展開」(原題は『Object Relations in Psychoanalytic Theory』）という本を書き，フロイディアンの欲動論に対し，対人関係学派を含む関係を重視する諸学派を包含する関係論というパラダイムを提示した。その考え方が，全米的に注目を浴びたのである（Greenberg & Mitchell, 1983)。

関係論パラダイムに親和的な精神分析のスタンスは，関係精神分析と呼ばれるが，かなり広い範囲のものを含んでおり，いわゆる学派とか流派というような，統一的な立場を指すものではない。その特徴は一言では言いにくいが，米国の対人関係論と英国の対象関係論，特に中間派のそれを併せ持つもの，という言い方がされることが多い。前者は，分析状況を二者が交わる対人の場と捉え，その場で起こることをつぶさに見ていこうとする。後者は，発達の中で形成される自己や他者に関する内的な表象の影響力を重視する。一方，臨床実践の態度の特徴としては，前者由来の偽らぬオープンな姿勢，いわゆるオーセンティシティと，後者由来の「抱える環境」としての治療者が強調されることが多い。ただこのようにまとめられるのは，精神分析を包括的に議論しようとしたMitchellの意図から離れる気もする。

2000年12月にMitchellは50代にして急逝するが，彼の視野の広さ，思慮の深さ，そして誠実な人柄など，彼を直接知る人々にとって，それは悲劇そのものであった。私にとっては，生前最後となった彼のコースワークで，直に学ぶ機会が得られたことは不幸中の幸いであった。しかし振り返ってみると，彼の死が与えたショックの大きさは，一人物の喪失という以上に，彼を中心に繰り広げられる学術的議論の盛り上がりに，影が差すのではないかという懸念によるところが大きかったのではないかと思う。

そうした議論の場の一つが，米国心理学会の精神分析部会（以下，Division 39）であった。特定の分析研究所から離れたアカデミックな環境で，ニューヨーク大学のLewis Aron，Jessica Benjaminをはじめとした関係論者，Darlene B. Ehrenberg，Donnel B. Stern，Philip M. Brombergなどホワイト研究所の対人関係論者，関係論者，シカゴ精神分析センターで教える社会構築主義のIrwin Hoffman，自己心理学派でカリフォルニア大学臨床教授のRobert D. Stolorow，ニューヨークのNPAP研究所出身のNancy McWilliamsといった人々が活発な議論を交わす様子は，とても印象的であった。Mitchellの死後，国際関係精神分析・心理療法協会が設立されたことで，やや勢力が分散した面があるが，米国内の精神分析に関する議論の場として，どちらも欠かせない存在となっている。

さて，精神分析の社会的地位が低迷している現実や，後で触れる精神分析研究所に対する批判的見解に対比したとき，このような学術的な議論の盛況をどのように理解すればいいのであろう。お気づきと思うが，こうした議論の担い手のほとんどが，サイコロジストである。米国では，長い間，医師以外に正規の精神分析の訓練は施さないという規約が存在していた。その一方で，精神分析の担い手が，医師から非医師に変わるという地殻変動が起こっている。そのあたりの事情を，簡単に振り返っておく。

Ⅳ　米国における精神分析の担い手

20世紀初頭，米国にとって精神分析は，欧州発祥の輸入しなければならない知財であった。それでも，1911年には，ニューヨーク精神分析研究所ができ，その後，1930年代，1940年代には，全米各地に分析の研究所が設置され，それらが連盟するという形で，米国協会の組織が整備されていった。この間に，米国における精神分析の普及に重要な影響を与える，「1938年ルール」という規約が成立する。その内容は，米国の研究所でなされる精神分析の訓練は，精神科医師にのみ施され，また米国協会の会員資格は，1938年までに欧州で訓練を受けた一部の著名な分析家を除き，医師以外には与えられないというものであった。

創始者であるSigmund Freud自身は，精神分析の担い手として非医師を排除すべきではないと考えていた。この方針は国際精神分析協会（以下，国際協会）でも共有されていたので，米国協会は簡単に決定できるものではなかった。しかし，第二次世界大戦が勃発し，国際協会が機能停止する中で，米国協会は単独でこの規約を通してしまった。

非医師を排除するという方針が出された背景には，勝手に精神分析家を名乗り，精神分析とは似ても似つかぬ乱暴な施術を行う者が横行していたという社会事情があった。と同時に，ナチの席巻により欧州から流入する非医師の分析家との競合が懸念されたということもあるらしい。いずれにせよ，非医師を排除することによって，米国の精神分析は精神医学との結びつきを強め，世界的には珍しい力動精神医学の国が生まれることになる。

しかしながら，こうした動きとは裏腹に，第二次世界大戦は，米国精神医療に別の形の地殻変動を引き起こすことになる。大戦への参戦によって生じた多数の傷病軍人が，病院で治療を受けるようになり，その手当が国家的な課題となった。多くの病院で，戦争傷病者の治療を標的としたプログラムが作られ，研修医の参加が奨励された。しかし，医師にとっては収入の良い個人開業の方が魅力的で，研修期間が終わると病院勤務を離れる者が続出した。そこで目をつけられたのが，クリニカル・サイコロジストであった。病院は，プログラムにサイコロジストの実習生を積極的に受け入れ，傷病者対応の戦力にしようとしたのである。一方，新興のクリニカル・サイコロジストにとっては，病院は貴重な就職先となった。また当初は，心理検査などのアセスメント業務が中心であったサイコロジストにとって，治療の担い手になる機会が生じたのである。

治療に携わるようになると，サイコロジストたちも，より専門的な治療技術を身につける必要が生じてきた。そして，系統的な精神分析の訓練を希望する者が増えてきた。こうした事情の元，1938ルールによって米国協会から離れた精神分析家や，研究所は，サイコロジストに対する教育訓練を引き受けるようになる。Freudが非医師の分析家について論文を書くきっかけを作ったとされるTherdor Reikが，亡命先のニューヨークで創始したNPAP研究所や，心理学者・社会学者であるErich Frommを擁することで米国協会とは別の道を歩むことになったホワイト研究所は，サイコロジストたちの重要な受け皿となった。また，フロイディアンの中でも，IPTARやフロイディアン・ソサイエティといった，非医師を受け入れる研究所や協会を作る動きが起こってきた。

さらに，こうした動きは，サイコロジストにとどまらず，ソーシャル・ワーカーの中にも生まれてくる。ソーシャル・ワーカーは，貧困や障害によって支援を必要とする対象者に関わるため，病院，診療所，福祉施設など公的機関で仕事をするのが通例であるが，サイコロジスト同様に治療の担い手となるにつれ，分析の訓練を受けて開業を目指す人々が出てくる。現在では，ソーシャル・ワーカーに分析訓練を行う研究所が多数存在している。

こうした社会の動きにもかかわらず，医師以外に訓練を行わないという米国協会の姿勢は変わらなかった。例外的な事例として，科学的な研究を推進するために，数名のサイコロジストが訓練生として受け入れられるということもあった。しかし，それはあくまで研究に携わるためのものであり，治療のために精神分析は行わないという誓約書まで書かされたのが実情で，その中には，George S，Klein，Fred Pine，Donald Spence など，著名なサイコロジストが含まれていた。

こうした米国協会の体制を根本的に揺るがす訴訟が，1985 年の 3 月，4 人のサイコロジストによって引き起こされた。Division 39 の中に設置された GAPPP という団体の賛助を得て，数千人の指示者を代表しての集団訴訟であった。その主張は，米国協会と協会に所属する一部の研究所は，精神分析の独占を策謀し，自由競争を回避することで，患者，保険会社等が支払う料金を不当につり上げ，反トラスト法を侵害しているというものであった。1988 年の 11 月に，米国協会は全面的に譲歩し，サイコロジストをはじめとして非医師の訓練生を排除しないという約束をすることで，和解が成立した。以後，米国協会所属の研究所は，非医師に対して門戸を開放することになる。50 年の歳月を経て，1938 年規約は，米国から消え去ることになった。

筆者がこのことを知ったのは留学中で，最初に話してくれたのは留学中に大変お世話になった Pine であったと記憶している。彼は，先に触れた，研究者としてニューヨーク研究所で訓練を受け，Margaret S. Mahler と分離個体化の研究を行ったサイコロジストで，後にフロイディアン・ソサイエティのメンバーとなり，この訴訟が起きた当時は，Division 39 の会長でもあった。サイコロジスト集団の目に映る彼の立ち位置は微妙であるが，二級市民的な立場を忍んで訓練を受けたサイコロジストとして，この訴訟の結末は感慨深いものがあったろうと想像する。なお，この訴訟が起こった当時，国際協会の会長となった Rogert S. Wallerstein は，一連の経緯を一冊の本にまとめ，歴史的な事実を詳細に報告しているので，関心のある方はそちらに見てほしい（Wallerstein, 1998）。

V　精神分析研究所の課題

さて，時を進めて現在であるが，精神分析が苦境にある状況は，大きく変わってはいないように思われる。しかし，それは特に，学術的な世界というより，経済的な面で顕著である。

学術面では，必ずしも低迷とはいえないだろう。例えば，精神医学，心理学，クリニカル・ソーシャル・ワークの精神分析関連団体が，合同で精神分析的診断マニュアル（PDM）を編集するという画期的な動きが出ている。初版は 2006 年に刊行され，2016 年には第二版が出ている。このマニュアルでは，深層から表層にかけての情動，認知，社会的関係パターンを広く見渡し，個人ごとの特性をなるべくきめ細かく捉えようとしており，DSM を補完するものたらんとしている（PDM Task Force, 2006）。全体を通して，精神分析特有の古風で難解な記述は避けられ，なるべく平易で読みやすい表現で書かれているのも特徴である。

筆者は，2014 年の Division 39 の大会に参加したが，10 数年前と変わらない活気を感じることができた。特に印象深かったのは，異文化接触，難民問題，災害，戦争など，社会的な問題が活発に議論されていたことである。心理学会の部会であるということもあるが，柔軟な発想で精神分析的観点を生かしていこうという機運が強く感じられた。

こうした学術面での活気は衰えているようにみえないが，精神分析研究所についていうと，多くの研究所で，訓練生を集めるのに苦労しているという実情は続いており，経営面での苦労は絶えないようである。

こうした状況を意識してなのか，Otto F. Kernberg が，精神分析の教育に内在する問題について書き綴った著作を刊行している（Kernberg, 2019）。Kernberg といえば，米国の精神分析，力動精神医学を代表する人物であり，国際精神分析協会の会長も務めた重鎮であるが，彼が 50 年に渡る経歴から導き出した，精神分析の教育システムに対する批判点が 1 冊にまとめられている。

彼が主に批判を向けるポイントは，精神分析の世界で十分な研究がなされてこなかったこと，そして，教育分析家の制度がもたらす権威主義的な組織構造である。

精神分析の研究所は，100年前にはじまったアイティンゴン・モデルと呼ばれる教育分析，スーパーヴィジョン，コースワークという３本柱を基本構造として踏襲している。このモデルでは，教育分析家になれる人々を頂点にしたヒエラルキーが形成され，その選考基準に明文化されない要素が含まれるため，組織には疑心暗鬼が生まれる土壌が用意される。また，教育分析家と訓練生との関係は，その他のファカルティ・メンバーが介入しにくい閉じられたものになりやすく，結果として，訓練生の教育・訓練を組織全体が支えるという構図が作られにくくなる。

さらに，教育分析家を中心としたシニアの分析家たちは，赤裸々に事例を発表する義務を免れており，さまざまな形で権威が守られるようになっているという。学ぼうとする精神分析のモデルが提示されない中で，訓練生は理想化された分析家のイメージに同一化することになる。

教育分析家を頂点とするヒエラルキーの問題は，研究所の保守的性格と，科学的な革新性の欠如という問題にもつながっていく。多くの研究所では無批判にFreudの著作を読むことからはじめ，それに時間をかける。新しいアイデアは，一部紹介されるとしても，本体には影響を与えず，時の経過とともに流されていく。また，実証的な調査や研究は，精神分析臨床の実態に合わないという理由で，着手されないことが正当化されてきた。

Kerbergの批判はさらに，スーパーヴィジョン，研究所の組織体質，研究所のリーダーシップのあり方にまで及んでいる。一つの章では，「分析訓練生の創造性を破壊する30の方法」という見出しの下，訓練生の受け入れ手続きの時間の長さ，Freudの全著作の読破，研究所で好まれる理論に疑問を唱える訓練生に注意を払う，学術集会にあまり早くから行かせない，など，具体的に研究所がとりがちな姿勢を辛辣に挙げ連ねている。

さて，Kernbergの研究所批判には，タビストック人間関係研究所の組織論的な観点が，ふんだんに盛り込まれている。彼は，以前から，パラノイド生成的なリーダーの影響力に関心を持っており，そうした組織病理に対する関心が，精神分析研究所の構造に向けられている。この組織論的な観点は，ホワイト研究所に存在していた組織プログラムにも流れ込んでいて，その関係者の一人であるKenneth Eisoldが，Kernbergの著作の書評を書いており興味深い（Eisold, 2017)。Eisoldの目からすると，Kernbergの観点には，別の意味での偏狭性があるという。

Kernbergは，研究所の体質を正し，科学的研究を推進し，訓練生に正しい精神分析のあり方を教えることができれば，精神分析の潜在的凝集力を高め，かつてのような優越的なポジションを回復することができると考えているように見える。しかし，精神分析を，統一された一定の様式をもつ実体として定義できると考えるのは，もはや幻想ではないかとEisoldは主張する。分析の訓練を受けて分析家が獲得するものは，分析家ごとに異なり，その後の臨床実践では，臨床現場の特質，出会うクライエントの性質に応じて変化せざるを得ない。それぞれがそれぞれの精神分析のあり方を創造する。そして，必ずしも明文化されないが，各自が独自の治療論をもつようになるとEisoldはいう。

このことに関連して，Eisoldは，Kernbergの視点が，精神分析協会と力動精神医学の中枢からのものであるという点に注目する。そうしたごく一部の中枢を除けば，多くの臨床家は，サイコロジストであったり，ソーシャル・ワーカーであったり，あるいはEisold自身がそうであるように，組織コンサルタントやビジネス・コーチという顔すら持つ。彼らが仕事をする現場は多種多様であり，精神分析的観点が生かされるあり方もさまざまである。そうした多様な職種の人々が，力動的な観点を体得するには，やはり訓練が必要であり，それを担うことが，研究所の存続・発展につながるのではないかとEisoldは指摘する。

Ⅵ　おわりに

本稿では，米国の精神分析の動向を，担い手となる職種の変化と結びつけながら眺めてきた。1938年ルールによって，米国の精神分析は，ある意味で世界的に珍しい道を歩んだといえる。非医師の排除により，力動精神医学が発展し，一方で排除された新興のサイコロジスト，ソーシャル・ワーカーが，貪欲に精神分析の知を吸い取ることによって，学術的な深化と，治療モダリティの多様化が進んだ。そうした歴史がもたらした成果は，未来に向けての貴重な財産ともいえる。

しかしその財産は，精神分析の組織中枢を構成する人々に，吸収されたのだろうか。そして，分析家集団から遠く離れた，一般の人々は，これらの財産を精神分析のものとみなしているであろうか。内部にある排除の論理によって，生み出された新しい知見は精神分析とは異なる療法として概念化され，外部にある単純化の論理によって，いまだに精神分析はFreudと等式で結ばれている。

内外の論理に屈することなく，これらの遺産を精神分析の血肉にしていくことができるなら，新しい精神分析の未来を切り開くことができるのかもしれない。その変革作業には，精神分析に関心を持つ人々自身の，抵抗の克服が必須である。創始者が用いた比喩，「純金と合金」「すばらしい孤立」と言った表現が，思考を拘束する呪縛となっていないか，一考の価値がある。米国の精神分析に期待できるのは，そうした変革の潜在力であろう。

文　献

Eisold K (2017) What's Wrong with Analytic Training? Contemporary Psychoanalysis, 53(2); 280-287.

Greenberg JR & Mitchell SA (1983) Object Relations in Psychoanalytic Theory. Harvard University Press.（横井公一監訳／大阪精神分析研究会訳（2001）精神分析理論の展開．ミネルヴァ書房）

Kernberg OF (2016) Psychoanalytic Education at the Crossroads. Routledge.

PDM Task Force (2006) Psychodynamic Diagnostic Manual. Silver Spring : Alliance of Psychoanalytic Organizations.

Wallerstein RS (1998) Lay Analysis ; Life inside the Controversy. The Analytic Press.

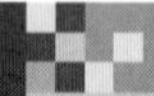

ロンドン・クライン派の現在

▶ウェスト・ロッジ・カンファレンスと現代クライン派グループ

Wataru Tobitani

飛谷　渉*

I　はじめに

2015年6月，ロンドン郊外の閑静な緑地に位置するウェスト・ロッジのホテルにおいて，「メラニー・クラインの技法：あの頃，そして今」と題した論文をジョン・シュタイナーが発表した（Steiner, 2017a）。クラインの未発表原稿や講義録などの資料を保有するメラニー・クライン・アーカイヴから，1936年に行われた6回シリーズのクラインの臨床技法講義の原稿と，1958年に行われた訓練生に向けたセミナー記録をシュタイナーが編集して紹介し，それを現代クライン派の視点から評価したこの発表は，聴衆の熱気と興奮によって迎えられた。このカンファレンスの司会にはプリシラ・ロスがあたり，討論の壇上にはロナルド・ブリトンとマイケル・フェルドマンが立った。

この発表は，すでに「メラニー・クラインによる精神分析技法講義」（Steiner, 2017b）として書籍化され，2017年にRoutledge社より出版されている。この講義録は衝撃的である。クラインによる大人の分析技法論という，これまで読むことができなかった領域が，本人の手により詳細に論じられているのである。一読するなら，クラインが患者の攻撃性を過度に強調し，陰性転移にばかり焦点化するなどといったステレオタイプの批判は払拭される。それ以上に驚かされるのは，クラインの大人の患者への分析技法が，現在の臨床的価値観から見ても非常にバランスの取れたものであり，しかも，ビオンによる強力なパラダイム変換を経験しているわれわれにとっても，何ら色あせたものではなく，驚くべき示唆をもたらすということである。

この講義録の発見と出版により，ロンドンのクライン派分析者コミュニティは，ある種の興奮に包まれた。2011年にハナ・シーガルを，そして2013年にベティ・ジョゼフを相次いで失った英国クライン派は，ここ数年，沈鬱な喪に服していたが，このメラニー・クライン自身の臨床技法論の再発見をきっかけとして，再び活気づいているようだ。

本稿において私は，まず学派史の概要を踏まえ，ロンドンの現代クライン派の動向について，最近の見聞をもとに報告し，私自身のクライン派臨床トレーニングの経験も顧みつつ，展望してみたい。

II　メラニー・クラインの臨床概念の核心：抑うつポジションと心の状態

クラインの精神分析概念は，どれを取ってみても，思弁による理論への野心からよりも，むしろ眼前で繰り広げられた臨床的事実を理解す

＊大阪教育大学保健センター
〒582-8582　大阪府柏原市旭ヶ丘4-698-1

る必要性から生まれた。彼女の理論構築の場は，もちろん子どもの分析臨床であった。彼女の臨床理論は，子どもの遊びを大人の自由連想に匹敵するものとして採用するという独創的な設定のもとで観察した，驚くべき早期内的対象関係世界の発見によってもたらされた。彼女は終生，自らをフロイト精神分析の正当な継承者であると見なしていたが，とはいえ明らかに彼女は，理論と臨床技法の両面において，ラディカルな変化をもたらした革新者であった。

その革新は，エディプス・コンプレックスと超自我概念という精神分析の根幹にかかわる領域においてなされたために物議を醸した（King & Steiner, 1991）。クラインは，フロイト精神分析の揺るがぬ核心，すなわち去勢不安をめぐる「エディプス・コンプレックスの抑圧と超自我形成」の時期を，フロイトが主張したように実際の両親との性愛的葛藤が極期に達する５歳頃に置くのではなく，あえて離乳期と結びつけるなど，著しく早期に位置づけた。さらに，そのエディプス・コンプレックスの重心を去勢不安から乳幼児の原光景空想へと移動させるとともに，母親身体とその内部に関する空想体験を「エディプス状況」としてとらえ，エディプス・コンプレックス概念を部分対象関係の次元へと拡張した（Likierman, 2001）。

クラインの仕事は，おおむね抑うつポジション概念が形をなした1935年を境として二期に分けると捉えやすい（Spillius, 1994）。前期（1920年～1935年）に創出された諸概念は，クラインがフェレンツィから受けた治療分析の影響から，子どもの精神分析臨床に関心を持ち，それに没頭することから掴んだものであった。クラインはここで，子どものプレイセラピーから教育的要素を排除し，精神分析的解釈技法のみを用いてアプローチするという保守的かつ革新的な技法によって成果を上げた。さらに，彼女は自らの臨床経験をフロイトとアブラハムの発達理論に照らしあわせ，積極的に理論化を行った。ここで用いられた彼女の臨床描写は，どれもが生々しい無意識的空想に満ちており，それは内的対象の棲まう生き生きとした内的世界であった。さらに，母親の身体内部をめぐって繰り広げられる早期エディプス空想，投影と取り入れによって構成されてゆく内的世界，著しく残酷で貪り合う両親（結合両親像），激しいサディズムと精神病的不安体験，母親の身体内部への所有的・侵入的関心として現れる好知本能など（Petot, 1979），この時期における彼女の着想は，その後のクライン派臨床思想の基礎となった。

だが，1935年の「抑うつポジション概念」の創出を分水嶺として，クラインの初期の仕事は一気に理論的な統合性を得る（Likierman, 2001；Petot, 1979）。そこでは，母親の身体に向けるサディズム，報復される恐怖やのみ込まれ咬みちぎられる恐怖から生じる迫害不安，重要な対象を自らの敵意と攻撃によって失う恐怖や不安，自ら傷つけた対象を前にすることで生じる激しい罪悪感と傷ついた対象を修復したいという切迫した衝動，そうした乳児の体験する生々しい情動状態が，「抑うつポジション」という，不安，防衛，内的対象関係といった多次元の要素よりなる「心の状態（state of mind）」として捉えられた（Klein, 1935, 1940）。このポジション概念の誕生によって，彼女の理論はクライン派という学派意識をまとめるに足る強力な理論体系を得るに至る。

さらに，フェアバーンの発想に影響を受け，より早期の状態として，スプリッティング機制により自己と対象を分割すること，さらにその分割した体験を対象の中に押し込む投影同一化という着想を得て，クラインは妄想分裂ポジションという心の状態を概念化する（Klein, 1946）。さらに晩年には，フロイトが思弁的に捉えた死の本能という概念を積極的に臨床応用し，原初的羨望という破壊的情動を定式化するに至る。これにより，後のクライン派におけるナルシシズム臨床への扉が開かれたのである。

Ⅲ ロンドン・クライン派の形成と発展

1925年，訓練分析者でもあり庇護者でもあったアブラハムの不慮の死により，ベルリンで路頭に迷うこととなったクラインは，翌年ジョーンズら英国精神分析協会の招待によって，幸いにもロンドンに移住し臨床活動を始めることができた。そこで彼女は，後に「児童の精神分析（1932）」（Klein, 1932）として刊行されることとなる臨床的知見をもとに，迫真性に満ちた子どもの無意識的空想を描き出すことに成功し，支持を得ていく。すでに子どもの精神分析が盛んに行われていた英国の臨床家たちは，彼女のアイデアの斬新さと真実性に即座に応答し，それらを受け入れた。こうしてクラインは，ベルリンでの冷遇とは打って変わって温かな歓待を受ける。さらに重要なことは，そこで彼女が有能な同士を得て，自らの臨床グループを形成できたことであった。スーザン・アイザックス，ジョーン・リヴィエール，ポーラ・ハイマンという三人の才女が特に忠実な支持者となる。彼らは自らを「内的対象グループ」とよび，次第に学派意識を高めていく（Likierman, 2001）。

ところが，第二次世界大戦による混乱と，ナチスの台頭によるユダヤ人迫害により，ヨーロッパの分析者は，南北アメリカ大陸や英国に居を移さざるを得なくなる。ロンドンには，ジョーンズの手引きによって，フロイト親子がウィーンを逃れて来た。上顎癌の進行によりフロイトが1939年に亡くなると，継者問題が浮上するとともに，かねてから児童の精神分析において，意見が合わなかったクラインとアナ・フロイトは，児童分析臨床の方法の相違において，さらにはフロイト理論の発展的継承という困難な問題を前にして衝突する。

科学的ミーティングの名を借りて，ロンドンの精神分析協会においてクラインの理論の正当性が問われることとなった。これが第二次世界大戦の迫害的ムードの中，ロンドンにおいて生じた「フロイト－クライン大論争（1941～1945）」であった（King & Steiner, 1991）。そこでは，クラインと前述の三人の仲間たちが，それぞれ論文を発表した。それらは，アイザックスの無意識的空想論（Isaacs, 1948），ハイマンによる早期発達における投影と取り入れの果たす役割（Heimann, 1952），クライン自身による抑うつポジションと自我発達に関する理論（Klein, 1944）などであった。さらに，クラインの創出したこれらの諸概念が，フロイト精神分析の伝統に合致するのかどうかがさまざまな角度から審査され，議論された。

大論争では，自我機能の生来性や早期超自我概念などクラインの急進性が浮き彫りになったものの，上述の三人の活躍により，彼らはフロイト精神分析の枠内に残ることが条件付きで認められることとなった。政治的には，英国精神分析協会が，クライン派，アナ・フロイト派，中間派に三分割されることとなり，訓練委員会にはそれぞれのグループから偏りなく代表を出すという紳士協定（King & Steiner, 1991）に合意がなされた。クラインが，裁判にも似たこの論争を生き残ったことで，クライン派の臨床思想と諸概念はより明確になった。

大論争によって学派的凝集性を獲得したクラインの周囲には有能な候補生が集まり，彼女の着想を臨床の中でさらに洗練していった。精神病患者の分析を，オーソドックスな週5回カウチでの精神分析という設定を崩さずに行うことで得られた知見は特に重要な発展をもたらした。シーガル，ローゼンフェルド，ビオンというクラインから訓練分析を受けた三人の精神科医が，彼女の臨床理論を基礎として，それぞれ独自の理論を構築していった。

ハナ・シーガルは，特に象徴形成における精神病的病理として，過剰で病理的な投影同一化によって生じる象徴等値という臨床現象を概念化した（Segal, 1981）。ローゼンフェルドは，精神病患者の分析から，ナルシシズム病理に関心を持ち，精神病や境界例の患者の内的対象関係における死の本能の働きを観察した

(Rosenfeld, 1971)。その中で彼は，悪い対象が，万能的理想化のもとに組織化され，成長可能な依存的自己部分を誘惑と脅しによって支配し，あたかも内的なギャング組織のように働くという内的状況を照らし出すことに成功した。また彼は，投影同一化概念をより拡張し，排泄的で攻撃的，あるいは支配的な動機により生じるばかりでなく，それが原始的なコミュニケーションとしても働いていることの重要性を指摘した。さらに，ビオンはクラインの投影同一化概念とポジション論をより洗練することで思考理論を創出し，独自の精神分析理論体系を構築した。特に，精神病パーソナリティと非精神病パーソナリティの区別や，コンテイナー・コンテインド・モデルは，後のクライン派分析者にとって欠くことのできない臨床理論体系の一部となっていった（Bion, 1957）。

他方，学派内教育に関して，クラインは1930年代から積極的に分析者候補生の教育に携わり，訓練分析を提供するとともに，スーパービジョンや小グループ・セミナーを定期的に運営した。ポーラ・ハイマンは彼女の被分析者であったが，教育の際には右腕として働き，セミナーやスーパービジョン，さらには訓練分析を受け持った。クラインに分析を受ける者はハイマンのセミナーに，ハイマンの分析を受ける者はクラインのセミナーに参加するという形で，候補生のバウンダリーは保護された。こうして，訓練分析の関係を重視し，それをスーパービジョンやセミナーの場から保護するという訓練文化における不文律が確立された。こうした細やかなデリカシーに支えられた訓練文化の構築は，後進を育てるために大変重要であった。1960年代以降は，クラインとハイマンに代わって，シーガルとジョゼフがそれを担うこととなった（Joseph, 2006）。

Ⅳ　ベティ・ジョゼフとハナ・シーガル

ベティ・ジョゼフは，シーガルにやや遅れて登場したクライン派分析者だが，年齢的に彼らはほぼ同世代であった。ジョゼフは中間派の代表格の一人バリントの分析を受けて資格を得るが，ポーラ・ハイマンにも分析を受けた。ジョゼフの貢献は，特に分析技法の領域に集中している。彼女は，セッション内では患者の話すことばかりでなく，患者が為すことに注意を払う必要があり，分析者が自分自身の逆転移感情と，そのセッション内に時々刻々と展開するエナクトメントのあり方を検証することの重要性を強調する。届いているはずだと確信した解釈が，実際には患者の病理的平衡に全く何の影響も与えていないという臨床的事実に彼女が繰り返し出会ったことで，彼女は分析技法を大幅に「いまここで」の転移の全体状況の理解と，病理的平衡維持の様子を観察することに焦点化していく。すなわち，その場で活性化し，転移の全体状況として現れた患者の無意識的空想を，エナクトされた形のまま捉えるという手法である（Joseph, 1976）。したがって，彼女はより細かい「いまここで」の交流，あるいは非交流に焦点を当てる。彼女のこの瞬間瞬間におけるコミュニケーションのあり方を顕微鏡的に観察する分析のアプローチは「精神分析の分析」あるいは「マイクロ分析」などと称されている。ジョゼフは，その臨床現象理解の精緻さから，1970年代以降のクライン派精神分析技法の推進者となる。

一方，ハナ・シーガルは患者の転移素材から直観的に捉えられる無意識的空想に直接言及する手法を採るため，ジョゼフに比べると逆転移の無意識的側面の具現化に焦点化することは少ない。シーガルは，直接的に乳児期の無意識的空想を捉え，早期対象関係史に結びつける手法をとる（Quinodoz, 2008）。一見すると，シーガルとジョゼフのアプローチはかなり異なるが，その場で活性化している無意識的空想を早期体験としてそのまま捉えるか，あるいはそれを転移の全体状況の中で活性化された形として，関係の表層から細やかに検証した上で捉えるのかの違いはあるにせよ，どちらもその場における無意識的空想を捉えるという点では同じである。

シーガルのグループと並んでジョゼフの臨床ワークショップは，現代クライン派の臨床概念や技法を洗練し発展させる苗床となっていく。

精神分析における学派文化は，理論概念の共有とともに，その学派の訓練分析者から訓練分析を受けることで伝承され活性化される。そうして学派アイデンティティが維持されていく。クライン派においてもそれは同じである。特に，ジョゼフのワークショップは，有力な分析者を輩出している。その様子は「心的変化を求めて――ベティ・ジョゼフの精神分析ワークショップの軌跡」（Hargreaves & Varchevker, 2004）に詳しい。このワークショップに参加しているメンバーには，ロナルド・ブリトン，ジョン・シュタイナー，マイケル・フェルドマンの三人が含まれており，彼らがロンドンの現代クライン派の代表格である。

V　ウェスト・ロッジ・カンファレンス（阿比野，2018）

ジョゼフとシーガルのもとで，より若い世代のクライン派の分析者たちは討論を重ね，自らの臨床経験を熱心に持続的に討論した。そうした分析的経験を分かち合い，生産的な批判を得る中で，重要な概念は育っていった。特に，ロナルド・ブリトン，ジョン・シュタイナー，マイケル・フェルドマンという同世代の男性分析者が技法と理論に関する飛躍的な発展をもたらした。この分析者たちは，ジョゼフのワークショップなどロンドン・クライン派内部に向けられた修練の場とは別に，あるいはプリシラ・ロスの言葉を借りるなら，超自我としてのジョゼフとシーガルの目の及ばぬ場所で，一年に一回，特に外国からの参加者を募って，自分たちの技法的理論的発展を披露し，その場で発展的な討論を行うカンファレンスを，約20年前から開催してきた（Steiner, 2017a）。冒頭で紹介したメラニー・クラインの技法講義の発見とシュタイナーによる批判的討論という，熱気に溢れたカンファレンスもそこで行われたものであった。三人は，このウェスト・ロッジ・カンファレンスにおいて，自らの臨床経験から発想した，斬新で発展的な現代クライン派の臨床概念を形にしてきたのである。

ブリトンは，思考することに対してエディプス状況が果たす役割の本質を説得力のある形で臨床描写し，「三角空間」として概念化した（Britton, 1998, 2003a, 2003b）。自分自身に関する思考が成立するには，主観性と客観性が同時に働くことが必要である。つまり，主体は自分自身を体験しつつ，同時に自己観察ができる必要がある。これが可能ならば「三角空間」という内的スペースが体験されることとなり，その体験の位置をブリトンは「第三のポジション」と呼ぶ。第三のポジションを可能とするには，主体としての乳幼児はカップルとしての両親によって知られ，観察されるという位置を受け入れる必要がある。また，この三角空間における第三のポジションの発達と変遷は，分析状況における三角性に患者がどのように反応するのかという所見として捉えることができる。その三角性の体験は，もちろんセッション内外における分離をはじめとしたさまざまなエディプス状況において現れうるが，特にブリトンが重視するのは，分析者が自らの心の中で患者について考え，その中で自らの経験や理論と交流するというかたちで，分析関係に現れてくる状況であり，それは「患者の主体」と「分析者の主体と思考とのカップル」との間で生じる三角状況である。ところが，境界例や精神病者などエディプス状況が原始的なまま止まり，心的スペースが三角化されていない一部の患者では，分析者が心の中で分析的思考と交流する際に，強い阻害感，嫉妬，羨望を持つこととなり，分析者が思考することに耐えられない。これが，さまざまな自己愛病理やパラノイア性の転移精神病などを生じさせる元となる。このような概念化を元にした臨床技法の発展など，精神分析の根幹にかかわるブリトンの貢献はロンドン・クライン派の強力な牽引力の一角を担う。

ジョン・シュタイナーは，さまざまな形式の内的引きこもり状況の詳細を描き出し，「心的退避」あるいは「病理的組織化」という概念のもとに，病理的な内的対象関係の有り様を包括的に描き出した（Steiner, 1993）。それはローゼンフェルドの自己愛的組織化という概念の延長線上にあり，さらに洗練されたものである。ローゼンフェルドの臨床描写では，成長可能性を持った依存的自己部分が，ギャングのように組織化された自己愛的組織によって脅され幽閉される（Rosenfeld, 1971, 1987）。それによって病的平衡は維持され，狂気に陥ることは免れるものの，患者は精気に欠け，いつまでも不十分な病的平衡状態のままである。臨床状況においては，ひとたび患者が治療者に助けを求めようとすると，陰性治療反応や行き詰まりをもたらす様子として観察できる。シュタイナーは，患者がこれらの病理的組織化から，分析状況において分析者の援助によって姿を現すことができたり，さらに引きこもったりする様子を詳細に観察する中，そうした組織化が巧妙に分析的進展を阻む様子に注意を促している。

マイケル・フェルドマンは，進展に対する患者自身による細かな破壊，あるいは分析者の解釈や存在そのものへの微細な破壊的攻撃を，分析室の中での相互交流で瞬間瞬間に働くものとして観察することに集中する（Feldman, 2000）。いわばそれは，分析室において働く死の本能の詳細な観察とでもいえるものである。さらにフェルドマンは，患者の投影同一化により生じる分析者へのプレッシャーが特有の逆転移体験を喚起し，その行動化を誘発する様子など，治療者の側の微妙な体験や行動にも着目して，1セッションの流れを追跡する。これは，分析者の逆転移的没頭をもたらす微細で巧妙な投影同一化の圧力に焦点を当て，現場で常にそのプレッシャーを受けながらも，そのような逆転移反応から浮上することの意義を強調するものである。フェルドマンの技法論は，非言語的要素にも注意を向けて逆転移を探究するベティ・ジョゼフの技法のさらなる発展として位置づけられる。

Ⅵ　ロンドン・クライン派の現在

ブリトン，シュタイナー，フェルドマンという三人の分析者は，今も現代クライン派の中心的存在であり続けている。だが，彼らも皆すでに八十歳を超えている。彼らに続くロンドン・クライン派の分析者の名を挙げるなら，デイヴィッド・ベル，デイヴィッド・テイラー，プリシラ・ロス，イグネス・ソドレ，カタリーナ・ブロンスタイン，リチャード・ラスブリッジャーなどであり，彼らは現在60代で比較的若い世代の分析者である。

ところで，当初は傑出した二，三人の分析者が学派の中心となり，学問的，臨床的文化を維持継承していくのがクライン派の特徴であった。たとえば，1940年から，クライン，ハイマン，アイザックス，リビエールの「内的対象グループ（第一世代クライニアン）」は傑出した臨床家と理論家の集いであったし，60年代から80年代にかけてはクラインに直接訓練分析を受けたシーガル，ローゼンフェルド，ビオンがそれぞれ独自に理論研究推進の核となっていた。そして，シーガルとジョゼフがそれぞれのワークショップを運営するようになると，臨床技法の継承とその発展は個人よりもグループとしての凝集性にますます委ねられることとなった。その後の90年代以降はブリトン，シュタイナー，フェルドマン，オショネシーがロンドンのクライン派を牽引し，現在にいたる。

こうしたグループ活性はその後もいくぶん形を変えて維持されている。その変化というのは，英国精神分析協会の訓練分析者の約7割をクライン派分析者が占めるようになり（阿比野，2018），分析者の層がさらに厚くなったことで，特定のカリスマが牽引するのではなく，数名の分析者が協力してグループを形成するといういわばビオンのいうワークグループ化してきたという変化である（西村，2017）。

さて最後に，いくつかの項目における最近のロンドン・クライン派の動向について，聞き知るところを述べてこの見聞録を終わりたい。

羨望と死の本能：羨望概念は今でも，クライン派の分析者たちが共有する重要な共有概念だが，とはいえもはやそれがクラインやシーガルが論じたように死の本能の純粋な表現型であるとは見なされなくなっている。ブリトンはクラインが「羨望と感謝」で引用した旧約聖書「ソロモンの知恵」について触れている（Britton, 2008）。ソロモンの知恵では，「悪魔の羨望によって死はこの世にもたらされた」とあるが，彼はこれを逆さまにすることで，より事態は明確になるとする。つまり，「死によって羨望はこの世にもたらされた」のである。「死への気づき，物事は無限ではないということへの気づき，自分自身の限界への気づき，これらによって羨望はこの世にもたらされた」というわけである。

またシュタイナーは，自己と対象がそれぞれ違っており，分離しているという認識のもとで，羨望が活性化すると考えている（Steiner, 2011）。栄養の受け手としての乳幼児が母親の乳房に対して強い羨望を持つと，受け身的依存状態に耐えられなくなる。ミルクをもらうという受け身を喜び満喫できないと，成長も発達も創造も不可能になり，屈辱と恥の体験へと変貌する。したがって乳幼児は栄養をもらうよりも羨望を避ける態勢，すなわちナルシシズムへとシフトしてゆく。そういう人は常に自分が与える側でなくてはならず，常に人より勝っていないと耐えられない。したがって人から何かを学ぶということに耐えられない。

このように原初的羨望は，クラインやシーガルのいうように純粋な死の本能の表れとするよりも，より複雑な情動として捉えられるようになっている。ブリトンは，羨望をいわばいくつかの要素よりなる化合物として捉えており，その構成要素として彼は，自己と対象の分離の認識，愛の対象の持つ性質を自分が持っていないことでの失望などをあげている（Britton, 2008）。

さらに，フェルドマンは，羨望と死の本能とは密接にかかわってはいるものの，次元が違ったものだと捉えている（Feldman, 2008）。フロイトもクラインも，死の本能を生物学的な欲動と考えていたがゆえに，その心の中での現れと，生物学的な生体の死とを混同していることを彼は指摘する。とはいえフェルドマンは死の本能という概念が，臨床的に現在も非常に有用であると指摘する。破壊的に見える活性が人の精神生活には確実に観察されるからである。死の本能は精神生活において，「心の生命力」を奪う働き（生体の死ではない）として現れると彼は主張する。死の本能は精神内において，生体の死としてではなく，「心の生命力の死」として現れるのである。それは，内的対象関係におけるサディズムやマゾキズムを意味し，生き生きした生命感，心の成長や発達の可能性などを，自己からも対象からも抜き取り奪い去る力動である。したがって，心の生きた活性を奪い，不満足な状況を延々と維持するという，ジョゼフの描き題した心的平衡は，まさに死の本能によって維持されていると理解することができるだろう。

ビオン：ビオンは，もちろんクライン派の分析者だと見なされるが，とはいえ彼の理論は，ロスに移住した1968年以降に激変したという見方がある。それは「変形（1965）」（Bion, 1965）において記述されはじめたOという概念，すなわち「究極の現実」もしくは「根源的事実」という発想を臨床の中心に起き始めたところにある。ロンドンの現代クライン派分析者たちは，ことビオンに対してとるスタンスは慎重であり，かなり保守的であるといえるだろう。

ヨーロッパ大陸における後期ビオン支持者の代表格ヴェルモートが，ビオンのO概念について，臨床経験をもとに描写し，その臨床的有用性を強調した論文（Vermote, 2011）に対して，ロンドンのビオン研究者として名高いデイヴィッド・テイラーが，批判的に討論した紙上討論（Taylor, 2011）にそれは明確に表れている。テイラーは，ビオンのO概念に敬意を表しつつも，ビオンの後期のいくぶん神秘化された発想の根底には，ロンドン時代の濃厚な精神病臨床体験があり，ビオンのOは，長きにわたる精神病臨床によって培われた鋭敏な感度をぬきに語ることはできないことを強調している。したがって，ロンドンのクライン派は，ビオンに関して，「再考」「経験から学ぶ」に示された「精神病パーソナリティと非精神病パーソナリティの識別」（Bion, 1957）「コンテイナー・コンテインド・モデル」（Bion, 1962a）に立脚する思考論は受け入れているものの，後期のO概念をはじめとした，神秘化されやすい着想には慎重に距離を取っている（Bell, 2018）。

設定と訓練：ロンドン・クライン派の精神分析臨床では，今もなお週5回，一回50分という設定が頑強に維持されている。週5回を望む患者層も一定数維持されている。そして，クライン派の訓練基板は，もちろん週5回設定の分析臨床，週一回のスーパービジョン，自分が患者として被分析体験をする訓練分析，そしてセミナーでのディスカッションというバランスの中で育まれる。中でも重要視されるのは日々の被分析体験である。訓練分析を受ける分析者候補生の分析は必ず週5回の精神分析でなければならないという不文律はロンドンのクライン派において今も強固に維持されている。その継続期間も以前の最低3～5年というところから次第に延長されて7，8年に延び，さらに最近では10年以上にわたり訓練分析を受け続けて資格を得た後，しばらくして再び第二，第三の分析体験を求める分析者も少なくない（西村，2017）。このようにクライン派の精神分析は，分析者自身の被分析体験という肥沃な心的土壌を基板として発展してきたといえる。その伝統は変容流転しつつ現在もなお成長を続けているようである。

最後に，紙幅の関係上今回は紹介できなかった二人の分析者を挙げておかねばならない。それは，近年ようやくクライン派として再評価され始めたドナルド・メルツァーとフランセス・タスティンである。また彼らの分析臨床にも関連するが，自閉スペクトラムの問題も取り上げることができなかった。二人とも，メラニー・クライン・トラストのホームページ上にクライン派の書き手として，最近やっと加えられたばかりであるし，成人の自閉スペクトラム問題に関しても同様に，近年議論され始めたばかりである。今後さらに議論が活発化することと思われる。機が熟すのを待ちたい。

Ⅶ　おわりに

そもそもクライン派と呼ばれる分析者たちはいま，いったい何をもって，自らをクライン派と見なすのだろうか。私は，2004年から2008年の約3年半に及ぶロンドン留学のあいだ，臨床に携わり，その間に現代クライン派の分析者二人からそれぞれ約3年間にわたり症例に関する週一回の定期的なスーパービジョンを受けた。そうした経験から私は，クライン派分析者と見なされる先生方の間でも，臨床素材のとらえ方や，解釈の内容や方法など，かなり異なっているという印象を持っていた。さらに，クライン派の訓練分析家から週5回設定の精神分析を3年7カ月にわたり経験した（飛谷，2016）が，そこでの経験は，別のクライン派の訓練分析家から受けるスーパービジョンでの指導内容とはずいぶん違っていると感じることがあった。このように，クライン派と呼称される分析者のグループにおいても，その臨床技法にはかなりのバリエーションがあり，一見すると同じ学派の分析者なのだろうかと疑うほどに異なっている。

とはいえ他方で，彼らと臨床素材について話合ったり，分析を受ける中で持った印象には，何らかの共通基盤があることもまた確かであって，さてその共通基盤は一体何なのだろうかという問いは，帰国後10年になろうとする現在に至るまで結論は出ず，私の中で反響し続けている。ある分析者は，クライン派の分析者の臨床はそれぞれかなりユニークだが，彼らが共通概念を使用していること，つまり，いわば母国語を持っていることで可能となるスムーズなコミュニケーションが学派の磁力場を構成しているのだと説明していた。さらに，共通基盤の一つを構成する必要条件として，クライン派の訓練を受けた分析者から，じっくりと週5回の訓練分析を受ける経験を重ねるという生きた地道な営みもまた，学派的磁力の形成力と維持力となる。グローバル化によって地域の特性が消失し，バーチャル化やワンクリック化によって，個性と主体性が失われ，フラストレーションが極力避けられる現代社会においても，ロンドンには週5回設定の精神分析というオーガニックな営みを大切にし，みだりに時代に流されない文化的磁場が息づいているように見えるのは，とても不思議なことである。

文　献

阿比野宏（2018）私信．

Bell D（2018）私信．

Bion WR（1957）Differentiation of the psychotic from the non-psychotic personalities. In：Second Thoughts（1967）William Heineman Medical Books. Reprinted 1984 by Karnac.（松木邦裕監訳（2007）精神病パーソナリティの非精神病パーソナリティからの識別．In：再考：精神病の精神分析論．金剛出版）

Bion WR（1962a）Learning from experience. William Heineman Medical Books. Reprinted 1984 by Karnac.（福本修訳（1999）経験から学ぶこと．精神分析の方法Ⅰ―セブン・サーヴァンツ．法政大学出版局）

Bion WR（1965）Transformations. William Heineman Medical Books.（福本修・平井正三訳（2002）変形．精神分析の方法Ⅱ―セブン・サーヴァンツ．法政大学出版局）

Britton R（1998）Belief and Imagination：Explorations in psychoanalysis. Routledge.（松木邦裕監訳／古賀靖彦訳（2002）信念と想像―精神分析のこころの探求．金剛出版）

Britton R（2003a）The missing link：Parental sexuality in the Oedipus complex. In：The Oedipus Complex Today. Clinical implication. Karnac.（福本修訳（2004）失われた結合：エディプス・コンプレックスにおける親のセクシュアリティ．In：現代クライン派の展開．誠信書房）

Britton R（2003b）Sex, Death and the Superego：Experiences in psychoanalysis. Karnac.（豊原利樹訳（2012）性，死，超自我―精神分析における経験．誠信書房）

Britton R（2008）He thinks himself impaired：the pathologically envious personality. In：Roth P & Lemma A(Ed.)Envy and Gratitude Revisited. Karnac.

Feldman M（2000）Manifestations of the death instinct in the consulting. In：Selected papers of Michael Feldman（2009）Doubt, Conviction and the Analytic Process. Routledge.

Feldman M（2008）Envy and the negative therapeutic reaction. In：Roth P & Lemma A（Ed.）Envy and Gratitude Revisited. Karnac. Later In：Selected papers of Michael Feldman（2009）Doubt, Conviction and the Analytic Process. Routledge.

Hargreaves E & Varchevker A（Ed.）（2004）In Pursuit of Psychic Change：The Betty Joseph workshop.（松木邦裕監訳（2017）心的変化を求めて―ベティ・ジョゼフ精神分析ワークショップの軌跡．創元社）

Heimann P（1952）Certain function of introjection and projection in early infancy. In：Riviere J（Ed.）Developments in Psychoanalysis. Hogarth Press.

Isaacs S（1948）The nature and function of phantasy. The International Journal of Psycho-Analysis, 29；73-97.（松木邦裕監訳（2003）空想の性質と機能．In：対象関係論の基礎―クライニアン・クラシックス．新曜社）

Joseph B（1976）Psychic Equilibrium and Psychic Change. Routledge.（小川豊昭訳（2005）心的平衡と心的変化．岩崎学術出版社）

Joseph B（2006）Interview with Betty Joseph. Melanie Klein Trust.

King P & Steiner R（Ed.）（1991）Freud-Klein

Controversies 1941-45. Routledge.
Klein M（1932）The psycho-analysis of children. In：（1975）The Writings of Melanie Klein, vol. Ⅱ. The Hogarth Press.（衣笠隆幸訳（1996）児童の精神分析．メラニー・クライン著作集２．誠信書房）
Klein M（1935）A contribution to the pathogenesis of manic-depressive states. In：（1975）Love, Guilt and Reparation and Other Works, 1921-1945. The Writings of Melanie Klein, vol. Ⅰ. The Hogarth Press.（西園昌久・牛島定信責任編訳（1983）躁うつ状態の心因論に関する寄与．メラニー・クライン著作集３．誠信書房）
Klein M（1940）Mourning and its relation to manic-depressive states. In：（1975）Love, Guilt and Reparation and Other Works, 1921-1945. The Writings of Melanie Klein, vol. Ⅰ. The Hogarth Press.（西園昌久・牛島定信責任編訳（1983）喪とその躁うつ状態との関係．メラニー・クライン著作集３．誠信書房）
Klein M（1944）The emotional life and ego-development of the infant with special reference to the depressive position. In：King P, Steiner R（Eds.）（1991）Freud-Klein Controversies1941-45. Routledge
Klein M（1946）Notes on some schizoid mechanisms. In：（1975）Envy and Gratitude and Other Works, 1946-1963. The Writings of Melanie Klein, vol. Ⅲ. The Hogarth Press.（小此木啓吾・岩崎徹也責任編訳（1985）分裂的機制についての覚書．メラニー・クライン著作集４．誠信書房）
西村理晃（2017）私信．
Likierman M（2001）Melanie Klein：Her work in context. Continuum.（飛谷渉訳（2014）新釈メラニー・クライン．岩崎学術出版社）
Petot MJ（1979）Melanie Klein vol.1．：First discovery and first system 1932-1960. International University Press.
Petot MJ（1979)）Melanie Klein vol.2．：The ego and the good object system 1919-1932. International University Press.
Quinodoz JM（2008）Listening to Hanna Segal：Her contribution to psychoanalysis. Routledge.
Rosenfeld H（1971）A clinical approach to the psychoanalytic theory of the life and death instincts：An investigation into the aggressive aspects of narcissism. In：（1988）Melanie Klein Today. Vol.1. Routledge.（松木邦裕訳（1993）生と死の本能についての精神分析的理論への臨床からの接近．メラニー・クライン トゥデイ②．岩崎学術出版社）
Rosenfeld H（1987）Impasse and interpretation. Routledge.
Spillius E Bott（1994）Developments in Kleinian thought：Overview and personal view. Psychoanalytic Inquiry, 14(3)；324-364.
Segal H（1981）Notes on symbol formation. In：The work of Hanna Segal：A Kleinian approach to clinical practice. Jason Aronson.
Steiner J（1993）Psychic Retreat：Pathological organizations in psychotic, neurotic and borderline patients. Routledge.（衣笠隆幸監訳（1997）こころの退避―精神病・神経症・境界例患者の病理的組織化．岩崎学術出版社）
Steiner J（2011）Seeing and Being Seen：Emerging from a psychic retreat. Routledge.（衣笠隆幸監訳／浅田義孝訳（2013）反復強迫，羨望，そして死の欲動．In：見ることと見られること―「こころの退避」から「恥」の精神分析へ．岩崎学術出版社）
Steiner J（2017a）Melanie Klein's technique then and now: From the series encounters through generations. Institute of psychoanalysis UK audio video project, 1(1)；15．
Steiner J（2017b）Lectures on Technique by Melanie Klein：Edited with critical review by John Steiner. Routledge.（福本修監訳〈翻訳出版予定〉）
Taylor D（2011）Commentary on Vermote's on the value of "late Bion" to analytic theory and practice. The International Journal of Psycho-Analysis, 95(5)；1099-1112.
飛谷渉（2016）精神分析たとえ話．誠信書房．
Vermote R（2011）On the value of "late Bion" to analytic theory and practice.The International Journal of Psycho-Analysis, 92(5)；1089-1098.

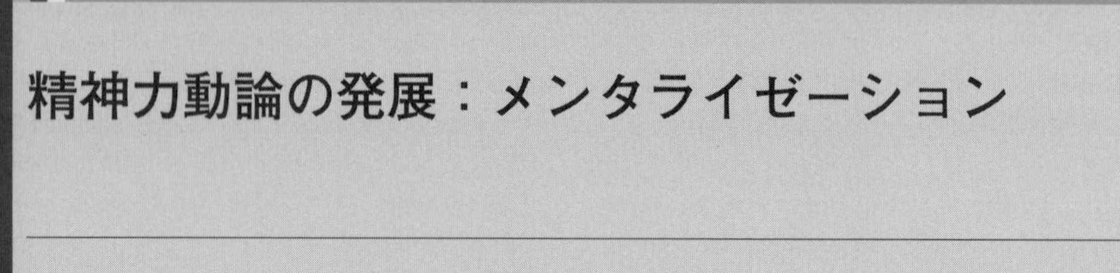

精神力動論の発展：メンタライゼーション

Akifumi Ikeda
池田　暁史*

はじめに

本稿では「精神力動論の発展型」としてメンタライゼーションを描き出してみる。そのため，最初に精神力動論について概説し，その臨床応用としての力動精神医学の歴史について述べる。その次にメンタライゼーションについて概略を提示し，ヴィネットを基に読者との間で知識の共有を図る。最後に，精神力動論とメンタライゼーションとの異同を論じることで，メンタライゼーションに基づく臨床が生まれてきた背景を示す。そうすることで，私がこれまで書いてきた総説（池田，2010，2013a, 2013b）とは別の観点からこの概念を論じることが可能になれば，と願っている。

Ⅰ　精神力動論とは

精神力動論とは，Freud Sのメタサイコロジーにおける力動的観点に由来する，人間の精神現象ひいては行動を力学的な因果関係の仮定によって理解しようとする見地のことをいう。小此木（2001）によれば，これは次の5つの要素で構成される。

①人間の精神現象の背後に，本人自身意識しない無意識的な動機や意図が関与する。

②しかもこれらの無意識的な動機や意図は互いに葛藤しあって，力学的な抗争を引き起こしているが，人間の行動はこの葛藤の妥協形成として理解される（この葛藤は，精神内界－対人関係－内界と外界，という具合にさまざまな水準で起こる）。

③この精神力学過程は，出生以来一貫した連続性をもって働きつづけ，精神医学の対象となる精神障碍者についていえば，発病前と発病後，正常と病態の間にも連続性をもって活動している。

④この精神力学過程は，全生体としての人間の心身両面にわたっていて，しかも同時にそれは，この全生体のホメオスタシスの維持と環境への適応過程である。

⑤このような精神力学過程は，固体内のみならず，対人関係，たとえば治療関係や精神療法過程にも家族関係にも働いている。

Ⅱ　精神力動論と力動精神医学

このような考えを基礎にした精神医学を力動精神医学といい，主に米国で発展してきた。歴史的には力動精神医学の発展は，次の3つの段階を経ている。

第一に，1892年に米国へ移住したMeyer Aによる精神障害を環境に対する個体の反応として捉える考え方（精神生物学）の導入がある。

＊文教大学／個人開業
〒343-8511　埼玉県越谷市南荻島3337

次の契機が1909年のFreudによる米国講演旅行である。Meyerが素地を作った精神障害を反応とみる疾患概念は，精神分析の諸概念，とりわけ前述した力動的観点と非常に相性がよいため，Freudの理論は米国において好意的に受け入れられ，力動精神医学の基本形ができ上がった。

第三の波は，ナチスドイツによるユダヤ人迫害と第二次世界大戦の結果，多くの分析家が欧州から米国への亡命を余儀なくされたことにより生じた。米国への亡命者にはHartmann Hをはじめとするウィーン学派の者が多かった。彼らはウィーンにおいてFreud父娘の下で展開し始めていた自我心理学をもち込み，さらに発展させた。したがって力動精神医学も自我心理学の強い影響を受けることとなった。

これにより力動精神医学は，精神力動論を基礎としつつも，心的構造論とりわけ自我の強弱やその機能，適応論，発生発達論をも継承し，生物としての人間をより統合的，全体的に理解する方向へと進んだ。それは臨床的には，実証主義への指向性，乳幼児研究や母子研究との接近，治療同盟の重視，患者の病態や年齢に応じた技法の修正や適応という形を取った。

転移の分析よりも治療者－患者間の相互作用や関係性を重視し，境界例や精神病といった重症患者には洞察指向型の介入以外に助言，称賛，妥当化などの支持的技法も積極的に用いていこうとする「力動的に方向づけられた精神療法」（たとえばGoldstein，1997）やGabbard GO（2010）の「支持的－表出的連続体」といった概念もこの一連の流れの中に位置づけられる。

Ⅲ　メンタライゼーション

メンタライゼーションを私なりに定義すると，①自分や他者のこころに思いを馳せること，②自分や他者の行為の背景にこころを想定すること，の2点が挙げられる。つまり，自分も含めた人の言動を，それを引き起こしたであろうこころの状態に着目して理解しようとする能力のことである。

相手（または自分）の気持ちを考えて行動するというこの一見当たり前の能力は，生まれながらに備わっているものではなく――遺伝的に規定されている部分はあるにせよ――，養育者との安定した愛着（アタッチメント）関係の中で育まれる。すなわち，養育者が乳幼児のこころに思いを馳せ，自分ではまだ自分のこころの動きがわかっていない乳幼児にその意味をフィードバックしていくという過程を何度も繰り返すことで発展していく。人は，養育者のメンタライジング能力を取り込むことで自らのメンタライジング能力を獲得するともいえる。

これはBion WR（1967）のコンテイナー／コンテインド・モデルや，Winnicott DW（1968）のミラーリング・モデルを連想させる。実際，メンタライゼーション理論は，これら英国対象関係論の母子交流モデルから非常に大きな影響を受けている。

Ⅳ　メンタライゼーションの臨床

紙数が限られているので具体的な介入例（池田，2011）を基に説明を進めたい。

あるBPDの患者が面接の冒頭で週末に自傷したことを報告した。治療者は内心でウンザリしつつ，このウンザリの背後にある自分のこころに目を向ける。すると，これが治療者としての無力感を惹起されたことへの反応であることに気づく。この省察によってウンザリ感を乗り越えた治療者は〈また自傷することになってしまって，あなた自身が一番ショックだったでしょうね〉と告げる（**支持／共感**）。

治療者は〈ちょっと振り返ってみましょう。切りたくなったときのことを，その少し前まで戻って話してもらえませんか〉と患者のこころの時計を巻き戻す。患者の答えは「皆が私を嫌っているんです」と要領を得ない。治療者は〈皆が嫌っているんですか。あなたがそう思うに至るまでに誰が何をいって何をしたのか，なるべく詳しく教えてください〉とコマ送りを試みる。

患者は「あの日は，友達4人と11時に待ち合わせて映画を観に行ったんです。すっごく面白くって，その後カフェでお茶してたんです。皆で楽しく話していたんですけど，Aちゃんがトイレに行ったら，BちゃんもCちゃんもいきなり携帯電話をチェックし始めて……。それで，家に帰って切ったんです」と答える。この間，治療者は〈そこをもう少し詳しく〉〈端折らないで頑張って〉〈そのときあなたのこころに浮かんだことを教えてください〉などの合の手を幾度も入れている。

治療者は，友人2人が携帯電話をチェックした場面が，患者のメンタライジングが失敗した瞬間であることに気づく。それで〈ちょっと待ってください〉と**一時停止**する。治療者は〈友人2人が携帯電話をチェックし出したとき，あなたはどういう気持ちだったんですか〉とさらに**感情の詳述**を奨励する。患者は「そんなの，やってられないと思うに決まってるじゃないですか」と声を荒げる。

治療者は患者の情緒的興奮が高まりメンタライズ能力が失われつつあることに気づき〈ちょっと一呼吸置きましょう〉と改めて一時停止する。治療者は少し間を置いてから〈頑張りましょう。ここをもっと詳しく考えることがどうしても必要だと私には思えるのです〉と探索的な姿勢を示し続ける（**挑戦**）。やがて患者は「BちゃんもCちゃんも，一緒にいたいのはAちゃんであって私じゃないんだな，私となんていたくないんだなって……。そしたら私に生きてる価値なんてないなって……」と答える。

治療者は〈えーと，私の理解が正しければ（**制限付きのラベリング**），Aちゃんが席を外した隙に皆が携帯電話をチェックしたので，あなたは皆に嫌がられていると思って生きていたくなくなったということですか〉と自分の理解を提示する。患者が同意したところで，治療者は〈そこで他の考え方はできませんか〉と**基本的メンタライジング**を促す。

患者は「他って，ありえないでしょ。2人とも私の相手なんてしたくないから携帯電話をいじってたんです」とにべもない。治療者は〈たとえばですけど，2人ともきっとあなたも携帯電話をチェックしたがっているだろうと思っていた可能性とかは考えられませんか〉と別の可能性（**代替的視座**）を提示する。患者は「えっ?! そんなことある訳ない……，いや，あるかもしれないけど……」と考え込む。治療者は〈もちろんこれは可能性の話です。でも可能性だったら他にもいろいろあるかもしれませんよね。もう少し考えてみませんか〉と更なるメンタライジングを促す。

このヴィネットにおいて太字で強調されているのは，メンタライジング臨床で用いられる専門用語である。これらの詳細については成書（Bateman & Fonagy，2004；Allen & Fonagy，2006）を参照されたい。

さて，上述したようなメンタライジング臨床の特徴をまとめると，次のようになる。まず大目標は，患者のメンタライジング能力を向上させることである。それに向けて，①患者との間に安定した愛着関係を築き，維持することに専心する。②そのため，称賛や共感を含む支持的な技法を積極的に使用する。③患者の情緒的興奮の度合いを常にモニターし，必要に応じてブレイクを取る。④「知らないこと（not-knowing）」という姿勢を重視し，治療者が何かを決め付けたりせず，患者の話を促していく。⑤治療の中では無意識を取り扱わない。⑥治療者は面接中の自分自身の言動を常に自己メンタライズする。

Bateman & Fonagy（1999, 2001, 2008）は，こうした治療が境界パーソナリティ障害の患者を改善させることをエビデンスを以って示した。

V　メンタライゼーションと精神力動論：共通点

ここから，本題であるメンタライゼーションと精神力動論／力動精神医学との比較に入りたい。メンタライゼーションの理論や臨床が，精神力動論およびその臨床応用としての力動精神医学の概念の発展形として捉えられるのかという課題である。そのために前述した①から⑥までのメンタライジング臨床の特徴を，精神力動論もしくは力動精神医学と比較してみよう。

①患者との安定した愛着関係についていえば，これは力動精神医学における「治療同盟の重視」を愛着理論で捉え直したものと考えることができる。②支持的技法の積極的な活用は，「力動的に方向づけられた精神療法」において従来から認められていた方法である。実際に Bateman & Fonagy の 2001 年の論文のタイトルにおいて，彼らは自分たちの治療を「精神分析的に方向づけられた精神療法」と称しており，彼らの実践が歴史的にも概念的にもこの流れに属していることが明示されている。

③患者の情緒的興奮の度合いの制御を図るという発想は，自我の脆弱な患者には技法の修正が必要になるという構造論に基づく力動精神医学の考えかたを踏襲している。ただしメンタライゼーション理論の場合，その説明として，情動刺激が強すぎると前頭前野の活動に制止がかかり，後頭葉優位の闘争－逃避反応が前面に出てきてしまうという神経科学における「覚醒スイッチ」モデル（Arnsten, 1998）や，愛着システムの過活性化を防ぐという愛着理論が用いられている。

④と⑤は後に回し，先に⑥治療者の自己メンタライズについて述べると，これは従来の力動精神医学の技法論における逆転移のモニタリングに通ずるところがある。

こうしてみてくると，やはりメンタライゼーションは精神力動論／力動精神医学の現代的表現型であると主張することは理に適ったことのように思われる。なぜ「現代的」なのかといえば，これが従来の流れを継承しているだけでなく，愛着理論や神経科学の諸概念によって理論を補強することにも成功しているからである。これによって，「生物－心理－社会－倫理」的観点が強調される現代において，多領域からの批判的検討にも耐えうるしなやかさが付加されているといえよう。

Ⅵ　メンタライゼーションと精神力動論：相違点

ここからは残った④と⑤について論じよう。順番が前後するが⑤の無意識の位置づけから始めたい。治療の中で無意識を取り扱わないというこの大胆な設定は，精神分析に馴染んできた者を充分以上に戸惑わせる。これは精神力動論の第一原則に反している訳で，この一つをもって「メンタライゼーションは精神分析的実践ではない」と主張する者すらいるであろう。

この嫌疑は２つの理由で弁護しうると私は思っている。一つ目の理由は，Fonagy たちが無意識を「扱わない」とはいっても「想定しない」とはいっていないことである。つまり，無意識そのものを否定しているのではないということである。「無意識よりも意識と前意識を重視する」というこのスタイルは，実のところ現代自我心理学が歩んできた技法的道のりでもある。前意識での作業の重要性を強調する Busch F（2014）を引用してみよう。

> 無意識内容を解釈するためには，前意識の思考がそれを利用できるよう，前もって準備しておくことが不可欠である。前意識での作業というものは，［従来の］理論的一線を越えるものであり，新たなる共通基盤の一要素の根拠となる。もっといえば，それは精神分析的なこころを創っていくうえで決定的に重要な構成要素でもある。自分自身のこころから理解というものがいかにして生じるのかを被分析者が把握できないのなら，自分のこころをどのように用いればこころが創り出す葛藤を分析することができるのかを理解することは難しいものとなる。（p.20. 引用者訳）

つまり「無意識を扱わない」といい切ってしまうメンタライゼーションはいささか大胆に過

ぎるとしても，この傾向自体は，自我心理学的な精神分析の流れから大きく逸脱したものではないということである。

二つ目の理由はもっとプラクティカルなものである。メンタライゼーションに基づく治療は，最初からエビデンスを示すことを意図して設計された。エビデンスの世界で結果を出すためには，統計処理可能な数値という形で現象を切り取らなければいけないし，数値化の妥当性に関して論文の査読者を納得させなければならない。「無意識」がそのどちらにも適していないことは明らかである。ならば数値化にそぐわない無意識というものをいったん棚上げしてしまおう，というのが彼らの発想である。エビデンスという「実」を取るために，無意識という「名」——あくまでもエビデンスの世界における位置づけである——を捨てたともいえよう。

最後に④「知らないこと」についてである。これはメンタライゼーションの臨床を，他の力動精神医学的な臨床から区別する特徴といえる。提示したヴィネットからもわかる通り，メンタライジングの臨床において，いわゆる「解釈」はほとんど用いられない。代わりに用いられるのは直面化や明確化である。すなわち，患者のメンタライジングが低下したある瞬間を切り出し，その瞬間に患者を直面させ，そのときに患者のこころの中で何が起こっていたのかをひたすら患者に考えさせることで明確にしていくという過程である。

これは「いま，ここで」の介入というよりも「あのとき，あそこで」の介入であり，長い年月をかけて治療者－患者関係に問題を焦点化してきた精神分析の技法の歴史からみると前進どころか後退しているように思われる。あるいは，精神力動論に基づく介入というよりも認知理論に基づく介入のように感じてしまう人もいるかもしれない。しかし私は，この「知らないこと」という姿勢に基づく介入こそ，まさにメンタライジング臨床を現代の精神力動論足らしめているものだと考えている。以下にそのことを詳述したい。

Ⅶ 「葛藤なき時代」に葛藤を模索すること

あくまでも私見ではあるが，私が精神科医になってからのこの20年間，精神科臨床において一貫して続いていると思われる傾向がある。それは患者のこころから葛藤の居場所がどんどんなくなってきているということである。

精神分析草創期，Freudの前に現れた患者たちは，ヒステリー（エディプス葛藤の転換）にしろ強迫神経症（エディプス葛藤からの退行）にしろ，ある意味で葛藤に振り回された人たちであった。ところが近年の臨床状況はそうではない。臨床現場で「流行」した疾患に目を向けても，1980～90年代の境界パーソナリティ障害，1990～2000年代の乖離性障害のいずれも「葛藤の疾患」とはいいがたい。もちろん，彼女／彼らにも葛藤がない訳ではない。しかし，それらは分割排除，もしくは乖離（「乖離」を単一の防衛機制と認めるかどうかは議論が分かれるが）され，葛藤という形では自己の中に保持されない。

こうした現象は患者群だけに留まらない。現代においては，臨床診断のつかない「普通の」若者が，葛藤なく援助交際という名の売春を行ったり，リストカットをしたりする（たとえば深笛，2014）。彼らは葛藤をこころの中に留め置くことなく，身体行為として即座に排出する。そして，葛藤なきこころの在り様は2000～2010年代の「発達障害ブーム」を迎えるとさらに深刻化し，葛藤するためのこころの空間がそもそも存在しているのかという点から議論が必要となる。

これらの群に従来の精神力動論を当てはめて考えようとしても，「葛藤の存在を所与のものとする」というその前提がすでに崩れてしまっている以上，当然上手くいかない。力動精神医学が強調してきたように，従来の理論が適用できない病態には技法を修正しなければならない。葛藤なき患者群を力動精神医学の俎上に載せるためにはどのように技法を修正すればいいのか。

単純に考えると，患者の葛藤を前景に引き出せばよい。そのために必要となるのが，治療者の「知らないこと」という姿勢であり，患者に問題行動直前の思考や感情について徹底的に考え，言葉にしてもらうという技法なのである。そして，それが生じるこころの舞台は前掲のBuschの引用にもある通り，無意識ではなく前意識となる。

おわりに

本稿では，精神力動論の発展型としてのメンタライゼーションを描き出すことに努めた。メンタライゼーションとその臨床は，認知療法と類似の治療技法を用いることや，無意識を取り扱わないことなどから，精神力動論／力動精神医学としての正当性を批判されることがしばしばある。しかし，ややもすると否定されがちなこれらの側面こそが，「葛藤なき時代」にあってなおこころの葛藤を中心課題として扱おうとするFonagyたちの愚直なまでの決意の顕れなのであり，21世紀に生きる私たちを取り巻くこの厳しい環境下で精神力動論の本質を維持していくための極めて洗練された戦略的方法論なのである。

文　献

Allen JG & Fonagy P（2006）Handbook of Mentalization-based Treatment. John Wiley & Sons.（狩野力八郎監修／池田暁史訳（2011）メンタライゼーション・ハンドブック―MBTの基礎と臨床．岩崎学術出版社）

Arnsten AFT（1998）The biology of being frazzled. Science 280；1711-1712 .

Bateman A & Fonagy P（1999）Effectiveness of partial hospitalization in the treatment of borderline personality disorder：A randomized controlled trial. The American Journal of Psychiatry, 156(10)；1563-1569 .

Bateman A & Fonagy P（2001）Treatment of borderline personality disorder with psychoanalytically oriented partial hospitalization：An 18-months follow-up. The American Journal of Psychiatry, 158(1)；36-42 .

Bateman A & Fonagy P（2004）Psychotherapy for Borderline Personality Disorder：Mentalization-based Treatment. Oxford University Press.（狩野力八郎・白波瀬丈一郎監訳（2008）メンタライゼーションと境界パーソナリティ障害―MBTが拓く精神分析的精神療法の新たな展開．岩崎学術出版社）

Bateman A & Fonagy P（2008）8-year follow-up of patients treated for borderline personality disorder：Mentalization-based treatment versus treatment as usual. The American Journal of Psychiatry, 165(5)；631-638 .

Bion WR（1967）Second Thoughts. Heinmann.（松木邦裕監訳・中川慎一郎訳（2007）再考：精神病の精神分析論 . 金剛出版）

Busch　F（2014）Creating a Psychoanalytic Mind：A psychoanalytic method and theory. Routledge.

深笛義也（2014）早稲田卒の風俗嬢，そして歌人。心の叫びを綴った短歌とともに振り返る，壮絶人生とは？―雪森ゆかりインタビュー．https://www.excite.co.jp/News/odd/Tocana_201405_post_4062.html（2018年2月10日確認）

Gabbard GO（2010）Long-Term Psychodynamic Psychotherapy：A basic text. American Psychiatric Publishing.（狩野力八郎監訳／池田暁史訳（2012）精神力動的精神療法―基本テキスト．岩崎学術出版社）

Goldstein WN（1997）Dynamically oriented psychotherapy with borderline patients. The American Journal of Psychiatry, 51(1)；14-30 .

池田暁史（2010）フォナギーとメンタライゼーション．（妙木浩之編）自我心理学の新展開．pp.83-96, ぎょうせい．

池田暁史（2011）力動精神療法に認知的視点を組み込む―メンタライゼーションに基づく治療．精神神経学雑誌，113；1095-1101 .

池田暁史（2013a）愛着理論とメンタライゼーション．精神分析研究，57(1)；12-21 .

池田暁史（2013b）メンタライゼーション・ベースド精神療法 . 精神療法，39(1)；100-103 .

小此木啓吾（2001）精神力学 .（加藤正明他編）縮刷版精神医学事典．pp.468-469，弘文堂．

Winnicott DW（1968）Playing：its theoretical status in the clinical situation. The International Journal of Psychoanalysis，49(4)；591-599 .

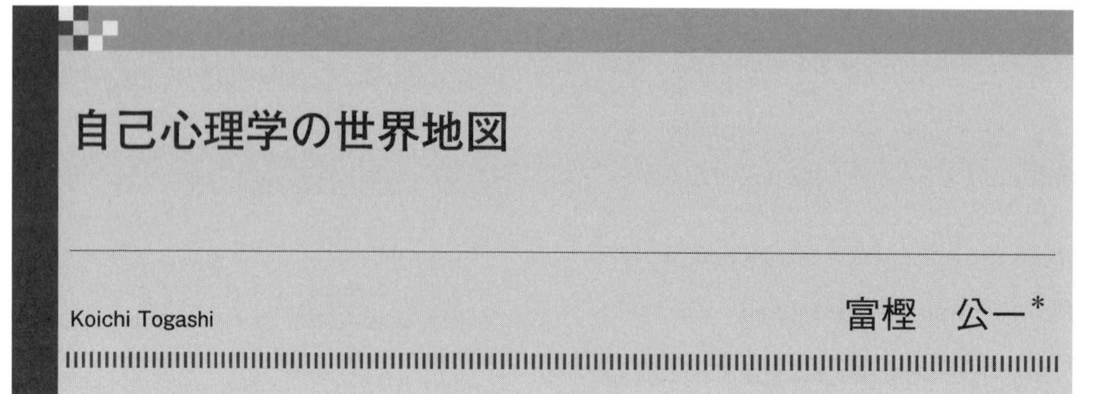

自己心理学の世界地図

Koichi Togashi

富樫 公一*

I はじめに

精神分析的自己心理学は米国の精神分析家 Heinz Kohut の臨床的・理論的探索から始まった精神分析のスクールである。彼とその仲間たちが70年代に創設した国際自己心理学会（International Association for Psychoanalytic Self Psychology；IAPSP）は，2018年までに年次大会を41回開催するに至り，次第に国際色を増しながら発展している。北米外で初めて年次大会が開かれたのは2010年で，それはトルコのアンタルヤだった。2010年以降は4年に一度北米外で大会が行われることになり，2018年はいよいよ Kohut の生まれ故郷ウィーンで開催される。2010年までは，Ⅱで述べる北米の自己心理学の地政学的布置を反映し，開催地はカリフォルニア，ワシントン DC・ニューヨーク周辺，シカゴという順番になることが暗黙に決まっていた（表1）。2010年からそれに北米外開催が加わったが，ここ数年でさらに大きな変化が生じた。2016年の開催地はボストン[注1)]で，2019年の開催地はカナダのバンクーバーになったのである。Ⅱで詳述するが，それもまた，近年の自己心理学の地政学的変化を象徴的に表している。

筆者は2007年から国際自己心理学会機関紙『Psychoanalysis, Self and Context（前身は International Journal of Psychoanalytic Self Psychology）』の編集委員，2011年からは同学会評議員を務めており，米国内外で活躍する自己心理学的分析家の多くと個人的な交流もあり，幸いなことに学会内部からその動向を知ることができる立場にある。そうした動きはおそらく，我が国から見ているだけではわかりにくい。本稿では，北米内の自己心理学の動向を記述するとともに，北米外の動きも紹介し，今後の自己心理学の発展の方向性と，私たち日本人が何に貢献できるのかについて考えてみたい。

Ⅱ 北米の動き

現代自己心理学の流れを大きく分けると，「自己心理学グループ」「間主観性システム理論グループ」「システム論グループ」「関係性グループ」「倫理・人間性グループ」「独立系」に分けることができる。それぞれのグループの中核を構成する諸理論については，筆者がすでにいくつかの場所に詳述したので，ここでは述べない（富樫，2013, 2016a, 2016b, 2018）。それぞれのグループにどのような人たちがいるのかについては，表2を参照していただきたい。留意

＊甲南大学
〒658-8501 兵庫県神戸市東灘区岡本8-9-1

注1）ボストンでは1980年（第3回）にも年次大会が開かれたことがある

表１　国際自己心理学会年次大会開催地（1993-2019）

1993年	第16回大会	ニューヨーク
1994年	第17回大会	シカゴ
1995年	第18回大会	サンフランシスコ
1996年	第19回大会	ワシントンDC
1997年	第20回大会	シカゴ
1998年	第21回大会	サンディエゴ
1999年	第22回大会	トロント
2000年	第23回大会	シカゴ
2001年	第24回大会	サンフランシスコ
2002年	第25回大会	ワシントンDC
2003年	第26回大会	シカゴ
2004年	第27回大会	サンディエゴ
2005年	第28回大会	ボルチモア
2006年	第29回大会	シカゴ
2007年	第30回大会	ロサンゼルス
2008年	第31回大会	ボルチモア
2009年	第32回大会	シカゴ
2010年	第33回大会	トルコ
2011年	第34回大会	ロサンゼルス
2012年	第35回大会	ワシントンDC
2013年	第36回大会	シカゴ
2014年	第37回大会	イスラエル
2015年	第38回大会	ロサンゼルス
2016年	第39回大会	ボストン
2017年	第40回大会	シカゴ
2018年	第41回大会	ウィーン
2019年	第42回大会	バンクーバー

いただきたいのは，グループは当然のことながらきわめて緩やかなまとまりであり，相互排除的なものでもなく，また対立するものでない。分析家はその中の一つだけに位置づけられるというわけでもなく，ほとんどの分析家は複数のグループに横断的に参与している。グループも互いに連携したりしながら議論を進めているため，この分類はあくまでも便宜的に抽象化したものである。なお，表に配置した分析家は，それぞれのグループの中核となる論文や書籍を出版している者で，グループ横断的に広い考えを展開する分析家たちは独立系に配置した。

自己心理学グループは，Kohut理論を基盤としてそれを二者心理学的に発展させた考えを持つ分析家のまとまりである。その中には，伝統的Kohut理論をそのまま継承している分析家から，より間主観的な考え方をする分析家まで温度差はあるものの，精神分析的二者関係を自己－自己対象関係から描く点で共通している。

間主観性システム理論グループは，BrandchaftやStolorow，Atwood，Orangeらの間主観性理論をシステム論として展開させた分析家のまとまりで，現代の自己心理学に対する影響力は極めて大きい。自己心理学もシステム論も，倫理的転回も，このグループの考え方を概念的基礎としていると述べてもよいだろう。

システム論グループは，動機づけシステム理論や乳児研究に基づく非線形動的システム理論，特異性理論，複雑系理論など，実証的発達理論や複雑系理論を基盤に，精神分析臨床を二者心理学的実践モデルとして発展させる分析家の集まりである。

関係性グループは自己心理学の基礎理論や実践理論を採用しつつも，間主観性の考え方についてはMitchellから始まる関係精神分析のモデルを採用する分析家のまとまりである。自己と他者の結びつきや私と他者の主体性について，BrandchaftやStolorow，Atwood，Orangeらの間主観性理論とは異なる立場をとることが多い。

倫理・人間性グループはLevinasの哲学・倫理学を基盤として，社会的不公正，マイノリティ，植民地主義，社会的暴力，社会的トラウマなどの文脈から人間性精神分析として臨床実践を考えようとする分析家たちで，社会学者，宗教学者，哲学者との学際的議論を積極的に進める。このグループは，独立したグループというよりも，自己心理学，間主観性システム理論，システム論，関係精神分析の各グループの中からそうした活動に関心を持つ者たちが緩やかに連携したものと考えた方がよい。

独立系は自己心理学に大きな影響を持ちながら，特定のグループの考え方だけにしばられることなく，独自の理論的展開をする分析家や，比較精神分析を専門とする分析家，あるいは，児童・思春期やグループ・プロセスなど，臨床実践の対象者によって特徴づけられる分析家たちを配置した。

こうしたグループを地政学的に見るとどうな

表2 北米で理論展開する自己心理学者の便宜的分類

グループ		自己心理学者
自己心理学		Jill R. Gardner, Frank, M. Lachmann, Joseph D. Lichtenberg, Paul H. Ornstein, Crayton E. Rowe, Brenda Solomon, Charles B. Strozier, David M. Terman, Arnold Goldberg
間主観性システム理論		George E. Atwood, Chris Jaenicke (Germany), Judice Rustin, Estelle Shane, Dorienne Sorter, Margy Sperry, Robert D. Stolorow, Jeffrey L. Trop, Nancy VanDerHeide（※ Donna M. Orange）
システム論		Howard A. Bacal, Beatrice Beebe, Lucyann Carlton, William J. Coburn, James L. Fosshage (※ Joseph D. Lichtenberg)
関係性		Hazel Ipp (Canada), Steven Knoblauch, Lynn Preston, Ellen Shumsky, Malcolm Owen Slavin
倫理・人間性		Doris Brother, Elizabeth Corpt, Roger Frie (Canada), Amanda Kottler (South Africa), Donna M. Orange, Koichi Togashi (Japan)
独立系	比較精神分析，グループ・プロセスなど	Elizabeth M. Carr, Arthur A. Gray, George Hagman, Peter Kaufmann, Tessa Philips (Australia), Jeffery Stern, Maxwell Sucharov (Canada), Judith G. Teicholz,
	児童・思春期	Shelley R. Doctors, Jacqueline J. Gotthold, Andrea Harms (Austria), Amy Joelson, Rosalind C. Kindler (Canada), Anna Ornstein

※複数のグループに強い影響力を持つ分析家はグループを跨いで配置した。

るだろうか。米国の自己心理学の地図は，シカゴ周辺，ワシントンDC・ニューヨーク周辺，ロサンゼルス周辺といった主要三地域から描くことができる。それぞれの地域ではさまざまな分析家が精神分析実践を行い相互に交流しあっているため，それぞれの特徴を一言で記述するのは難しいが，ここではそれぞれの地域を無理に一般化してみよう。シカゴ周辺はシカゴ精神分析研究所の分析家を中心として自己心理学の色が強い。ワシントンDC・ニューヨーク周辺はICP+P研究所やIPSS主観性研究所，TRISP自己心理学研究所，NYUポストドクトラルの分析家を中心に活発な議論と教育が行われているが，システム論，間主観性システム理論，関係性，倫理・人間性など，さまざまなグループの考えが常に飛び交っているために特色を絞ることは難しい。ロサンゼルスはICP精神分析研究所を中心として，間主観性システム理論とシステム論が盛んである。

シカゴはKohutが米国亡命後亡くなるまで居住した都市である。彼が精神分析の訓練を受けたシカゴ精神分析研究所は，今でもTerman, Gardner, Solomonといった人たちが自己心理学のグループを作り，そこで積極的に教育と訓練を行っている。彼らは基本的には伝統的自己心理学のスタンスと考え方を維持し，精神分析全体の中ではリベラルな立場に位置づけられるものの，自己心理学全体の中では比較的保守的な立場にある。彼らの多くは，自己心理学の考え方を通して，関係性や文化，政治などに強い関心を持つ。シカゴ精神分析研究所はIPA傘下の精神分析研究所であることもあって，Termanが所長職を終えたのちには特に自己心理学色が強いというわけではなく，全体的にバランスのとれた精神分析の訓練を提供している。

自己心理学の歴史では，東海岸でもともと力を持っていたのはワシントンDCである。そのリーダーは，Kohutの時代から発達理論や動機づけ理論を臨床実践に組み込んだ独自の自己心理学理論を唱導してきたLichtenbergである。DCには，彼の考えを中核とした教育・訓練を提供するICP+P研究所がある。ニューヨークはもともとStolorowがいた土地だが，自己心理学の発展という意味では一歩遅れていた。現在では，IPSS主観性研究所の発展が著しく，自己心理学全体の中でも非常に強い存在感を示すようになった。

この研究所はLachmann，Fosshage，Beebe，Orange，Doctorsらが中心となって教育訓練を提供する研究所で，筆者とも関係が深く，来日した分析家も多い。IPSSはもともと，NIP精神分析研究所の一部だった。NIPの中で自己心理学的な考え方を持つ人たちが集まり，自己心理学や間主観性システム理論を中心とした教育プログラムを提供することを目的に独立した。リーダーたちの関心は少しずつ異なっていて，Lachmannは中でもより自己心理学的，Fosshageはよりシステム理論的である。Doctorsは Brandchaftの間主観性理論を用いて思春期臨床を専門とする分析家である。Beebeは乳児実証研究をもとにした独自の精神分析実践や母子精神療法を発展させている。最近カリフォルニアに移住したOrangeは，IPSSのファカルティとしては一歩退いた形になったが，その関心は間主観性システム論と倫理的転回にある。

FosshageとLichtenbergは最近，精神分析フィールド理論を統合するための国際フィールド理論協会 The International Field Theory Associationを立ち上げたが，その動きに象徴されるように，この地域は非常に柔軟で裾野が広い自己心理学が発展している。ワシントンDCとニューヨークを合わせて，強いて一つの特徴をあげるとするならば，自己心理学の中でもシステム的視座と発達的視座が強い地域と言えるかもしれない。

ロサンゼルスは間主観性システム理論のメッカであり，Stolorow，Atwood，ShaneらがICP精神分析研究所で間主観性理論の臨床訓練を提供している。最近カリフォルニアに移住したOrangeも，その教育を手助けしている。ロサンゼルスにはそれ以外に精神分析的複雑系理論を発展させたCoburnや特異性理論を発展させたBacalがいる。こうした分析家たちはニューヨークとも関係が深い。間主観性システム理論は北米の東海岸と西海岸の両側で発展しているが，その理論的基盤はKohutというよりも，最近亡くなったBrandchaftの考えにある。

先に述べたように，シカゴ，ワシントンDC・ニューヨーク，ロサンゼルスという自己心理学三大都市圏を反映したのが，2009年までの国際自己心理学会の年次大会の開催地である。しかし，この流れは2010年以降二つの意味で変化した。それは，ボストンとバンクーバーが登場したことと，北米外の開催地が加わったことである。前者は北米での大きな変化を象徴したもので，後者は北米外の変化を示している。前者を述べてから，Ⅲで後者を述べてみよう。

自己心理学内のグループの中でも，近年次第に大きな流れを作りつつあるのが「倫理・人間性グループ」である。このグループは，2000年代後半から始まったもので，他の自己心理学グループの地政学的布置を超えて集まった分析家たちのまとまりである。中心となっているのはOrangeやFrie，Corptらで，彼らは哲学者のDavid Goodmanらとの協働の中でそれを発展させた。三者はいずれもニューヨークと関係が深い分析家だが，現在はそれぞれロサンゼルス，バンクーバー，ボストンにいる。三者の背景も異なり，Orangeは哲学者でもあるが間主観性理論のリーダーの一人であり，近年は環境問題や貧困，政治的暴力に強い関心を向けている。Frieは哲学者であるとともにニューヨークホワイト研究所の分析家である。彼はPSCの編集長を務めているが，自己心理学者というよりは哲学や倫理学を精神分析の中で発展させながら歴史や戦争，トラウマに強い関心を向ける精神分析家である。Corptは自己心理学の中心地からは少し離れた場所で，しかし現代の二者関係精神分析を強く推し進めるボストンのMIP精神分析研究所のリーダーの人である。彼らが作ったPsychology and the Other学会は，本部をボストンにおいている。グループで強い発言力を持つFrieだけでなく，SucharovやAnnette Richardらカナダの分析家も，以前から倫理・人間性自己心理学に強い関心を持っていた。国際自己心理学会の年次大会が，慣例を破って2016年にボストン，2018年にバンクーバーで開かれることになった背景には，こうした動きが影響しているだろう。

このような流れの中，関係性グループや倫理・人間性グループを中心に，北米の自己心理学の分析家たちは，国際自己心理学会以外の関連諸学会での活動も活発にする傾向にある。彼らの中には，国際自己心理学会よりも，国際関係精神分析精神療法学会（IARPP）やPsychology and the Other（PO）学会での活動を中心に考える者もいる。IARPPとPOはそれぞれ，北米の大きなムーヴメント「関係性への転回（Relational turn in Psychoanalysis）」と「倫理的転回（Ethical Turn in Psychoanalysis）」を代表する学会である。どちらの転回についても，その遠い源流の一つにしばしば自己心理学が挙げられる（Fosshage, 2003；森・丸田，2003；富樫，2018）。それはKohutの自己心理学に内包されたポテンシャルを示すものに他ならないが，そういった考えは同時に，自己心理学という体系の中には必ずしも納まるものではなかったともいえる。IARPPとPOよりも，自己心理学内部で多く議論される傾向があるのは，自己心理学グループや間主観性システム理論グループ，システム論グループの考えである。これらはいずれも，臨床的二者関係は自己と他者が出会いの当初から相互的影響のもとにあり，精神分析実践はその相互的影響のプロセスの中で展開されると考える点で共通している。自己と他者の間に展開する他方に影響を受けない主体性の承認を想定した関係精神分析と，自己の認識より前にそこにある他者への責任や，二者関係を超える社会や環境の文脈の問題を強調する倫理的転回は，自己心理学の枠を超えたものともいえる。

Ⅲ 北米外

国際自己心理学会のもう一つの変化は，北米外の自己心理学グループが発展してきたことである。学会執行部も国際グループを積極的に後押ししている。北米外で自己心理学の考え方を推し進めるグループが発展しつつある主要な国は，南アフリカ，ブラジル，ドイツ，オーストリア，オーストラリア，イスラエル，トルコ，日本，台湾，中国などである。その多くは国際自己心理学会のグループメンバー又は連携グループとなり，学会評議委員の一名をメンターに据えて米国と連携をとりつつ，会の発展を進めている（表3）。彼らの多くは，米国の自己心理学系研究所の一つや二つと普段から交流し，米国から自己心理学者を積極的に招聘して新しい考えを取り入れている。

北米外で国際自己心理学会の年次大会が行われたことがあるのは，イスラエルとトルコ，そして2018年開催予定のオーストリアである。これらは，自己心理学の臨床実践と教育が盛んな国と一致している。また，中止にはなったものの北米外での初めての年次大会が行われることになっていたのは，ドイツのベルリン（2008年）だが，そこには間主観性理論で有名なChris Jaenicke（2007）がいる。それ以外に活発に活動する自己心理学グループがあるのは日本とオーストラリアで，他の精神分析のスクールと同様に，近年急速に発展しつつあるのが中国である。

日本とオーストラリア，オーストリア，ドイツを除き，北米外の自己心理学グループで特徴的なのは，そこで議論されている内容が主にKohutの伝統的自己心理学であることである。北米のグループがすでに伝統的自己心理学から大きく飛躍し，間主観性システム理論，関係性理論，システム理論，倫理的転回へと大きく舵を切っているのに対し，北米外のグループは比較的伝統的自己心理学の色を強く残している。地理的な影響で，北米での動きがすぐに入りにくいという状況もあるのだろう。グループのリーダーが本国よりもむしろ，北米で主に活動をしている日本とオーストラリア，ドイツ，そし

表3　自己心理学の教育・訓練を提供するグループや研究所　（IAPSP の協力で富樫が作成）

地域	名称（英語表記がある場合はそれを優先）	略称	都市	国名
北米	Institute of Contemporary Psychotherapy + Psychoanalysis	ICP+P	ワシントン DC	合衆国
	Training and Research in Intersubjective Self Psychology Foundation	TRISP	ニューヨーク	合衆国
	Association for Psychoanalytic Self Psychology	APSP	ニューヨーク	合衆国
	The Institute for the Psychoanalytic Study of Subjectivity	IPSS	ニューヨーク	合衆国
	The Minnesota Institute for Contemporary Psychotherapy and Psychoanalysis	MICP&P	ミネアポリス	合衆国
	New York Institute for Psychoanalytic Self Psychology	NYIPSP	ニューヨーク	合衆国
	Self and Relational Psychoanalysis Colloquium	SRPC	サランフランシスコ	合衆国
	The Chicago Institute for Psychoanalysis ※	CIP	シカゴ	合衆国
	The Institute of Contemporary Psychoanalysis ※	ICP	ロサンゼルス	合衆国
	Institute for the Advancement of Self Psychology	IASP	トロント	カナダ
	Groupe d'etude sur l'intersubjectivite	GEI	ケベック	カナダ
北米外	Israel Association for Self Psychology and the Study of Subjectivity	IASPS	ミスガブ	イスラエル
	Instituto Di Specializzaione In Psicologia Psicoanalitica Dez Se E Psicoanalisi Relazionale	ISIPSE	ローマ	イタリア
	Empathink Association of Psychoanalytic Self Psychology	EAPSP	ガーディーズ	オーストラリア
	Japanese Forum for Psychoanalytic Self Psychology	JFPSP	神戸	日本
	Institue for Psychotherapy Process ※	IPP	東京	日本
	Brazilian Association for the Study of Psychoanalytic Self Psychology	ABEPPS	リオデジャネイロ	ブラジル
	Vienna Circle for Psychoanalysis and Self Psychology	VCPSP	ウィーン	オーストリア
	Institute of Relational Psychotherapy	IPR	マドリッド	スペイン
	Psychotherapy Institute	PI	コジャエリ	トルコ
	Cape Town Psychoanalytic Self Psychology Group ※	CTPSP	ケープタウン	南アフリカ
	Nanjia Psychological Training Center	NPTC	上海	中国
	Li Institute for Psychology	LIP	北京	中国
	Beijing Beijia Psychological Counseling Center	BBPCC	北京	中国
	Taiwan Self Psychology Group	TSPG	台北	台湾

※国際自己心理学会グループ会員又は連携グループに所属しない研究所又はグループ（2018 年 3 月現在）

て IPSS 主観性研究所との交流が非常に緊密なオーストリアに関しては，北米の動きと歩調を合わせた理論教育が行われている。

北米外のグループの動向を概観したときに注目されるのは，多くの場合彼らは基本的に北米の分析家から教育を受ける側であり，彼ら自身の考えを北米に輸出する立場にはないことである。極めて限られた例外を除き，北米外，中でも非英語圏に居住して，独自の理論を北米に輸出する分析家はほとんどいない。これは自己心理学に限らず，精神分析全体の傾向ともいえるかもしれない。精神分析は伝統的に西欧の学問・実践であり，第二次世界大戦以降は主に英語圏で発展した。北米外の実践家や理論家の多くは，大戦後しばらくしてからようやくそれを本格的に輸入し始めた。国や地域によっては，自己心理学の考えが本格的に輸入されてからまだ十数年しか経っていないところもある。北米外の臨床家や実践家は輸入した理論や実践方法を咀嚼し，理解することに力を割いてきた。

しかし，筆者が他で述べたように（富樫，2018），そろそろ北米外，特に非西欧諸国の精神分析家や精神療法家は自らの考えを積極的に発信する側にまわってもよいころである。そうした流れはすでに始まっており，国際精神分析協会はアジア－太平洋カンファレンスを積極的に推し進めており，2018 年には日本でその会合が開催された。2017 年にシドニーで行われたIARPPの年次大会でも，筆者も含むアジアの精神分析のシンポジウムが組織された。そこでは個人発表においても，植民地主義とトラウマ，その世代間伝達に関する議論が多く行われた。Psychology and the Other 学会では，Bhatiaを始め何人かの発表者が脱・ポスト植民地主義の考えから精神分析をとらえなおす意義について議論を行った（Togashi, 2017；Brothers, 2017；Bhatia, 2018）。

残念ながらこうした議論は，国際自己心理学会の中ではまだ積極的に行われていない。しかし筆者を含む2019年のバンクーバー大会の実行委員会の中では，現在，地理的・文化的・人種的にマージナルな立場から精神分析をとらえなおす議論を推し進めるべきだという意見が活発に出ている。それがどのような形で実現されるかわからないが，今後の自己心理学が目指すべき一つの方向として注目しておく必要があるだろう。

以上を概観すると，「自己心理学グループ」「間主観性システム理論グループ」「システム論グループ」「関係性グループ」「倫理・人間性グループ」に続く，第6の流れ「脱植民地主義・非西欧非英語圏グループ」はわずかな水の流れでありながら，次第に大きな川となって流れていく可能性を秘めている。

自己心理学は体験に近い記述を重視する考え方である。それは，患者の主観的世界を権威主義的，覇権主義的な視座から理解するのではなく，それそのものの価値観や意味を通して心や状況をみるという基本的倫理観を中心に持っている。間主観性システム理論は，異なる者との出会いからどのように理解の意味を見出し（Orange, 2011），二者の交流がどのような意味で相互的に影響を与えているのかを強調する（Atwood & Stolorow, 1984；Stolorow, 2013）。どちらの考え方も，異なる文化や立場に置かれた人との実践や理解を異なる人の主観的体験からとらえようとする視座をもともと持っている。「脱植民地主義・非西欧非英語圏」精神分析は「関係性への転回（Relational turn in Psychoanalysis）」と「倫理的転回（Ethical Turn in Psychoanalysis）」の中だけでなく，自己心理学内部からも自己心理学ならではの形で発展することを期待したい。

Ⅳ 東アジアからの貢献

北米外・非英語圏という点で言えば，我が国は二つの意味で精神分的自己心理学にアドバンテージを持っている。一つは歴史の長さである。わが国は古澤平作が1934年に東京で初めての精神分析のプラクティスを始めた歴史を持ち，日本精神分析学会も北米外・非英語圏の中では突出した長い伝統を誇っている。もう一つは，我が国の文化風土が，心や人間関係のプロセスについて，自己心理学理論の中核的意味をとらえやすいところにあることである。それは，土居（1962, 1973, 1989, 1997）の甘え理論や中久喜（1993, 1994）のマゾキズム論，竹友（1986, 1989）の比較文化的精神分析論としても具体化されている。そうした点からも私は，日本人臨床家が北米の自己心理学に貢献できる力を大いに秘めていると信じている。近年は中国や台湾，韓国で精神分析や自己心理学の発展が著しいことを考えると，私たちは日本発の自己心理学理論や，他のアジア諸国と協力して発展させた東アジア発の自己心理学理論を輸出することを目指したい。

文　献

Atwood GE & Stolorow RD（1984）Structure of Subjectivity：Explorations in psychoanalytic phenomenology. The Analytic Press.

Bhatia S（2018）Decolonizing Psychology：Globalization, social justice, and indian youth identities. Oxford University Press.

Brothers D（2017）After the World Collapses：The altruistic response to societal trauma. Paper presented at the Psychology & the Other 2017 Conference.

Doi T（1962）Amae：A key concept for understanding Japanese personality structure.

In RJ Smith & RK Beardsley（Eds.）Japanese Culture：Its Development and Characteristics. pp.132-139. Aldine.

Doi T（1989）The concept of amae and its psychoanalytic implication. International Review of Psycho-Analysis, 16；349-354.

土居健郎（1969）「甘え」の構造．弘文堂．

土居健郎（1997）「甘え」理論と精神分析療法．金剛出版．

Fosshage JL（2003）Contextualizing self psychology and relational psychoanalysis：Bi-directional influence and proposed syntheses. Contemporary Psychoanalysis, 39(3)；411-448.

Jaenikie C（2008）The Risk of Relatedness：Intersubjectivity Theory in Clinical Practice. Jason Aronson.（丸田俊彦監訳（2014）関わることのリスク―間主観性の臨床．誠信書房）

中久喜雅文（1993）「正常な」マゾヒズムとマゾヒズム発達ラインという概念―それらの超文化的，ならびに臨床的意義．（西園昌久監修）今日の精神分析．pp.262-294. 金剛出版．

丸田俊彦・森さち子（2003）間主観性の軌跡―治療プロセス理論と症例のアーティキュレーション．岩崎学術出版．

Nakakuki M（1994）Normal and developmental aspects of masochism：Transcultural and clinical implications. Psychiatry, 57(3)；244-257.

Orange DM（2011）Suffering Stranger：Hermenutics for everyday clinical practice. Routledge.

Stolorow RD（2013）Intersubjective-systems theory：A phenomenological-contextualist psychoanalytic perspective. Psychoanalytic Dialogues, 23；383-389.

Taketomo Y（1986）Toward the discovery of self：A transcultural perspective. Journal of American Academy of Psychoanalysis, 14(1)；69-84.

Taketomo Y（1989）An American-Japanese transcultural psychoanalysis and the issue of teacher transference. Journal of American Academy of Psychoanalysis, 17(3)；427-450.

Togashi K（2017b）An Asian ethical perspective on sincerity in psychoanalysis. Paper presented at the Psychology & the Other 2017 Conference.

富樫公一（2013）現代自己心理学のシステム理論が注目する世界．ポスト・コフートの精神分析システム理論．pp.1-8．誠信書房．

富樫公一（2016a）不確かさの精神分析―リアリティ，トラウマ，他者をめぐって．誠信書房．

富樫公一（2016b）ポストコフートの自己心理学．精神療法，42(3)；320-327.

富樫公一（2018）精神分析の倫理的転回とその意味．精神療法，44(1)；21-29.

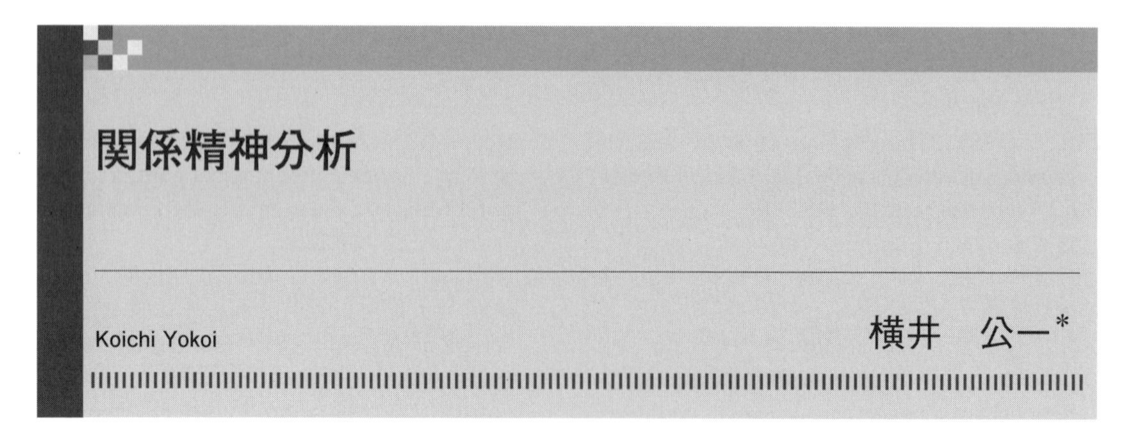

関係精神分析

Koichi Yokoi

横井　公一*

I　関係精神分析とは何か

米国に精神分析が導入されたのは1909年にフロイトがユングとともに米国のクラーク大学に招かれて講演したのが最初である。周知のごとく，その後，米国では第二次世界大戦後にナチスのユダヤ人迫害を受けて多くの精神分析家が亡命してきて，その影響のもとに自我心理学が確立されることになった。自我心理学は第二次世界大戦後の米国の資本主義社会の興隆とあいまって，社会への適応を目指す精神分析として，1960年代に最盛期を迎えた。富と力をもち上昇志向をもった中産階級の勃興が，米国自我心理学の確立と隆盛を下支えしたのである。

やがて精神分析が米国の精神医学のエスタブリッシュメントに組み込まれて力動的精神医学の勢いが強まると，精神分析治療の適応となる疾患や障害の幅も広がってきて，これまでは精神分析の治療の対象とならなかった精神病や境界例水準の疾患，あるいは性格病理やパーソナリティの障害が精神分析の治療の対象になるようになった。1970年代にはさまざまな疾患や病態に合わせた技法上，治療構造上の修正や応用，精神分析的心理療法の試みがあった。そのような流れのなかでコフートの自己心理学が誕生し，自己対象概念に見られるような関係性へのムーブメントの最初の一歩を切り開いた。また同時期に，英国から対象関係論も導入されて，その影響のもとに米国の精神分析の考え方の幅が広がり，関係的な概念の受容への用意が整い始めたのである。

そして，1980年代になると，欲動に理論の基盤を置く自我心理学とは違って，関係性を重要視する精神分析が主張されるようになってきた。米国における精神分析のさまざまな流れ，既存の精神分析のさまざまな考え方，各学派の中から，それぞれ欲動よりも関係性を理論の中核に置く精神分析の理論家がいわば同時多発的に出現してきて，その集合体が形成されることになった。それが広義の関係精神分析（関係性理論）といわれるものになったわけである(Mitchell & Aron, 1999)。すなわち，関係精神分析は米国において1980年代から盛んになってきた関係性を重視する精神分析の理論と技法の総称なのである。

それでは関係精神分析はいったいどのような理論や技法をもつのだろうか。これまでの精神分析の学派は，多くはある特定の個人が創始したものであり，共有するある特定の理論的枠組みや構成概念をもっていたが，関係精神分析は先に述べたように，ある特定の創始者がいるわけではなく，またある特定の学派に出自をもつものでもない。したがって，その集合体を形作

＊微風会 浜寺病院
〒592-0003　大阪府高石市東羽衣7-10-39

っている基盤は，関係性を重視するという理論と技法のもととなる感性に根拠を置いている。2001年に創設された関係精神分析の国際学会であるIARPP（International Association for Relational Psychoanalysis and Psychotherapy）のホームページ上の“Who We Are”には，次のように書かれている。

その概念や実践には確固として定まったものはないが，ひとつの軸となる特徴としては，精神構造は，少なくとも精神療法的に介入できる精神構造の諸局面は，その個人が他の人たちともつ関係に由来しているという見解である。これはもちろん，生来的に構造化されている欲動とその発達的な変遷が，根本のところでは，精神構造の基礎をなしているという古典的な考え方の代わりとなるものであることを意図している。

つまり，人の心ができ上がるのは，その人が持っている欲求や願望が発達のなかでどのように満たされたり挫折されたりするのかという体験によって構成されるという古典的な精神分析の考え方に対して，関係精神分析は，人の心ができ上がるのは，その人が発達の中で他の人とどのような関係を取り結ぶ体験をもつのかによるという，別の発想をもっているということである。

そうすると，古典的な精神分析は，人の心の成り立ちの起源をその人の欲動に帰する「一者心理学」ということになるし，関係精神分析は，人の心の成り立ちをその人と他者との関係性に起源を置く「二者心理学」ということになる。また治療実践においては，診察室（あるいは相談室）でおこる事象（患者が話すことや患者のふるまい）を，古典的な精神分析はその患者個人に由来するものとして見るが，関係精神分析は，患者と治療者が共同で作り出すものとして見ることになる。そして，古典的精神分析は，そのようなものとして事象を取り扱う技法（自由連想法と解釈）をもっているし，関係精神分析はまた別の技法をもっている。

関係精神分析とは，上述のように，心の成り立ちの理論においても，治療実践における技法においても，関係性を重視する感性を共有している精神分析なのである。

II　関係性への転回

さて，それでは，1980年代に米国において関係精神分析が勃興した事情をもう少し詳しく見てみることにしよう。関係精神分析の成立と発展に主導的に寄与したスティーブン・ミッチェル（Stephen Mitchell）という分析家は，1980年代に精神分析が欲動を中心とした理論から関係を中心に考える考え方へと変化した流れを「関係性への転回（Relational Turn）」と名づけて，これをある種のパラダイム・シフトであったと考えている（Mitchell, 1988）。

このようなパラダイム・シフトが米国で起きた原因としては，いくつかの事情が重なったものと考えられる。まず，すでに述べたように，自我心理学の熟成とともに精神分析が治療の対象とする疾患や病態の範囲が広がり，それまでのように欲動に焦点を当てるアプローチだけでは治療が困難な症例が増えてきたという事情がある。つまり，個人としてすでに自立していて，さらに社会的により成功を収めようとする第二次大戦後の米国の裕福な中産階級を相手とした精神分析治療から，もっと困難な生育歴を経験した，もっと重症な病理をもった，もっと多様な人たちを対象にした精神分析へと，米国の精神分析の実践のあり方が変わってきたということである。

そして，米国の社会情勢もその間に大きな変化を被ったのである。第二次大戦後の戦勝国として安定した経済と社会を保持していた米国は，泥沼化するベトナム戦争を経験し，社会総体としてトラウマを被りつつ1973年に撤退した。また，1972年には現職大統領の犯罪と任期中の辞任という結果に終わったウォーターゲート事件を経験し，米国の健全な民主主義幻想は崩れた。また1970年以降のフェミニズム運動の第三波のなかで社会的，文化的な改革が主張され，それに呼応するように精神分析の実践についても非医師にも門戸が開かれ，1979年にはアメリカ心理学会に第39分科会（精神分析部門）が設置された。精神分析実践をめぐる社会文化的な状況も変化していったのである。

さらにミッチェルによると，精神分析に起こった欲動から関係へというパラダイム・シフトは，「こころの社会化」理論という意味では，広くその関連領域にも起こっていたパラダイム・シフトの一環でもあったと述べている。文化人類学，言語学などの領域にも同様のパラダイム・シフトが見られていたし，近接領域である乳幼児研究においても，ダニエル・スターン（Daniel Stern）などが，閉ざされた心から交流する心への乳幼児の心のイメージのパラダイム・シフトを描き出していた（Stern, 1984）。

Ⅲ　関係精神分析の源流

そのようなパラダイム・シフトの中で，精神分析の既存のさまざまな学派から関係性を重視する理論家が現れて，関係精神分析を形づくっていったわけであるが，関係精神分析の潮流を形づくった源流には，主に次の５つの流れがあると考えられる。

まず，米国自我心理学とは距離を置いたところで，米国固有の実践主義，操作主義といった哲学風土を背景にもった対人関係論が存在していた。ハリー・スタック・サリヴァン（Harry Stack Sullivan）を創始者とする対人関係論は，心のなかの精神構造は観察が不可能なものなので実証できず，仮説にしかすぎない。実際に観察できるものは，その人がほかの人を相手にどのように振る舞うかという行動だけであり，その人がどのような人であるかは対人関係の場に現れると考えた。これは古典的な精神分析が，心のなかにある無意識内容がその人の行動を規定していて，その無意識内容を意識化することで，その人のありようが変わっていくとした一者心理学の考え方とは対照的な，二者心理学の考え方であった。その人が相手の人と関わりをもつ持ち方を観察し，それを変化させるように治療者はその人と関わるという対人関係精神分析の治療技法は，関係精神分析の一つの源流となった。

次に，英国の対象関係論からの影響がある。メラニー・クライン（Melanie Klein）やポスト－クライン派を代表するウィルフレッド・ビオン（Wilfred Bion）らの考え方は，心のなかの世界を重視する一者心理学的な考え方であるが，その心の世界は無意識的幻想を基盤とした内的な対象関係から成り立っていて，その内的対象関係は「投影同一化」という機制によって外的な対人関係の場に実現される。その意味で投影同一化とは内的対象関係の対人関係化であり，その考えは関係精神分析に影響を与えた。また，ドナルド・ウィニコット（Donald Winnicott）は，乳幼児にとっての「発達促進的な環境」を考えることで，乳幼児の心の発達に母親という他者の与える影響について考察したが，これも関係精神分析における心の成り立ちの理論に影響を与えた。また，ロナルド・フェアバーン（Ronald Fairbairn）は，「リビドー（性の欲動のエネルギー）は対象希求的である」というスローガンによって，そもそも人にとって関係性が一次的な動機付けであるという考え方を示した。英国対象関係論は1970年代に米国の西海岸から広まって，関係精神分析の成立に大きな影響を与えたのである。

そして1970年代にコフートが創始した自己心理学があった。コフートが主張したのは，自己の組織化にとって，対象が果たす役割がいかに大きいかということである。コフートはそのような対象を自己対象と呼び，さらには自己対象が果たす自己対象機能が自己に及ぼす影響を探求した。その意味では，人の心が成り立つうえでの自己－自己対象体験の重要性，そして精神分析の治療作用における患者と分析者との間での自己－自己対象機能が果たす役割の重要性を示唆していて，これも，関係精神分析の流れのひとつの大きな源流となった。

さらに，米国におけるフェミニズム精神分析の影響がある。フェミニズム精神分析は文化社会的に規定された女性性，男性性についての偏見，ジェンダー観の改革をめぐって展開された。そこには支配と服従，権威と従属といった一方向性の力の行使への異議申し立てがあり，双方向性の相互交流，あるいは主体と主体との間の間主体性の成立といった，今日の関係精神分析の感性への大きな寄与がある。

最後に，自我心理学の中から，関係精神分析に独自の貢献を行った急進的自我心理学者たちも存在する。

Ⅳ　スティーブン・ミッチェルの貢献

先の項で述べたような思想的源流の中から，1980年代の「関係性への転回」のパラダイム・シフトに伴って，さまざまな学派からさまざまに関係性を重視する理論家たちが同時多発的に登場してきた。そのなかで先導的な役割を果たしたスティーブン・ミッチェルの貢献について見てみよう。

ミッチェルは対人関係学派の研究所であるウィリアム・アランソン・ホワイト研究所（William Alanson White Institute）の分析家であるが，同僚のジェイ・グリーンバーグ（Jay Greenberg）とともに，1983年に『精神分析理論の展開』（原題「精神分析理論における対象関係」）という書物をあらわした（Greenberg & Mitchell, 1983）。この著作で初めて精神分析の諸理論のなかに欲動を中心として構築された理論と関係性を中心として構築された理論の二つの流れがあることが明確にされて，これが関係精神分析の成立に向けての第一歩となったのである。

ミッチェルはその後も関係精神分析の成立と発展に主導的な役割を果たした。引き続き6冊の著作をあらわすとともに，1999年にはルイス・アロン（Lewis Aron）と共同で『関係精神分析：ある学派の出現』という書物を編纂した。この書物には1980年代から90年代前半に関係精神分析を生みだすことになった多くの理論家の代表的ともいえる論文が網羅されている。

また，著述活動以外にもミッチェルは精力的に関係精神分析を支える組織作りを行った。先述したアメリカ心理学会の第39分科会の発展に寄与して，各支部に多くの関係精神分析家を育てた。また，ニューヨーク大学（NYU）の博士課程後プログラムに「関係論トラック」を作って，関係精神分析を学ぶ学生たちを集めた。1991年には関係精神分析の雑誌『精神分析的対話（Analytic Dialogues）』を創刊した。しかしミッチェルは2000年に54歳で急逝する。ミッチェルの死を契機に，2002年1月にはIARPPの第1回大会がニューヨークで開催され，以後，関係精神分析の国際学会として各国で開催されている。

このようにミッチェルは関係精神分析という枠組みを用意したわけであるが，1980年代に関係性を重視するようになった精神分析家たちは，やがてその枠組みのもとに集い，米国の関係精神分析という大きな流れを形づくったのである。そして現在にいたると，北米の精神分析の潮流は関係精神分析が主流となるまでに成長した。その中にはさらに多様な考えをもった人たちがいて，それぞれの流れが錯綜し，交流しながら発展を続けている。

それでは，その後の関係精神分析の発展を俯瞰しながら，現在の潮流を見てみよう。

Ⅴ　関係精神分析の潮流

先に述べたように，関係精神分析は「人の精神構造はその個人が他の人たちともつ関係に由来している」という見解を共有する諸理論の総体であるが，その見解が成り立つためにはいくつかの前提が必要である。すなわちある個人が他の個人と関係をもつためには，そこには二つの主体が存在している必要があり，その意味で関係精神分析は「二者心理学」とならざるを得ない。さらにはその二者が関係を取り結ぶとすれば，その二者が互いに主体としての位置づけを保持するならば，その関係は「相互交流」の形で行われることになるだろう。

関係精神分析のさまざまな理論は，この2点を共有しながら，さまざまな差異をもちつつ，互いに影響を及ぼしあいながら発展してきている。

対人関係学派にルーツをもつ関係精神分析の理論家には，フィリップ・ブロンバーグ（Philip Bromberg）やドンネル・スターン（Donnel Stern）らがいる。彼らはサリヴァンの解離した自己概念や外傷理論を発展させて，「自己の多重性」の認識とエナクトメントを通したその統合を治療として目指す。

フェミニズム精神分析を出自とするジェシカ・ベンジャミン（Jessica Benjamin）は，支配と服従，加害と被害の相補形式を乗り越える主体による主体の認識を発達的な達成と考えて，主体と主体との間での間主体性の確立を精神分析の目標とみなしている。

自己心理学から出発して間主観性理論へと展開したロバート・ストロロウ（Robert Stolorow）は，患者と治療者の両者のそれぞれのオーガナイズされた主観的世界の相互交流のあり方に間主観性を見ている。これは前述したベンジャミンやあるいはトーマス・オグデン（Thomas Ogden）の発達的達成としての間主観性とは異なる概念化である。

乳幼児研究から出発したダニエル・スターン（Daniel Stern）は『乳児の対人世界』の仕事の延長上のものとして，患者と治療者との間の間主観的な相互交流のプロセスを探求した。スターンとその共同研究者からなるボストン変化プロセス研究グループ（Boston Change Process Study Group）は，精神分析の場においては言明的な領域以外に黙示的な領域があり，その黙示的な領域での関係性をめぐる暗黙の知が変化をもたらす可能性があると主張している。

自我心理学に出自をもつオーウェン・レニック（Owen Renik）は，明示的な言明と黙示的な交流との間の齟齬が分析のプロセスを阻害すると考えて，匿名性や受け身性などの治療態度についての急進的な見直しを行った。同じく自我心理学から関係精神分析に参入したアーウィン・ホフマン（Irwin Hoffman）は精神分析の技法の儀式的な振る舞いとパーソンとしての分析家の自発的な動きが弁証法的に止揚されることで治療作用がもたらされると考えた。ホフマンは原則的に治療的現実は患者と治療者の間で社会構築主義的に構成されるという考えである。

これらの関係精神分析の理論家たちについては，本特集の他の著者によってより詳細に論じられることと思うが，多様に見える彼らの考え方や治療技法に共通して認められるものは，治療の場にいるのは治療者と患者という二つの主体であり，その二つの主体の間での間主観性の場，あるいは相互交流のあり方のなかで，治療的変化が生まれるという精神分析の治療作用に関する見解である。

関係性への転換から30年を経た今日，そのような見方は，硬直化した古典的精神分析の旧弊を打破して精神分析に新しい生命力を吹き込むことに，北米においてひとまずは成功したように見える。本稿で触れた理論家たち，そしてそれに続く新しい世代の理論家たちによって形づくられつつある関係精神分析が，今後，北米以外の世界で，あるいは我が国において，どのように展開していくのであろうか。この新しい精神分析理論に，変貌しつつある現代の精神風景を見通せる精神分析の未来地図を期待したい。

文　献

Greenberg JR & Mitchell SA（1983）Object Relations in Psychoanalytic Theory. Harvard University Press.（横井公一監訳／大阪精神分析研究会訳（2001）精神分析理論の展開―〈欲動〉から〈関係〉へ．ミネルヴァ書房）

Mitchell SA（1988）Relational Concepts in Psychoanalysis：An integration. Harvard University Press.（鑪幹八郎監訳／横井公一訳（1998）精神分析と関係概念．ミネルヴァ書房）

Mitchell SA & Aron L（Eds.）（1999）Relational Psychoanalysis：the Emergence of a Tradition. The Analytic Press.

Stern DN（1984）The Interpersonal World of the Infant：A view from psychoanalysis and developmental psychology. Basic Books.（小此木啓吾・丸田俊彦監訳／神庭靖子・神庭重信訳（1989／1991）乳児の対人世界　理論編／臨床編．岩崎学術出版社）

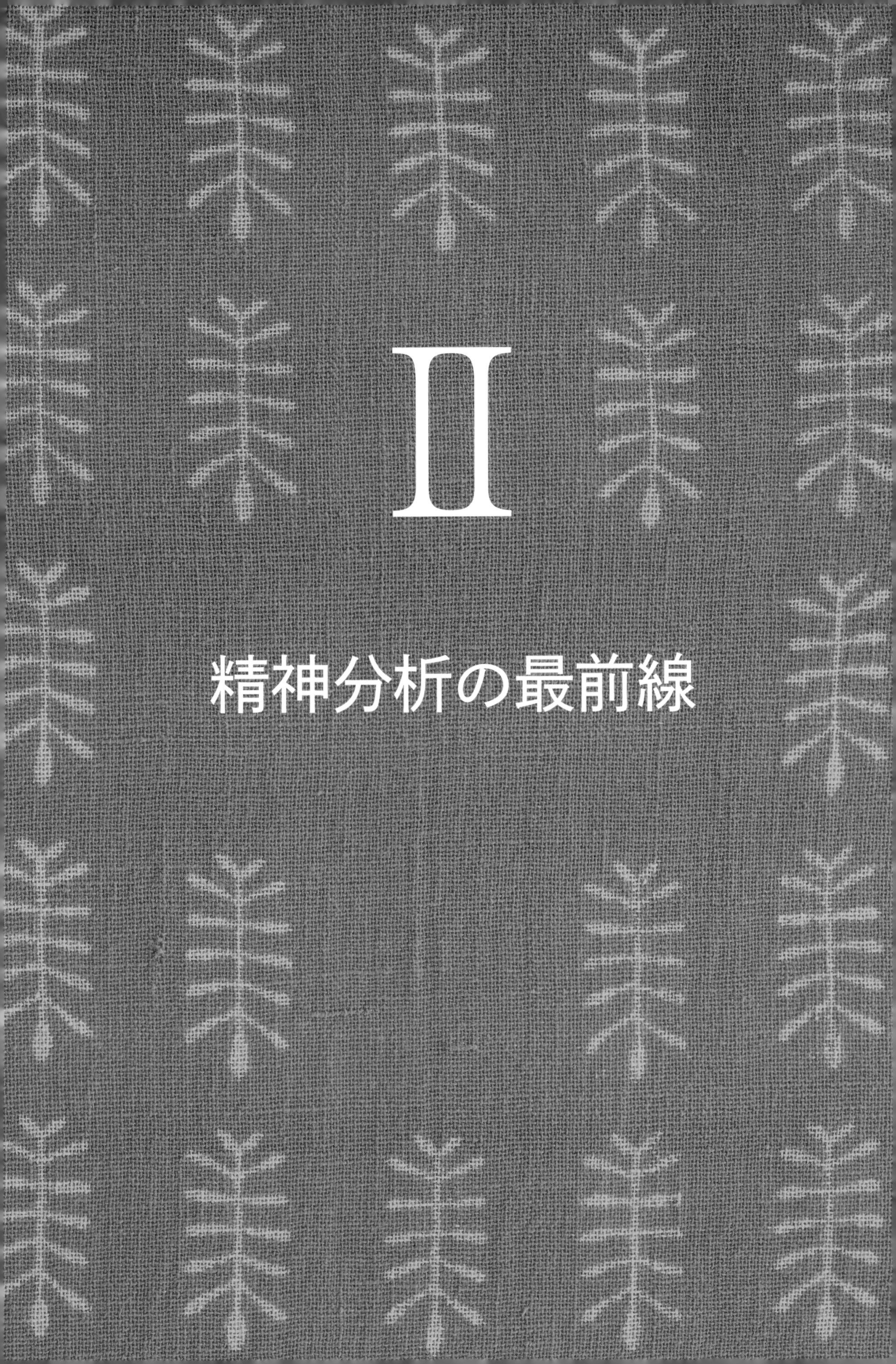
II
精神分析の最前線

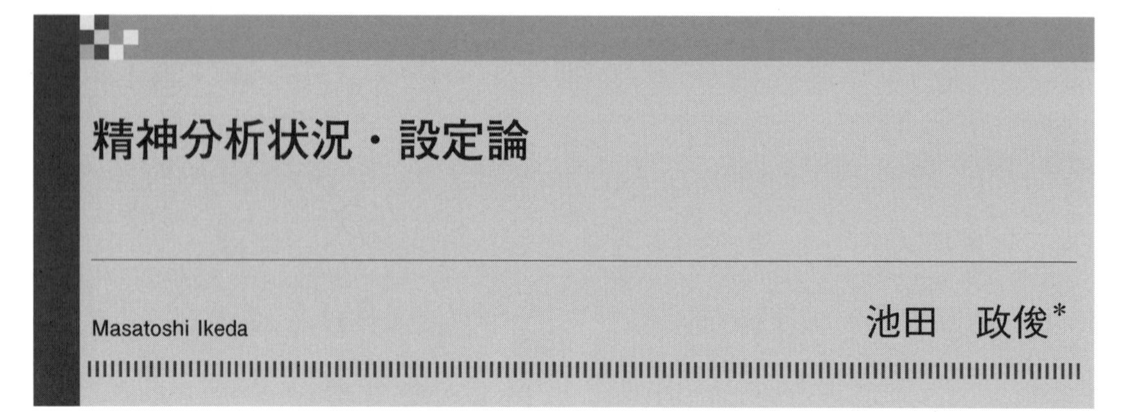

精神分析状況・設定論

Masatoshi Ikeda

池田　政俊*

I　はじめに

Freud Sの無意識の発見をベースに展開してきた精神分析は，人の心を因果論的に説明しようとする（心的決定論）ということで，20世紀の決定論的思考の代表例の一つとされ，Heideggerの被投性投企などといった概念に代表されるような「投企」や自由主義に価値を置く実存主義哲学，人間学的精神病理学の世界から批判され続けてきた。すなわち，彼らは精神分析の，自然科学を志向した，無意識を考えればすべてに因果がある，という決定論的思考は，一人ひとりの人間が未来に向けて無限の可能性を持ちうるという希望を否定するものではないかと捉えたのである。

たしかに当時のFreud Sには自然科学志向が強かったことは否めない。ただ，彼が創始した精神分析には，この被投性投企という概念が，当初から内包されていた，と私は思う。

狩野（2006）は，“人間の幸福は，自由の中に存在するのではなく，義務の甘受のなかに存在するのだという事実を明らかにしてくれたことを感謝する”“というSaint-Exupery（1931）の「夜間飛行」の序文のAndre Gideの言葉を引用し，倫理について，“私たち精神分析の臨床家は，（中略）記述的に白か黒かを切り分けるだけでなく，自分たちが維持しようとしている分析的構造や設定をも私たちの思考の俎上にのせるという力動的な視点を維持している”と論じた。

そもそも地球は約46億年前に誕生し，生命は約34億年前に誕生したとされている。そして，地球上で増加した酸素の毒に対抗して生き残りうる他とは異なる「個」体が出現した，と言われる真核細胞の誕生は約14億年前，多細胞生物の出現は約11億年前だと言われている。つまり，ここで初めて，「個」体の「死」という現象が生じたのである（その前は，生命体はすべて同じ構造を持っていたので，「個」は存在しなかったことになる。したがって「個」の「死」もほとんど意味を持たなかったと言えよう）。その後，生命体の中では，親とはDNAの異なる，環境の変動に対してより適応可能性の高い子を作り出す可能性の高い雌雄の区別のある種が多く生き残り，さらにより個別性の少ない昆虫へ向かう方向と，より個別性の高い爬虫類や哺乳類へ向かう方向へと進化した。サルは約5,000万年前に誕生したが，約20万年前の人類の誕生にいたって初めて生命体は，他と

*帝京大学 大学院文学研究科臨床心理学専攻
〒192-0395　東京都八王子市大塚359
南青山心理相談室
〒107-0062　東京都港区南青山5-4-44-203

は異なる，いつかは死ぬ，「個」としての「自分」を明確にかつ深刻に認識，思考できるようになっ（てしまっ）た。

一方人は，その巨大な脳のために，成熟までに極めて時間のかかる特異な生命体である。つまり「個」としての「自分」をある程度確立するために，多くの時間，親を中心とした他者，環境による保護を必要としている。また，この巨大な脳のために，他の生命体に比べて明らかに身体能力が劣っている人は，サルと同様，群れを成すことで生き残ることができた。つまり，人は「個」「自分」であると同時に，群れを成す社会的生命体，つまり人間でもあることが必要だったのである。

この，時間をかけて母性的な保護を離れて，「個」「自分」であると同時に，周りと協調しなければならないこと，周りと協調しながらも，多くの同性たちと競争し，より優れていそうな異性をパートナーとして獲得する方向に本能が働くようになっていること，さらに，いくら頑張ってもいつかは死ぬことを知ってしまっていることが，人間の人生のさまざまな悩みや苦しみを生み，また，豊かさをも生んでいると言えるだろう。

ところで私はかつて，個人的な空間で行う個人精神療法の原点とも言える開業精神療法を private practice と表記した〈したがって私が現在５代目の会長を務めている開業精神療法研究会の英語表記は，Association of Psychotherapists In Private Practice（APPP）である〉。

個人精神療法の原点とも言える精神分析は，そもそもこの，人間を人間として成り立たせている，個人個人のパーソナルな問題，プライベートな問題と，人間として，異性を含めた他者，群れや集団，社会との兼ね合いをどう考え，どう折り合いをつけるか，豊かなものにしていくか，という観点から興ったものであるとも言える。例えば「本当の自己」，「一人でいられる能力」などといった Winnicott（1971）の概念は，集団や社会の中で埋没しやすい「個」に焦点を置いたものであると言えよう。

視点を変えてみよう。そもそも自他の境界などさまざまな境界を力動的に捉えようとする精神分析的な治療者のありよう自体が，「個」と「集団」との軋轢に悩む人間，すなわち「自分」とは何かと悩み続ける人間に，本質的に精神療法的に働いている側面があると言えるのではないだろうか。

例えば，母親などの“一次的対象との，安定した予測可能なリズムのある関係が対象関係の成長を促す”ということを認める精神療法家は多いだろうが，同時にその母と子との間にはある種の境界――母と子とは別の存在である，という認識（＝「父」や「法」）――が形成されているのである。境界がなければ万能的な自他の融合状態になってしまう。つまり“自由なコミュニケーションのためには，境界が必要だという逆説”があるのである（狩野，2006）。こうした考え方は，いつかは死ぬという限界（＝生死の境界）を認識せざるを得ないでいる人間が，いきいきと生きることのできる心理的な場として Winnicott が概念化した，中間領域や可能性空間といった考えにもつながるだろう。

Winnicott は，母親の不在を持ちこたえる中で，乳児は母親と一体ではない，母親とは異なる「自分」というもの（ある種の錯覚）を形作っていくと考えた。この「自分」に関するさまざまな悩みや困難を乗り越える支援をすることが精神分析的治療の目的の一つだとすれば，そこでの治療者－患者関係では，「関わること」と同時に，「関わらないこと」が非常に大切になる。つまり「他者」と関わりながら，「他者」と異なる「自分」の中に，「秘密」を保持できることが大切となる。「秘密」には，身長や体重や疾病や習癖などといった表面的なことから，信念や傷つきや悩みなどの内的なことまでさまざまなレベルのものがある。その究極の個人情報が，Winnicottの言う「本当の自己」なのであろう。人間は，社会性，大人になること，すなわち周りとそつなく無難に迎合する「偽りの自己」を発達させなければならないが，同時に，この「本当の自己」をどこかに保っていることができなければ，その人生は本当に偽りの虚しいものになってしまう。

そもそも「個」や「自分」としての幸福は，他者や公には開かない秘密を持った「自分」という限界を受け入れること，つまり万能感の喪失を，悲哀をともなって乗り越えること，のなかでこそ得られうるものである。“人間の幸福は，自由の中に存在するのではなく，義務の甘受の中に存在する。時と所に限定された自分，というものを否認するのは全能感，幻想の世界であって現実ではない”のである。そして“そこにおいて倫理に関する現実的ルールは，それそのものであると同時に表象でもあり，つねにそれと再認されながら否定されることにな”る。“そこで生まれる間隙あるいは揺れが現実検討を可能にし，精神分析作業に現実性を付与”する。“そうなってはじめて精神分析は，万能的世界の喪失に対する洞察とその再発見，遊ぶこと，創造することといった基本的機能を自らのものとすることができる”。つまり，精神分析に限らず，精神療法（心理療法）の設定には，“さまざまな二重性，逆説，間隙，揺れが仕組まれている”のである（狩野 2006）。とくに精神分析は，この二重性を治療的に利用しようとしているために，治療構造，治療的設定に鋭敏なのだろう。しっかりとした容れ物のないところで不安定な中身を扱うことは極めて危険なことだからである。そして，人間が一人の「自分」として，幸福感や豊かさを感じうるとすれば，それは，この二重性や逆説，間隙，揺れの中で，遊ぶことや創造すること，でしかありえないだろう。

Ⅱ 精神分析状況・設定

ここには複雑な用語の問題がある。すなわち，分析状況，設定，治療構造，分析過程，治療同盟，転移神経症，治療者患者関係などといった用語がどのような範囲を示していて，どこが重なっていてどう異なるのか，という議論である。こうした議論は未だに明確な結論を得ていないようである。

例えば北山（2002）は，精神分析事典の「分析状況」の項目の書き出しを，“分析状況，あるいは治療構造とは，”で始めているし，続けて，“分析治療の方法であり，治療が成立するための基本条件である。精神分析の治療設定は，……”と書き進めている。

Gitelson（1952）は，“分析状況は，精神分析者と患者の間におこる，人間相互間の関係と，出来事の全体の形態として説明されるだろう”という定義を提案し，Lagache（1953）は，“分析環境（ambience）は精神分析的セッションの中で発展する材料や心理学的状況の全体性と連続性である”と述べている。

Etchegoyen（1991）は，その著作の3章にわたって分析状況について論じている。そこでは，“分析状況を，特別のタスクを遂行するために協力し合う二人の人間の関係だと定義したとき，……私たちはいつのまにか「状況」から「過程」にスライドしている。……「状況」と「過程」の違いはと言えば，基本的に前者は「空間的基準」であり，後者は「必然的に時間を含める」”と述べている。そしてBaranger夫妻（1964）を参照し，分析状況はそこに参加している分析家と患者の二人の空想が関与している力動的な「場」である（つまり患者だけではなく，分析家も関与している「場」である）と主張し，問題は分析家がどの程度関与しているか，どの程度この「場」をコントロールできるのか，である，と述べた。また，治療過程は転移神経症であるだけではなく，転移神経症の治療同盟への転換でもあるし，治療同盟があるからこそ転移神経症が展開するとも言える，また，分析状況は安定した治療同盟を形成することでもあるが，治療過程をも含むものでもある，と主張している。さらに，過程は，結果を生むような非プロセスを必要とするが，この固定された部分は設定（setting）であるという主張も紹介している。そして“分析状況を，条件付きで，特殊なタスクを遂行するために明確に定められた役割を引き受ける二者間の関係性としての治療が進展する場として定義した。”

そして彼は，最終的に，分析状況はある種の「場所」であり，その「場所」は二人の成員によって形成される「構造」，あるいはゲシュタルト，領域，あるいは分析家と被分析者の実存的出会いとして理解されうると述べ，①分析状況はそれ自体が認識され，自律性を持ち，②それは歴史や時間と無関係で，それが構成される以前には存在しない，と主張した。一方，「状況」は，「過程」と「設定」の両方を含むという定義も紹介し，この定義は分析状況の概念から自律性を取り去る犠牲を払っていると述べている。さらに，分析状況は共時的であり，分析過程は通時的であり，私たちはこの絡み合った複雑な関係を踏まえた上で，慎重にこれらを区別すべきであると結論づけた。つまり分析状況，と言う場合，それは容れ物と中身と両者の弁証法的な相互作用などの全てと全体を含むことになるということだろう。

小此木（1964，1990）の言う「治療構造」は，静的・力動的，外面的・内面的など，これら全てを包括した概念であるが，だからこそさまざまな観点を含みすぎて複雑になっているとも言える。

Ⅲ　わが国の分析状況・設定の未来

こうした複雑な定義上の問題があることを踏まえた上で，ここでは主に「設定」について論じたい。

精神分析的療法の特徴は，患者が一定の料金を支払い，相談事や話題が有ろうが無かろうが，定期的に45～50分間という比較的長い時間，治療者と面接をする，という設定を持っていることにある。話すことがなくても，嫌でも患者は来なければならないし，たくさん話したいことがあってももっと依存したくても，時間が来たら面接を終えなければならない。このため患者は，治療者と会うことによって癒されるだけではなく，この設定の境界，限界によって，少なからずfrustrationを感じることとなる。密着と分離喪失が反復されるのである。だからこそこの治療者と患者との関係に，その患者がそれまでの人生で感じてきた，そして今も繰り返しさまざまな対人関係の中で感じている，そしてそのためにさまざまな症状を生じている，対人関係上の困難が再演されうるのである。この困難は，質や量の違いはあるにせよ，すべての人々が体験しており，通常は，患者本人には十分意識化されておらず，無意識的に繰り返されているものである。それは，男性や女性としての誇りを傷つけられた体験（去勢不安）の再演かもしれないし，大切な相手からの承認を得られなかった体験（対象の愛を失う恐れ）の再演かもしれないし，対象がいなくなった（分離不安）体験の再演かもしれない。さらには破滅や侵入や剥奪などのもっともっと深い傷つきの再演かもしれないのである。これらの再演は，staticなものとは限らない。そこが認知行動療法と精神分析療法との大きな違いの一つである。決まり切ったパターンが再演され，それを変えるために繰り返し練習する，といった単純なモデルでは解決し得ない意外性が，まさに自律的に，ここではほぼ間違いなく生じるのである。

こうした精神分析療法の特徴を有効に利用するための，外面的治療構造，つまり設定のルールの1つであるセッションの頻度と時間について，Etchegoyen（1991）は以下のように述べている。Freudは週に6セッションと提案したが，“分析家にとって最も都合の良いリズムは，週に5セッションだと考えている”。その理由は，5回という数は，“実のある接触の期間と，

1週間の明らかな休みを確立するからである”という。つまり，密接な交流と分離体験との反復が，毎週繰り返されることが重要だというのである。さらに，“私にとって週に3回のリズムでほんとうの精神分析的過程を確立することは難しい。1日おきの分析のように首尾一貫しない交互のリズムは，私の意見では接触と分離の葛藤を十分な影響力で生じさせることはできない”。また，“週に1度か2度のセッションの治療は，一般的に精神分析的過程を継続はしない”，と述べている。こうしたセッションを行なっている分析家は分析を行っていると信じているが，“その過程では，転移の拡散あるいは欠落，解釈として定式化された明白な，あるいは潜在的な保証，分離不安の無視など”が起きやすい，と述べている。さらにLacanの時間制限のないセッションを批判し，その理由として，“私たちがなすべきことは解釈をすることであり，行動によって被分析者の振る舞いを是認することではない”し，そもそもその分析家の面接時間を途中で切る行動が，逆転移の行動化でないことを分析家が認識し，コントロールすることなどは不可能であるからだと述べている。

さて，“精神分析の治療設定は，本来は催眠誘導時に用いられたものを踏襲したもので，現在も主に「密室」で2人だけで行われるものであるとされている。フロイトは催眠を用いないで忘れられた出来事やそれに伴う情緒の想起と表出を試みるようになり，（治療者の禁欲原則のもとでの；著者追加）患者による「自由連想法」に変わったが，治療場面の構造はそのまま維持された”。“多くの国々で，セッションは週に4・5回，1回45～50分間で，期限は設定されず毎週規則正しく繰り返されることになっている。”（北山，2002，2014）

ただ，大切なことは上記のような精神分析療法の特徴を維持することであるし，そもそも治療者側が一方的にルールを定めることは不可能で，そこで起きることは相互的で予測のつかない側面がある，という理解が広がり，この設定に教条的にこだわらない考え方が生まれた。また，そもそもFreud自身が柔軟なやり方をしていたことも知られるようになった。こうしたやり方を行った代表的な分析家がWinnicottである。彼は”独自の病理学と人格発達理論を踏まえ，特に「ほど良い（good enough）」母親の育児を乳幼児のあり方を決定する育児環境として検討し，母親的な治療環境の“setting”と乳幼児の環境失敗から生じる病理の対応するところを描き出した。そして，その発達理論の裏づけを得て，患者のための治療環境としての「抱える環境（holding environment）」の提供と，治療者による「設定すること（setting）」という観点から，患者の現在の自己や対象関係の病理と，それを発生させた過去の母子関係を，分析家たちが重ね合わせながら治療的対応を発想することが可能になった。つまり，彼によれば，「治療を設定すること」そして「治療的設定」とは，患者の取り扱いの総和であり，分析家の治療的行動であり，患者のニードのほど良い適応を含むとしたのだが，それは不変の治療構造に対する「可変的な設定」の強調である”（北山，2002，2014）。実際，多くの治療者が，厳しい父性的構造と母親的設定の“2つのモデルを対象や局面によって使い分けざるを得ない”（北山，2002，2014）のである。

こうした考え方は，Gill（1994）が分析状況を患者と分析家が形成する場と捉えたことや，Mitchell（1993）が解釈主義，構成主義的に分析状況を相対的なものとして論じたことにも繋がっている。

こうした議論を踏まえて，わが国の現状に目を向けてみよう。少し長いが，拙文（池田，2017）を引用する。

“週1回45～50分間の日本的な精神分析的心理療法とはどういうものなのか，……この週1回のセラピーは，現実の経済的時間的感覚からすると，わが国では最も intensive な密着した心理療法として，極めて popular に実践され，目指されている心理療法の形態であろう。とはいえ，実際には，１人の患者に１時間近く１人の専門家が関わるこの方法は，極めて高価でコストパフォーマンスが悪いと見做され，１回の時間を 15 ～ 30 分に縮めるよう経営者サイドから求められるという話も少なからず聞くことすらある（１日に最大８人の患者としか関われないこの方法は，行う側からするとたとえ１回１万円であったとしても場所代などに比べて収益性が極めて低く，たとえキャンセル料を取る設定にしたとしてもキャンセルによって収入が得られないリスクが高い。一方受ける側からすると極めて高価に感じられる方法なのである）。また，実際にはこの週１回の心理療法の実践は多様性に富んでおり，この営みのありようや目的が何なのかを厳密に定義することは極めて難しい。

私は，極めて大雑把であるが，週１回のセラピーの特徴は，精神分析療法に加えて，認知行動療法や支持療法などのさまざまな特徴を併せ持っていることである，と思う。そしてまさにそこにこそ，この方法の曖昧さや距離感や独自性があるとも言えるだろう。”

“しかしこれは週１回なのである。つまり週４～５回の精神分析療法と比べると明らかに，この，体験したくない再演を避ける方法が山ほどあるのである。大抵の人は，間が１週間も空けば，50 分間分くらいの話題はいくらでも捻りだせる。見たくない問題には触れずに，治療者との時間を，楽しく，無難に，あるいは優等生として過ごすことは可能である。一方，だからこそ，無理に蓋を開けることなく，時間をかけてゆっくりと，患者自身が向き合いたくないと感じたり，向き合えないできた問題と向き合うことができるとも言えるかもしれない。しかし一方で，当然ながら，ずっと自身の問題と向き合うことを避けてしまって，何も起きずに延々とセラピーが続く可能性も含んでいるのである。その際，先延ばしが必要な場合には，治療者が程よい理想化転移を引き受けたまま励ましや保証や環境調整などを行う，といった支持的な方法が使われるだろうし，認知行動療法による現実適応の改善に向けての意識的前意識的な考え方の修正や対処法や行動の修正が目指されることもあるだろう。また，治療者との間でのかりそめかもしれない安定を維持するために，積極的に転移性治癒の機序を利用して，外部の対象に治療者の代わりを探す手助けをすることすらあるかもしれない。このようにして，いつまでも週１回という頻度にこだわる必要がなくなることもあるのである。

従って，週１セラピーの目標は，単なる表面的な症状の改善や環境の調整や適応の回復だけではなく（もちろんこれも重要なことではあるが），一歩踏み込んだ支援を行おうとすることにあると言えるだろう。例えばそれは，抑うつ状態に陥っていた人が，単に前向きになって元気に明るくなることだけではなく，会社や学校に行けなくなっていた人が行けるようになるだけではなく，その人にとって，人生のその時に抑うつ状態になったり，会社や学校に行けなくなったのはなぜなのか，抑うつから回復したり，会社や学校に行けるようになることはどのような意味があるのか，などを一歩踏み込んで考えるよう促す支援を含んでいると言えるだろう。

ただ，そのために，たとえ週１回でもカウチを用いた自由連想法を行うかどうかについてはさまざまな意見があるようである。カウチを使用し，治療者が患者から見えない位置に座るという構造は，患者のより深い退行を促進することから，性的な inhibition など，深い問題を扱い得る，というメリットがある一方で，過度な退行のために，扱いきれずに trauma の再体験ともなり得るような状況を引き起こすリスクもあるのである。このため通常は，週１の場合は，90 度あるいは 120 度などの対面法がとられることが多い（ちなみに私は，一部，特に専門家が個人分析を希望して来談した場合などはカウチを使用したセラピーを行っている)。"

"一部には，病理の重たい人に対する時ほど，週に4～5回と頻度を上げて面接をすべきである，という意見はあるが，それは病院内など特殊な環境の場合に限られるだろう。

一般には，週4回以上の精神分析療法の適応よりも，週1セラピーの方が適応の幅は広いと考えられる。それはマネジメントや環境調整を積極的に取り入れているから，つまり状況によっては，覆いを取らない方法を採用，あるいは併用しやすいからである。極端な場合，本人が希望していて，統合失調症が潜在している可能性が少なければ，週1セラピーは誰が受けても良いし，何らかの利益は得られ得る，と言えるかもしれない。それでもリスク（break downのリスクや訴訟のリスクを含む）やコストパフォーマンスを考えれば，適応には一定の幅はあると思われる。いくつか挙げてみよう。

まず，上にあげたように一定の経済力がなければこのセラピーは行えない。こうしたセラピーを無料あるいは低料金で行うことはあまり勧められない。それは，過度な退行や依存を誘発するからだけではなく，怒りや攻撃性を扱いにくくなるからである（こうしたことまでをも理解し，扱うことができるのならば，たとえ無料でも週1セラピーは利益をもたらし得る。ただし，何も起こらないままセラピーが永続するリスクも伴っている)。

問題を外在化し，行動化（すなわち例えば暴力などの攻撃，過食嘔吐の繰り返しなど）に頼りすぎる人たちや激しい身体化を伴う人たち，さらにはあまりにも万能的，即時的な解決を求めてくる人たちの適応は慎重に考えなければならないだろう。一定の料金がかかることで，痛みを伴ってでも自分自身を内的心理的に見つめ直したいというmotivationを持っていない人たちを振るいにかけられることが多いのではあるが，逆にこれだけのお金を払うのだから，何か素晴らしい「魔法」をかけて苦しみを取り去ってくれるに違いない，と錯覚して来られる方もいるのである。

さらに，人と人との関わり合いで人は変わりうる，という考えを僅かでも持てない人たちは適応ではない，と言えるかもしれない。カタルシスやヒーリングを求めてくる人たちや，how toや認知の修正による世渡りの改善やそのための練習を求めてくる人たちには，この週1の構造は必ずしも必要無いであろう。

記述的計量的な診断は，週1のセラピーの適応と必ずしも関連はないのであるが，やはり，統合失調症や双極Ⅰ型障害，自閉スペクトラムの診断がついている人には積極的な適応はないと考えるべきである。また，パニック障害や強迫性障害，社交不安障害，うつ病などと診断されている人に対しては，薬物療法や認知行動療法の実証されている効果について十分に説明した上で，セラピーを受けるかどうかの意思を問うべきであろう。"

"さて，ここで厄介なのが，いわゆる力動的なパーソナリティの傾向の診断である。例えば，人々を，autistic, schizoid, narcissistic, obsessive-compulsive, hystericalなどと分類し，精神分析的なセラピーの適応を考える傾向が昨今は多い。これはある意味妥当なのではあるが，記述的計量的な診断（妥当性はないかもしれないが，信頼性は高い）とは異なって，このパーソナリティ診断は極めて信頼性に乏しい。つまり，治療者によって下すアセスメントの差が大きい。つまり，治療者によってschizoidやhystericalの意味することが大きく異なることがあるのである。

パーソナリティ診断による適応のアセスメントは，傾向診断よりも，病理の深さの見立てを中心とするべきなのかもしれない。"

"さて，週1セラピーすらなかなかできない社会経済情勢の中で，週1セラピーに週4～5回の精神分析療法と同じような深さと純粋さを求める傾向が一部には治療者にあることは否めない。つまり，患者に転移体験の内在化と言語的象徴化による内省，洞察を徹底的に期待し，そのようなことができる患者のみにセラピーの適応があると考えるありようである。これは必ずしも間違ってはいないのであるが，週１のセラピーに関しては，従来から多くなされている週４回以上の精神分析療法について長く論じられてきたanalysabilityとは異なる視点が必要だと筆者は考えている。”

Ⅳ　おわりに

「日本での精神分析の未来を考える」のであれば，その設定として週１という精神分析的精神療法の構造のメリット，デメリットに触れることは必須であろう。そしてその設定の中で起こる過程や，設定や過程という概念では割り切れない，意外性を含んだ「状況」については，これまでの経験の蓄積からだけでもさまざまな知見が生まれている。これらを整理し，俯瞰することは私の手に余る。ただ，今後は，週１回のデメリットだけではなく，堂々とそのメリットを世に発信していくことが望まれるのだと考えているし，そうあってほしいと願ってやまない。

文　献

Baranger MA & Baranger W（1964）Insight in the analytic situation. In：RE Litman（Ed.）（1966）Psycho-Analysis in the Americas（Part 2, Chap. 5）. International Universities Press.

Etchegoyen H（1991）The Fundamentals of Psychoanalytic Technique（tr. P. Pitch on）. Karnac Books.

Gill MM（1994）Psychoanalysis In Transition：A personal view. Routledge.（成田善弘・杉村共英・加藤洋子訳（2008）精神分析の変遷―私の見解．金剛出版）

Gitelson M（1952）The emotional position of the analyst in the psycho-analytic situation. The International Journal of Psychoanalysis, 33(1)；1-10.

池田政俊（2017）週一回セラピーの実践：アセスメントと適応．（北山修監修／高野晶編著）週一回サイコセラピー序説―精神分析からの贈り物．創元社．

池田政俊（2018）法と精神療法：守秘義務など．精神療法, 44(1)；36-41.

狩野力八郎（2006）精神分析的に倫理を考える．精神分析研究，50(3)；191-203.

北山修（2002）分析状況．（小此木啓吾編集代表）精神分析事典．岩崎学術出版社．

北山修（2014）意味としての心―「私」の精神分析用語事典．みすず書房．

Lagache D（1953）Some aspects of transference. The International Journal of Psychoanalysis, 34(1)；1-10.

Mitchell SA（1993）Hope and Dread in Psychoanalysis. Basic Books.（横井公一・辻河昌登訳（2008）関係精神分析の視座―分析過程における希望と怖れ．ミネルヴァ書房）

小此木啓吾（1964）精神療法の理論と実際．医学書院．

小此木啓吾（1990）第Ⅱ章　治療構造論（小此木啓吾・成瀬悟策・福島章編集）臨床心理学大系 心理療法①．金子書房．

小此木啓吾（1990）治療構造論の展開とその背景．精神分析研究，34(2)；5-24.

Saint-Exupery A（1931）Vol de nuit, LibraiRie, Ggllimard, Paris.（堀口大學訳（1956）夜間飛行．新潮社）

Winnicott DW（1971）Playing and Reality. Tavistock.（橋本雅雄訳（1979）遊ぶことと現実．岩崎学術出版社）

精神分析の新しい技法論

Akiyoshi Okada 岡田 暁宜*

はじめに

本稿は「精神分析の未来を考える」という特集の中の「精神分析の最前線」というカテゴリーに位置づけられている。最前線という言葉には，戦場で敵に一番近い戦線という意味，技術開発などにおける最先端という意味，さらに開拓地と未開拓地の境界領域であるフロンティアや辺境という意味などもある。精神分析の現場における最前線では，古い既知のものから新しい未知のものへと自らの心を開くことが求められるだろう。馴染みのものから馴染みのないものに心を開く過程には，さまざまな困難があり，決して容易なことではない。精神分析の戦場における最前線では，困難な患者や治療に直面した際に精神分析的臨床家の心の中に生じるさまざまな困難が最大の敵となるだろう。精神分析の技術開発における最先端では，精神分析の技法は，新たに発明されるものではなく，Freud Sに始まる精神分析の歴史の中で発見された後，臨床実践の中で徐々に発展してゆくものだろう。また精神分析の辺境としての最前線は，常に精神分析と非精神分析の境界にあるといえるだろう。

＊名古屋工業大学保健センター
〒466-8555 愛知県名古屋市昭和区御器所町

I 精神分析の技法論とその変遷

精神分析の技法は，Breuer Jに学んだFreud Sが1904年から1920年にかけて発表した技法論文によって体系化されたが，Freud Sの技法は今日では精神分析の古典的な技法に位置づけられている。すべての大人はかつては子どもであったわけであり，現在の大人の心は，過去の子どもの心を基盤にしている。大人に対する精神分析的臨床では，自ずと大人の心の中にある子どもの心と交流することになる。大人にとって，子どもの心は，過去の心であり，現在の心の基盤でもある。このような精神分析的な視点で捉えれば，精神分析の古典的な技法とは，精神分析の基本的な技法であり，伝統的な技法といえるだろう。本稿の表題のような新しい技法論があるとすれば，それはFreud Sの古典的な技法論をさらに発展させた精神分析の現代的な技法論といえるだろう。しかし新しい技法論の概念を提示することは冒頭で述べたように容易なことではない。

まず，精神分析の現代的な技法論に向けて，古典的な技法論について述べる。Freud Sの技法論文に基づく，古典的な技法論には，分析的導入の技法（審査分析の導入，治療同盟や作業同盟の形成など），分析的設定の技法（カウチ，自由連想法，禁欲規則，1回1時間・週4回以上，有料など），分析的態度の技法（中立性，受動性，匿名性，医師としての分別，平等に漂う注意など），分析的介入の技法（解釈による言語的介入など），分析的機序の技法（自由連想，抵抗と転移の出現，転移神経症の形成，逆転移の自覚，言語的解釈による洞察や再構成，転移のワークスルー）など，さまざまな項目がある。このような精神分析の古典的な技法論は，心理臨床家が精神分析を学び，精神分析的臨床を実践する際に習得する基本的な技法論といえるだろう。

次に古典的な技法を現代的な技法へと変遷させる要因について述べる。第一の要因は，精神分析の対象の拡大である。Freud S に端を発する古典的な技法は，抑圧を主たる防衛様式とする神経症治療の中で構築されていった。その後，統合失調症や境界例のような重度の病態，あるいは児童青年期や中年期などの年代に精神分析の対象が拡大されるにつれて，それらに適応するために技法の修正や順応が行われるようになった。近年ではさまざまな現場で臨床実践が行われるようになり，さらに技法の修正が必要といえるかもしれない。第二の要因は，学派の多様性である。古典的な技法論は，欲動の表出や記憶の想起に向けて，自我による抵抗をどのように克服するかという欲動論－自我心理学の流れの中で構築されていったといえる。その上で今日では，対象関係論，クライン派，自己心理学，対人関係論など，Freud S が構築した精神分析の大きな潮流の中で独自性と凝集性を備えたさまざまな精神分析の学派が形成されていった。それらは，さらに現代フロイト派や現代自我心理学派や現代クライン派など，現代やポストなどの名を冠して新たな潮流を形成し，今日ではさまざまな学派の理念に基づくさまざまな技法論があるといえるだろう。第三の要因は，精神分析の内外の交流である。精神分析自体は，思想や理念や文化にも通じるものであるが，臨床実践として精神分析を捉えた場合に精神分析の対象の多くは，何らかの心理的困難を有する患者である。精神分析的臨床家は，精神科医として精神医療や臨床心理士として心理臨床などの臨床的アイデンティティに基づく臨床経験を有しているだろう。時代の流れの中で変化する精神医療や心理臨床の治療論は，さまざまなレベルで精神分析の技法論に影響を与え，精神分析の技法論の変遷に寄与してきたといえる。第四の要因は，精神分析の伝統に囚われないリベラルな考え方に基づく精神分析的臨床の展開である。精神分析的臨床家の中には，精神分析の伝統を保守すべきものと考える心の動きや立場があるだろう。また，精神分析の伝統に忠実であることを好み，精神分析の本質を追求し，精神分析的であることを志向し続ける心の動きや立場があるだろう。そのような精神分析の伝統を保守し，本質を追求する心の動きや立場とは対照的に精神分析の伝統に対してよりリベラルな立場で精神分析的臨床を実践しようとする心の動きや立場もあるだろう。この第四の要因は，他の要因にも通じるものである。

Ⅱ　精神分析の新しい技法論に向けて

神経症治療に端を発する精神分析は，本来治療目的の臨床実践であり，その意味で精神分析療法といえるだろう。当初は「分析すること」は「治療すること」であり，分析技法と治療技法は同じ意味をもっていたといえる。その後，精神分析の対象がより複雑で困難な重度の病態やさまざまな年代や発達段階にある症例へと拡大するにつれて「分析すること」と「治療すること」が必ずしも同じではない臨床状況に遭遇するようになり，分析技法と治療技法は，同じ意味ではなくなったといえる。このような臨床状況は，精神分析からみれば，精神分析から精神療法が分化していく過程といえるかもしれない。そもそも患者の心理的治療を目的とした精神療法の技法は，治療技法といえるだろう。本誌では，その表題が示すように，さまざまな精神療法について論じており，必ずしも精神分析のみを対象にしていない。本誌の著者や読者の中には，精神分析と精神療法を異なる実践として考える立場，精神療法の延長に精神分析を捉える立場，精神療法の中に精神分析を捉える立場があるかもしれない。

著者は，精神分析と精神療法を二つの極として技法論を捉えることが重要であると考えている。その場合，精神分析の極には，無意識や転移の体験的理解を目指して治療そのものを目的としない精神分析の技法があり，精神療法の極には，無意識を想定あるいは重視しない治療を目的とする精神療法の技法がある。但し精神分析の臨床実践において，治療を目的としない精神分析というものが存在するのかについては，さまざまな考えや立場があるかもしれない。精神分析の技法と精神療法の技法を連続体としてみれば，精神療法の技法は，精神分析の技法の中にも内包されているといえるだろう。「分析すること」は，精神分析の本質的な技法であり，「治療すること」は，精神療法の本質的な技法といえる。Wallersteinは「すべての適切な治療は常に表出的かつ支持的である。そしてすべての治療のすべての時点で問題となる疑問はいかに，いつ表出するか，そしていかに，いつ支持するかという問題である」と述べており，Pineは「精神分析ではできる限り精神分析を，必要な限り精神療法を」と述べているが，著者は，基本的にこのような立場で本稿を論じている。

次に精神分析の技法の中心にある接近技法つまり精神分析的アプローチについて述べる。患者の無意識に対する治療者のアプローチは，探索（exploration）や表出（expression）の極と支持（support）の極の連続体として捉えることができる。探索的アプローチや表出的アプローチは，患者に発見や自覚や洞察をもたらすアプローチであり，従来からいわれている，心の覆いを剥がす方法（uncovering method）と呼ばれる技法に相当する。これに対して支持的アプローチとは，従来からいわれている，心に覆いをつける方法（covering method）と呼ばれる技法に相当する。このような考えに基づけば，精神分析的アプローチという言葉は，主に三つの意味で用いられているように思われる。

第一は，患者の無意識の探索を目指した探索的アプローチや患者の無意識の表出を目指した表出的アプローチとしての意味である。その場合，患者の存在や病理を受容し，患者を支えることを目指した支持的アプローチは，精神分析的アプローチではなく，精神分析的アプローチと支持的アプローチは対極的なアプローチといえるだろう。「精神分析は患者を支えることではない」という考えはそこから生まれるかもしれない。第二は，無意識や転移などの精神分析的理解を基盤にした探索的アプローチや表出的アプローチから支持的アプローチをすべて含む精神力動的アプローチという意味である。その場合，精神分析的アプローチとは支持的アプローチを包含していることになり，広義の精神分析的アプローチといえるだろう。その意味をさらに発展させれば，自らの精神分析的体験を含む精神分析的訓練を内在化した治療者の精神分析的思考に基づくすべてのアプローチは精神分析的アプローチといえるかもしれない。「精神分析家の介入はすべて精神分析的である」という考えはそこから生まれるかもしれない。第三の意味は，無意識レベルで患者を根本から支えるアプローチという意味である。その意味において精神分析的アプローチとは，患者が自らの無意識的な葛藤や不安など治療者によって真に理解される体験を目指すアプローチといえる。その場合，精神分析的アプローチとは，精神分析的に支えられることを目指した支持的アプローチといえるかもしれない。「精神分析は患者の心を健康に育てることである」という考えはそこから生まれるかもしれない。

このように精神分析的アプローチという言葉のもつ意味は一様ではない。精神分析的という意味を治療者側の行為として捉えるか，患者側の体験として捉えるかという視点の違いがあるだろう。しかし実際の臨床では，治療者のアプローチの意図は，必ずしも患者の体験と同じではない。よって分析過程や治療過程の概念が重要になる。著者自身の臨床的関心は，分析技法よりも分析過程にあるが，本稿の主題である臨床技法についていえば，治療者のアプローチが精神分析的であるかどうかは，治療者の考えやアプローチの中に精神分析的な質が内包されているかどうかによると著者は考えている。

Ⅲ　精神分析の新しい技法論―試論として

冒頭でも触れたが，最前線を目指した「精神分析の新しい技法論」という本稿の内容は，容易ではなく，試論の域にあるといわざるを得ない。その上で精神分析の現代的な技法論とは，今日のさまざまな臨床設定において，さまざまな病態や病理の対象群に適応するための臨床技法であり，先述の古典的な技法論の今日的な修正あるいは応用として捉えることができるだろう。

ここで近年の日本の臨床実践における筆者の印象を述べる。臨床施設については，個人開業や私設相談室のほかに，医療機関や教育機関や産業機関や司法機関など，さまざまな領域における臨床実践が増加しているように思われる。患者の病態や病理については，神経症水準のみならず境界性水準や精神病水準の症例が増えて，器質的な問題を有する症例や外傷，自閉，倒錯など内的接触が困難な症例に遭遇することが増えているように思われる。臨床目標については，具体的，限定的，適応的，連携的であるように思われる。

このような近年の臨床的動向に適応するものとして現代的な技法があるといえる。治療的導入については，アセスメント面接や心理査定の技法が普及し，特にいわゆる発達障害に関連した見立てや心理査定が積極的に行われているように思われる。その背景には，衣笠らの提唱する重ね着症候群の概念が精神医療の中で臨床感覚として定着したことや精神医学的診断と精神力動的診断の多重診断を実践する精神力動的臨床家が増えたことがあるかもしれない。治療的設定についていえば，対面法，自由対話，遊戯法などの臨床設定，短時間あるいは低頻度やオンデマンドのセッション，期間限定，短期入院などの臨床実践，健康保険や障害年金などの公的補助や教育機関等における無料の臨床実践などが増えているように思われる。治療的態度については，以前のような，治療者と患者の双方が真実に向き合うべく，禁欲規則の上に行動化を抑制して，精神内界に向けて言語的交流を重視する小此木のいう「フロイト的治療態度」よりも，能動性や柔軟性，人間的温かさや情緒交流，治療者のパーソナリティや逆転移を重視する「フェレンツィ的治療態度」が重視されるようになった。その中には，治療者の情動応答性や情動調律や共感性，治療者と患者の相互的退行，自己開示の治療的使用，間主観的接近や現実関係の重視なども含まれるだろう。さらに近年では，患者を一人の人間として尊重し，心理的困難に苦しむ患者を専門性の上に支援する人間的で倫理的な態度へと変化しているだろう。治療的介入については，以上のような患者の病理や病態や治療的設定の影響を受けながら，過去の記憶の想起や再構成を目指した発生的解釈よりも今ここでの解釈が重視されるようになり，洞察志向的な言語的解釈よりも交流志向的な非言語的交流が重視されるようになったように思われる。治療的機序についていえば，言語的解釈による抵抗分析や転移分析による転移のワークスルーという伝統的な分析過程の他にWinnicott DWのホールディング機能，Bion WRのコンテイニング機能やa機能や夢想(reverie)，Kohut Hのいう自己対象機能などのさまざまな機能とそれらの内在化，土居の甘えやAlexander Fの修正感情体験などの治療における新しい体験など，必ずしも発見や自覚や洞察を介さない心的成長などに及んでいる。また各学派には，その学派において特に重視している治療的機序があるだろう。

次に前述の近年の臨床的動向を踏まえて，著者が考える現代的な技法論の3つの方向性を示す。第一は，現在日本で最も活発に行われている週一回の頻度で行われる精神分析的精神療法の技法の再発見である。日本では，古澤平作の後，毎日分析という名称に象徴される国際基準の精神分析の技法を週一回の精神分析的精神療法に修正してきたが，週一回の精神療法の臨床特性を十分に活かしていないように著者は感じている。「精神分析らしさ」とは異なる「精神療法らしさ」の中に週一回の精神分析的精神療法の価値があるように思われる（岡田，2017）。第二は，多様な臨床設定における力動的臨床技法の構築である。今日では，先述のように週一回の精神分析的精神療法よりもさらに少ない関わりの中で行われる精神療法が増えているだろう。例えば，隔週や月一の頻度や一回30分のセッションでは臨床過程にどのような力動的特徴があるのかは，今後さらに検証されなければならないだろう。このような力動的臨床技法は，精神分析的精神療法の技法とは異なる力動的精神療法や力動的コンサルテーションの技法といえるかもしれない。今後このような力動的臨床はさらに求められるだろう。第三は，近年の自閉スペクトラムの概念にあるように自閉性の病理を有する症例に対する技法論の発展である。Freud Sは人間の心を理解するために自我という構造を提唱し，その後の自我の分裂という現象について論じている。その後，Bion WRのいう精神病的パーソナリティ部分と非精神病的パーソナリティ部分の併存やAlvalez Aのいう自閉的部分と非自閉的部分の併存のように人間の心を二つの部分の混成体として捉える力動的な見方が拡大している。さらにFreud Sの想定した自我は，表層にある意識と深層にある無意識からなる，卵形の「蓋のある底なしの壺」のような心的空間を有する三次元的な構造であるが，自閉スペクトラムの自我は，ともに表層にある意識と無意識からなる「底の浅い平皿」のような心的空間に乏しい二次元的な構造といえるだろう（岡田，2016)。そのような理解の背景には，Meltzerの心的次元論がある。このような症例では，治療的導入，治療的設定，治療的態度，治療的介入，治療的機序などにおいて，古典的な技法を基本的なところから修正する必要があるだろう。

従来の治療技法において，例えば，抑圧を主とする神経症の症例では，患者の抵抗をのりこえて無意識を意識へと開放することが，分裂や投影同一化を主とする境界例の症例では，患者の攻撃性を抱えながら，患者が分裂排除し投影したものが変容されて患者の内在化されることが，自我境界が脆弱な精神病の症例では，患者の自我そのものを支持することが，それぞれ期待されるだろう。これらの治療技法は，いずれも心的空間のある自我を前提としている。それに対して自閉スペクトラムの症例では，程度の差があるにせよ，過去の関係と現在の関係と治療関係を頂点とする心的な三角空間は狭く，相互に交流のない自己部分が併存し，それらを葛藤として体験することは少ない。治療者の探索的あるいは表出的アプローチを侵入や攻撃として体験し，さらなる防衛として精神病的体験を生じる可能性がある。また対象との関係は，付着と切離の無時間的な反復になりがちで，治療過程は，始めたら終わりのない無限ループになる可能性がある。このような症例の治療技法は，点と点をつないで，少しでも空間を形成することなのかもしれない。治療者には，患者の二次元的世界に身を置きながら，現実的で具体的で能動的な生きた人間としての態度が求められる。Alvalez A（1999）はこのような技法を再生（reclamation）技法と呼んでいる。地中に埋まっている遺跡を発掘するのが古典的な技法であるとすれば，このような技法は未開拓の土地を地道に開拓して生活空間にする試みのようなものかもしれない。本稿の冒頭で，精神分析の最前線の力動が，開拓地と非開拓地の境界領域にあることについて言及したが，精神分析の新しい技法とは，精神分析と非精神分析の境界領域にあるといえるだろう。

Ⅳ　古い技法と新しい技法

古典的な技法から現代的な技法への変遷における力動性について触れる。転移についていえば，当初，転移は治療を妨げるものと考えられていたが，今日では転移が治療を促進するという理解もあるだろう。逆転移についていえば，当初の逆転移は治療者の未解決な葛藤であり，克服すべきものと考えられていたが，今日では患者の転移を映し出す鏡として逆転移を利用するという技法が知られるようになった。現代的な技法は，古典的な技法のBion WRのいう展望の反転によるといえるかもしれない。今日の精神分析がより多くの視点でより広い視野で捉えられるようになり，精神分析的思考が絶対的なものから相対的なものへと変化していることもその背景にあるだろう。

歴史をみる限り，多くの領域で技術は古いものから新しいものへと置き換わる運命にあり，未来において古い技術は歴史的価値以外にその価値はなくなるかもしれない。しかし前述の転移や逆転移の理解と取り扱いをめぐる技法についていえば，古典的な技法の上に現代的な技法の価値が存在するわけであり，現代的な技法には古典的な技法の意味が常に内包されている。精神分析の新しい技法を使用するためには，古い技法を体得した上で新しい技法を体得していくことが大切である。精神分析過程でしばしば観察されるように，抑圧されたものはいずれ回帰する運命にある。古い技法は時代とともに新しい技法に置き換わるかもしれないが，将来的に現在の古い技法が新しい技法として再発見される可能性はある。このような視点や理解は，今後も決して変わることはないだろう。著者は本稿において精神分析の新しい技法論を試論として述べたが，他方で古典的な技法の価値を再発見し，精神分析の未来に貢献することを期待している。

おわりに―技法から技能へ

技法（technique）とは，ある目的を達成するための技術的な方法であるのに対して，技能（skill）とは，ある目的を達成するための技術的な能力といえる。技法には，技能の使い方の手順なども含まれている。技法論として精神分析の技法を他者に伝達し後世に伝承することは可能かもしれない。これに対して技法を使って目的を達成する個人の能力である技能は，個人の中に備わるものなので，他者に伝達し後世へ伝承することは決して容易ではない。精神分析の技能は，心のある生きた人間としての治療者が身につけるものであり，おそらく技法を習得するように技能を体得することはできないだろう。また，いくら技法を知っていても，自らの臨床実践と真に結びついていなければ，臨床家としての技能にはならないのである。本稿において試みた精神分析の新しい技法論が精神分析の技能と結びついていることが精神分析的には重要といえるだろう。このような考えは，古い技法論といえるかもしれないが，冒頭で述べた精神分析の最前線としてみると，技法と非技法の境界に位置することでもあるだろう。

文　献

Alvarez A & Reid S (1999) Autism and Personality : Findings from the Tavistock Autism Workshop. Routledge.（倉光修監訳（2006）自閉症とパーソナリティ．創元社）

岡田暁宜（2016）パーソナリティ障害との異同は何か？―成人の自閉スペクトラムの臨床に向けて．pp.150-165.（福本修・平井正三編著（2016）精神分析から見た成人の自閉スペクトラム―中核群から多様な拡がりへ．誠信書房）

岡田暁宜（2017）週一回の精神分析的精神療法におけるリズム性について．（北山修監修／髙野晶編著）週一回サイコセラピー序説―精神分析からの贈り物．pp.47-59．創元社.

治療的交流

Satoshi Yoshimura
吉村　聡*

精神分析はふたりの交流である。そして精神分析はとりわけ無意識の交流を活用しようとする点で，他の多くの臨床実践と異なっている。

無意識的な交流とは，治療者と患者が知らないうちに，何ごとかが進行していくということである。いつの間にか何らかの関わりを続け，よくわからないまま何ごとかが進行している。そして精神分析的な交流が続けられる中で，しばしばこの交流は質を変えていく。この交流の動きに，重要な治療的展開が含まれることもある。

この見通しのきかない交流にいつづけるのが，精神分析的な実践である。精神分析の発展の歴史は，この無意識の取り扱いという困難で魅力的な作業についての知見と技能の発展の歴史である。

なお，本論では精神分析的交流と治療的交流をあまり区別せずに用いたいと思う。それは，精神分析あるいは精神分析的心理療法の中に，「治療的交流」という明確に独立したものがあるようには思えず，むしろ分析状況の中で繰り返される交流の総体こそが，治療的交流であると感じられるためである。

I　Freudの軌跡と精神分析的交流

当然かもしれないが，精神分析を創始したFreudも，最初から無意識の取り扱いを熟知していたわけでなかった。誤解を恐れずに言うなら，おそらく初期のFreudは無意識の解読者や研究者であり，無意識に身を委ねながら探究する精神分析家としての後年の姿とは異なっていた。

1900年の「夢解釈」は画期的だった。Freud自身の夢素材から考察されたのは，夢には無意識の空想が現れるという理解である。大人からの性的誘惑で症状が形成されるという誘惑説から離れたFreudは，子どもの本能欲動とこの欲動をもとに展開された空想が患者の連想や症状に現れると考えるようになった。

この移行が極めて重要である。一般的な精神医学や心理臨床が客観的現実を重視するのに対して，ここでFreudが心的現実に大きく舵をとったからである。取り組むべき相手は客観的現実ではなく，心的現実なのである。内因欲動説と呼ばれるこの立場への移行をもって，Freudが精神分析家になったと論じられることは多い。

一方，このときまだ保持されていたのは，夢を解読して無意識を知ろうとする態度である。つまり「夢解釈」のFreudは，まだ心的現実を「客観的に観察して読み解こう」という態度を含んでいた。しかし分析実践をつづけるFreudは，徐々に，無意識の観察者に留まるこ

*上智大学
〒102-8554　東京都千代田区紀尾井町7-1

とが不可能であることを知っていく。心的現実を発見したFreudが精神分析を通して得たのが，無意識「について知る」ことから，無意識「を通り抜けながら知る」への移行だった。心的現実の一部になることを通してしか，心的現実に取り組むことはできないと学んだのだった。この無意識の取り扱いにFreudの目がひらかれることと，分析における交流への着目は不可分だった。このFreudの理解の進展を促したのが，1905年の症例ドラの失敗である。

執筆の速さと量で知られるFreudが，ドラの分析を終えてから「ヒステリー分析の断片」をまとめるまでに5年を要した。そしてこの失敗から発見したのが，転移だった。1910年代にまとめられた技法論には，転移に巻きこまれる意義を記すFreudを認めることができる。1912年，Freudはセッションの意味は後になってみないと分からないと記し，1914年には転移が治療の中心におかれるべきと明言している。あるいは1915年「転移性恋愛についての見解」でFreudは，異性のヒステリー患者との間に展開する恋愛感情の取り扱いをめぐって，あれこれ逡巡する姿を隠そうとしなかった。つまり無意識の現れとしての転移は，意識的にどうにかするようなものでなく，事後的に考えるしかないということである。

一方で私たちは，日頃，客観的事実をもとに考えがちである。近年の心理臨床と精神医学の主流も，エビデンスベースドである。日常でも臨床実践でも，私たちは患者の話について客観的に考え，意味あることをしようとしがちかもしれない。このとき私たちは，精神分析を始めた頃のFreudと同じような位置にいるかもしれないのである。客観的な立ち位置から，何かを解釈（というより解説）するような治療者である。おそらくFreudがそうであったように，客観思考に慣れた私たちが，患者との関係と無意識に身を任せる分析的な臨床家になるためには，それなりの時間と経験が必要なのだろう。この点が精神分析の難しさであり，そして分析にしかない面白さでもあるように思う。

余談になるが，日本を代表する精神分析家の土居健郎が，晩年の講演会で「精神分析で使える概念は転移だけ」と語ったことがあった。これを聞いたある高名な精神科医は，「土居がそういうのだから，やはり精神分析は終わったのだろう」と感じたという。ここには一般に見られる精神分析への誤解が端的に表れている。おそらく土居は，精神分析の本質を捉えて「転移こそ精神分析」というFreud以来の伝統が今も生きていることを強調し，精神分析への賛辞を述べたと思われる。精神分析の実践と知見のすべてが，転移の上に積み上げられていると言っても過言ではないからである。しかしこの点こそ，十分に理解されることが難しいのかもしれない。

Ⅱ　精神分析の展開と治療的交流

現代の精神分析家の多くは，治療者を巻きこんで展開する交流にますます関心を寄せている。逆転移への注目が増し，治療者の自己開示をめぐる議論も盛んである。

精神分析は治療設定を重視する。IPAの精神分析家であれば週4回以上，一回45～50分，カウチを用いた自由連想法が求められる。日本で一般的な週一回程度の精神分析的心理療法でも，カウチの使用を望ましいと考えるかどうかは異なるものの，精神分析の基本設定が維持される。同じ時間に同じ部屋で患者に連想を委ね，時間になれば別れる。これがリズミカルに続けられる。ひとたび同意して面接がはじめられたら，原則として，患者からの設定変更の希望に応じることはない。連想を進めるのは患者だが，設定をつかさどるのは治療者である。ここには明瞭な非対称性があり，この非対称性を下地にして精神分析的交流は生成される。非対称性ゆえに，ある種の緊張が伴われる。患者が治療者に激しい感情を向けることもあるだろう。

ただし，この非対称性をどこまで維持するのかは，学派によって多少の異同がある。伝統的に，大多数の分析家は設定を遵守する傾向が強い。一方，米国を中心に発展をつづける関係精神分析では，設定をめぐる議論が活発である。Hoffman（1998）は，設定を含めた精神分析に定められたルーティンを「儀式」と呼び，この儀式や分析的な枠組みが分析過程に有益であることを認めつつも，儀式に固執することへの疑問を呈し，その意味と問題を詳細に論じている。

いずれの立場をとるとしても，設定が精神分析的な場の生成に大切な役割を果たしているという理解は共通している。精神分析の交流は，この点を抜きに語ることができない。たとえば藤山（2008）は，設定に含まれる非対称性を重視し，一般的な会話では解消されやすい非対称性がもたらす緊張感が，精神分析を精神分析らしくすると述べている。セッションで患者に偽りの満足を与えることを避け，セッションをオープンエンドのまま維持すること，つまり毎回のセッションで患者の苦痛の解消や解決をはからずにそのセッションを閉じることで，セッションを受けている期間の生活が治療的な文脈にのるようにはかられているのである。

分析的セッションがオープンエンドで人生を巻きこむものであるからこそ，患者の無意識はセッション中もセッション後も作業をつづけることになる。精神分析は患者と分析家の出会いの連続であり，Bionの言うように，分析家と患者のintercourseである。このつがいの中から，理解という成果（胎児あるいはconception）を得るのである。分析は，この濃密な情緒体験を下地に，より生きたもの，リアルなものを感じ取ろうとする分析家とともに進んでいく。

現代の精神分析家は，ますます分析における交流についての考察を深めている。患者が向ける転移に注目するだけでなく，逆転移を理解して活用する意味に比重が移りつつある。精神分析を交流の視点で考えようとするとき，分析で展開しているのは患者から治療者に向けられるものだけでなく，そこには必ず，患者の連想に反応する治療者がいるからである。

そもそも，Freudが見出したように，客観的現実への注目にはさほどの意味がない。すべては主観を通してしか語られえず，主観を通してしか受けとめられない。すべてが主観と主観の混じりあいでしかないのである。Ogdenは，この主観の集積であるもの想いを精神分析実践における最重要機能と位置づける分析家の一人である。

Ogden（1997）によれば，分析的な対話dialogueは言葉によるスクイグルゲームと似ている。分析におけるふたりは，無意識に導入されたメタファーを分析家が精緻化したり修正したりすることで進んで行く。もの想いの中で立ち現れるメタファーに注目することで，分析的な出会いが可能になっていく。

重要なのは，分析家はもの想いから患者を知ろうとつとめるが，分析の中で得られる重要な局面は，分析家や患者が考えつくようなものではないと述べられている点であろう。主観と主観の混じりあいを続けていくと，ある局面で何かが生じるのである。Ogdenは分析空間には分析的第三者analytic thirdが生まれるのだと指摘することで，このことを論じている。

ふたりが自由連想をつづけ，もの想いをつづけ，得られた理解を解釈し，そしてまた連想を続けていくと，そこに何かが生まれる。それが分析の展開を生み出す契機になるかもしれない。分析を共有するふたりに，出会いが生まれるかもしれない。精神分析が重視している交流は，この出会いであるといっていいだろう。

Ⅲ　臨床素材

以下に事例の断片を提示することで，分析的な交流の一端を示したい。

50歳代前半のその女性は，松葉杖をつきながら私のもとを訪れた。痛みで動けないという彼女の身体症状は，20歳代はじめに，剣道の練習後に腰の激痛に襲われたことにはじまった。40代半ばの車椅子生活に比べれば，このときの彼女は杖で歩けるまで回復していた。しかしその動きはぎこちなく，機械仕掛けの何か，たとえば松葉杖や一本の棒のようだった。

機械仕掛けのようなのは歩行だけでなく，発話も同様だった。それは，さながら口の中に何かが挟まっているか，口腔内に麻酔をかけられているようだった。特に，生育史や家族について話していると，彼女の口調はあっという間におかしくなった。

週一回，90度対面法の面接でしどろもどろに語られる人生は，指示と叱責に満ちていた。二人姉妹の第一子として生まれた彼女に，母親は怒鳴りつづけた。3歳年下の妹も彼女に一方的に要求する存在として語られた。一方，数年前に病死した父親は「唯一自分を愛してくれた人」と描写された。しかし男の子を望んでいた父は，自分のしたいことを彼女にやらせようとしていた。

父の勧めで小学生時代にはじめた剣道で，彼女は勝ち続けた。腰痛を発症しても練習に励み，大規模な大会の代表選手に選ばれるまでになっていた。ところが剣道のどこが好きか尋ねられても，彼女は返答に窮した。ようやく語られたのは「父が褒めてくれたから」だった。

こうして，彼女の人生の選択には，父親が色濃く反映されていた。受身の彼女は，面接でも私が話すのを待っているようだった。イニシャルメモリーには，そんな彼女の姿が端的に表れていた。

3～4歳のとき，当時住んでいた団地の階段で転んでしまった。痛いなと思いながら，そのまま寝転んでいた。

受身性の向こうにある強い自己顕示願望も印象的だった。印象に残る夢や繰り返し見る夢を尋ねられて，彼女は，最近，全裸で外を歩いている夢を見たと応えた。連想もストーリーもなく羞恥心さえ見せずに「不思議でした」と語る姿に，私は驚きを隠せなかった。

彼女の言葉は，夫や母親で埋められていた。発話が難しいだけでなく，そもそも彼女には，体験を語ることも難しかった。しばしば私は，「それであなたはどう思ったのだろう」と問いかけたくなった。自分の気持ちを私に代わりに考えてもらいたいのかもしれない，と伝えたこともあった。しかし彼女は首を傾げ，わかりませんと答えるのが精一杯だった。私は徐々に困惑し，やがていらだちが混じるのを感じるようになっていった。

面接は続いた。症状は，ひどく悪くなることも劇的に改善することもなかった。ただ，ときどき腰痛の悪化や呂律が回らなくなるなど，小さな悪化があった。多くの場合，それはふたりの間に情緒交流のようなものが感じられた直後か翌回に明らかになった。無論，私が彼女に焦りやいらだちを感じても，彼女の症状は悪化した。私に抗議する代わりに，彼女の呂律はおかしくなった。

やがて彼女は話が思い浮かばないからといいながら，膝にメモをおいて話すようになった。彼女の連想は，さらに断片的で彩りを失っていくようだった。

面接を初めて1年半ほど過ぎたその日も，彼女はいつものメモ帳を手にして，ゆっくりと話しはじめた。「この前広いところを歩こうとしたら，急に怖くなってしまいました」。私は，彼女の話を黙って聴いていた。これもメモ帳に書かれた予定通りの話題なのだろう。棒読みだし，連想も決められていたものでは，面接は死んだもの同然じゃないか……。何度もめぐらせた思いが，私の胸に去来した。なじみの無力感にいらだちも混じっていた。

私が黙ったままでいるのを感じたからだろうか，彼女はふたたび話し始めた。「いつものスーパーなら歩けるのに，駐車場でひとりで歩いていたら，急に不安になりました」。彼女が自発的に言葉を継ぐことが少ないだけに，私には軽い驚きがあった。驚きに促されたのか，この瞬間，私の脳裏に彼女の姿が思い浮かべられていた。それは，郊外の広い駐車場でスーパーの袋を手にひとりで歩いている彼女だった。まばらに人がいるものの，その人たちは自分の用事に向かおうとしていて，荷物を持ちながら杖をついている彼女には目もくれなかった。

その空想は，心もとない不安な感じを私にもたらした。ああ，自分もひとりの彼女に目を向けていないんだなという思いが，私の中に湧き上がるのが感じられた。私は，ついさっきまで感じていたいらだちが，自分の中にあまり残っていないことを感じた。そこで〈あなたはひとり，自分で歩いていくのが心もとないし，怖いのかもしれません〉と伝えた。彼女は黙ったままだった。

私はさらにこう伝えた。〈私たちはメモ帳について話しあってきたけれど，こうして私に「自由に話して」といわれると，あなたは広い通りにひとりで歩いているように感じられるというか，ひょっとすると，広い通りにひとり放り出されたような気がして，それで杖や手すりのように，メモ帳が必要になるのかもしれないのですね〉彼女は私の顔を見やると，何か考えるような様子を見せ，そしてこう言った。「昔は，怖くなかったのに」。私は，彼女がひとりでいる怖さを実感する代わりに，竹刀で試合をするようにして闘ってきたのかもしれないと伝えた。

しばらくして彼女は，なぜ自分は体を犠牲にしてまで剣道にすがってきたのだろうと振り返った。少し泣いているような雰囲気があった。そして，祖父母の家に祀られていた道祖神を思いだし，怖い形相をしたあの神様が，きっと自分を守っているのだと語った。

彼女は，ジムに通ってプールで歩いてみようか，と考えはじめていた。水の中なら泳げるかもしれない，と。彼女が浮力という治療者／良い母親に支えてもらいながら，自分の足で歩いていきたいと言っているように感じられた。水に支えてもらいながら，でもあなたの足で歩こうとしているのですね，と解釈すると，しばらくして彼女はこう言った。

父は動脈硬化でした。運動しなければって。（沈黙）コレステロールが高かった。私も遺伝しました。（沈黙）入院して，会いに行きました。（沈黙）２，３日して，亡くなりました。

彼女が父親の喪失について話したのは，アセスメント面接以来はじめてだったかもしれない。彼女のたどたどしい言葉が，喪われた父を求める声として私に届くようだった。この人はまだ父親を手放せずにいたのだという思いが，私の中に広がった。〈あなたにはずっと支えてもらいたい気持ちと，支えを喪ってしまうのではないかという恐怖とが，分かちがたくなっているのかもしれない。だからどうにもならない気がして，ずっとひとりで闘うしかなかった……〉

彼女はふたりの間に置かれた机を見ていた。口を閉ざしたままだったが，このときの彼女は，乾いた杖の棒でなく生木だったように思う。そのままふたりは終わりの時間を迎えた。

おわりに

臨床素材に示された私と患者との交流はぎこちなかった。彼女は私を恐れながら，同時に求めていた。人とふれあい，自分の内面に触れることの難しいこの女性が治療者と交わした交流は，かすかなものだったかもしれない。しかし，機械的な関わりと無機的な時間の重なりからもたらされた私のもの想いと，もの想いを通して得られた気づき（私も彼女に手を差しのべず，見ているだけの存在だった）は，孤独な彼女との出会いをもたらし，彼女の自立をめぐる思いの展開を後押ししたようだった。

治療者と患者は，精神分析という枠組みの中で再現不能な一回限りの交流を何年も続けていく。するとふたりの連想が互いに影響しあいながら，面接が進んで行く。Ogdenや藤山は精神分析をdreamingであると描写するが，ふたりがdreamingの中で出会うとき，そこに何か本質的なことが生まれるのだろう。私たちは，その何かをもとめて，何かが立ち現れるのを待ちながら，セッションを重ねているようにも思う。

精神分析的交流は，長期にわたるものである。何も進んでいないように見えることもあるだろう。しかし，意識は知らずとも無意識はこの進行を知っている。無意識の交流に身を委ね，分析的な関わりを続けることが，ふたりの交流を治療的なものにしてくれるといえるのではないだろうか。

文　献

Freud S（1905）Fragment of an analysis of a case of hysteria. SE.7． pp.1-122.（渡邉俊之・草野シュワルツ美穂子訳（2009）あるヒステリー分析の断片（ドーラ）．フロイト全集6． pp.1-161．岩波書店）

Freud S（1912）The dynamics of transference. SE.12． pp.97-108.（須藤訓任訳（2009）転移の力動論に向けて．フロイト全集12． pp.209-220．岩波書店）

Freud S（1914）Remembering, repeating, and working through. SE.12． pp.145-156.（道籏泰三訳（2010）想起，反復，反芻処理．フロイト全集14． pp.295-306．岩波書店）

Freud S（1915）Observations on transference-love. SE.12. pp.157-171.（道籏泰三訳（2010）転移性恋愛についての見解．フロイト全集14． pp.309-325．岩波書店）

藤山直樹（2008）集中講義・精神分析（上）．岩崎学術出版社.

Hoffman IZ（1998）Ritual and Spontaneity in the Psychoanalytic Process：A dialectical-constructivist view. The Analytic Press.（岡野憲一郎・小林陵訳（2017）精神分析過程における儀式と自発性：弁証法的－構成主義の観点．金剛出版）

Ogden T（1997）Reverie and metaphor：Some thoughts on how I work as a psychoanalyst. International Journal of Psycho-Analysis, 78；719-732．

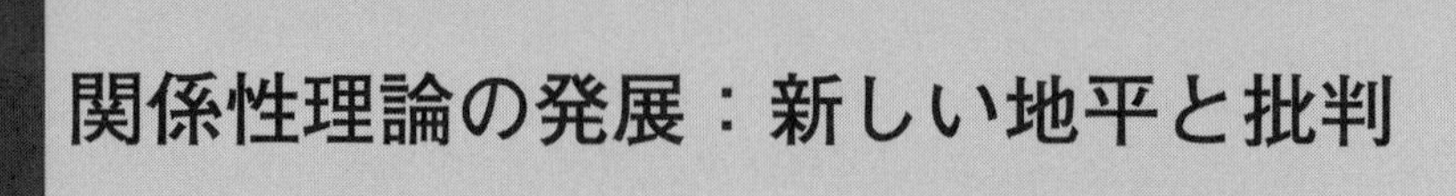

関係性理論の発展：新しい地平と批判

Sou Agatsuma
吾妻 壮*

はじめに

関係性理論は，広くは，米国対人関係論・対人関係的精神分析，英国対象関係論，現代自己心理学，間主観性理論，愛着理論，メンタライゼーション理論などの関係性をめぐる諸理論の包括的統合を指す言葉である。米国を中心に発展してきたこの理論は，精神分析内部で，特に米国内で，長らく主流であった自我心理学と並ぶほどに，さらにはそれを凌駕するほどに大きな影響力を持つようになりつつある。さらに，その射程は精神分析の内部だけに収まらない広がりも持っている。

関係性理論は文字通り関係性を重視する視点を持つ理論であるが，精神分析内部において，この視点は特別な意味を持つ。関係性を重んじるというとき，それは，対象との結びつきを説明するにあたって，精神分析の要である欲動という概念を持ち出すことなく，対象との結びつきこそを一次的なものと捉えるということを含意する。したがって，それは半ば必然的に非伝統的な考え方を示唆している。

関係性理論（relational theory）は，関係論と呼ばれることもある。関係性理論にもとづく精神分析を指して，関係精神分析（relational psychoanalysis）という言葉も用いられる。関係性理論にもとづくセラピーや精神分析を志すグループは，関係学派（relational school）と呼ばれている。

関係性理論という言葉を，冒頭に述べたような意味で用いる以外に，より限定された意味で用いる場合がある。すなわち，関係性理論という言葉を，米国で発展した対人関係的観点と英国由来の対象関係論（特に独立学派）双方の貢献のハイブリッドとしての意味で用いる場合である。以前筆者は，前者の意味での関係性理論（関係論）を「広い意味での関係論」と呼び，後者の意味での関係性理論を「狭い意味での関係論」と呼んだ（吾妻，2016）。

精神分析内部において関係性理論が明確にその存在を主張し始めたのは，Jay R Greenberg と Stephen A Mitchell が『精神分析理論の展開―欲動から関係へ』(Greenberg & Mitchell, 1983) を著したときに遡る。この本の中で彼らは，精神分析諸理論を欲動論的なモデルと関係論的なモデルに二分することによって，欲動論に依拠しない関係論的な精神分析――関係精神分析――の可能性を浮き彫りにしたのであった。以後四半世紀以上が経過したが，関係精神分析はすでに伝統の一部となりつつある。

それでは，関係性理論は現在どの方向に向かっているのだろうか。その行き先は，関係性理

＊神戸女学院大学
〒662-8505 兵庫県西宮市岡田山 4-1

論が異質なものを包含する集合体であることを反映するように，多方面に分岐している。それらの分岐の織り成す関係性理論の新しい地平の全てを紹介することはできないため，本稿ではその一部について紹介する。

I　新しい地平

上述したように，関係性理論は多様な理論の集合体であるという特徴を持つが，もう一つの特徴として，伝統や権威に対する慎重な姿勢を挙げることができる。関係性理論の土台を支えるものとして米国対人関係学派や自己心理学派の貢献が挙げられるが，これらは共に，長らく米国における主流派であった自我心理学派に対抗するような議論を展開してきた学派である。したがってそこには自ずと，伝統主義や権威主義への距離感がある。関係性理論が内包するそのようなスタンスがその内部における一層の多様化を推し進めることもあって，関係性理論の先端において新たに取り上げられているテーマは実にさまざまである。

II　動機づけをめぐって

その一つは動機づけシステム理論の再考である。Sigmund Freud がリビドーと死の本能を両極に対置し，動機づけの二元論的説明を試みたのに対し，Joseph D Lichtenberg（1989）は，Freud およびそれ以降の伝統的精神分析がコンテクストの持つ複雑さをあまりにも還元論的に扱おうとしてきたと批判した。すなわち，本来より複雑であるはずの環境的要因が，外的現実であるとか「平均的に期待される環境」（Hartmann, 1939）などといった「複合的概念」に還元され，あたかもそれで理解可能であるかのように扱われたというのである。Lichtenberg はそこで，生理的要請に対する心的調節，個人への愛着，集団への親和性，養育，探索と好みや能力の主張，身体感覚的快と性的興奮，引きこもり，敵意を用いた嫌悪的反応など，複数の動機づけが多元的に作用するという動機づけシステムモデルを提唱している（Lichtenberg et al, 2010；角田，2013）。

一方，Greenberg（1991）は，二元論的欲動論の問題点を十分に認識しつつも，Lichtenberg が提唱しているように動機づけとしてカウントすべきものの数を増大させていくと，臨床状況における目標の定立がむしろ困難になる可能性があることを論じた。Greenberg は，二元論を保持しつつその中身を「セーフティ欲動（safety drive）」と「エフェクタンス欲動（effectance drive）」という二つの新しい「欲動」（それぞれ，安全に感じられる状況を求める欲動，自分に効力があると感じられる状況を求める欲動を意味する）によって置き換えるという案を提唱している。

このように，Freud によって固有の限定を伴って概念化された欲動を拡張する動きを関係性理論が見せていることは，その革新的な構えを知っていれば不思議なことではない。しかし，関係性理論の多様性は，単に Freud の二元論的欲動論の見直し（多元化およびその中における「元」の置き換え）を試みるのみならず，動機づけを分類し数え上げることそのものの問題性を指摘する声をも許容する。Emmanuel Ghent はそのような議論をしている分析家の一人である。Ghent（2002）は，動機づけ論とはそもそも特異性の高い概念を用いて論じられるべきではなく，もっと一般的な形で扱われるべきだと論じている。

III　精神分析における二分法的思考をめぐって

関係性理論の先進性が印象深いもう一つの領域は，精神分析における各種の二分法的思考をめぐる領域である。関係性理論は，精神分析における二分法的思考およびそれから派生する各種のヒエラルキーに多面的に疑問符を突き付けてきた。

精神分析における思考と行為の概念的区別，およびその結果生じる古典的な精神分析の治療観への疑問符はその一例である。Freud は，

「心的生起の二原理に関する定式」(Freud, 1911),「想起すること，反復すること，ワークスルーすること」(Freud, 1914) において，思考と行為を経済論的観点から明確に区別した。すなわち，行為は運動によるエネルギーの放出であるが，一方思考過程はそのような運動的放出ではなく，備給全体のレベルを高めることを意味するために，行為よりも上位に置かれることとなった。

しかし，欲動論の妥当性が疑われ始めると，当然のことならが思考と行為の経済論的序列も危ういものとなる。その危うさの臨床的意味と帰結を関係性理論は論じている。Freud は，備給全体の高まりとしての思考は無意識的であるが，そこに言葉が加わることによって意識化すると考えた。ここに解釈の経済論的説明の可能性が示されているのだが，思考と行為が Freud の考えたように区別可能ではないものであるとすると，潜在的思考に言葉を与えることで意識化を促すものとして解釈を考えることが難しくなる。

さらにこの問題は，メタ心理学的な問題であるに留まらず，解釈の行為性にかかわる臨床的な問題をも提起する。解釈には常にエナクティヴな要素が絡んでいるという事態がここで明らかになる。近年，解釈は精神内容を言い当てることによりその内容を意識化するものから，一種の行為としての側面を持つものとして考えられることがさまざまな学派の論者によって論じられるようになってきているが，関係学派の議論はその中でももっともラディカルなものである。

関係性理論は，相互交流が遍在すること，そしてそのモードと方向性の自由度が従来の精神分析による理解を超えていることを示してきた。言語的領域における作業と非言語的領域における作業はこれまで考えられていた以上に区別し難いものであり，相互交流は両領域に深々と根を下ろしている。さらに，分析家と患者の間の相互交流は，患者から分析家へという一つの方向性の中に収まるものではない。

近年しばしば取り上げられているエナクトメント論は，今挙げた相互交流のモードと方向性の自由度に関する根本的な見直しの過程の中で注目を浴びることになってきたものである。エナクトメント論は，相互交流の捉えがたい性質のために分析状況および技法が思わぬ形で影響を受けることを示してきた。技法論的に考えて通常是とされる分析技法が実は無意識的相互交流に絡めとられた結果生じた逆転移の行動化に過ぎないこともあれば，逆に問題含みに思われる分析技法が図らずも治療的契機となり得る可能性が明らかにされてきた。分析的治療者は，正しいと思える解釈を思いついてそれを伝えるときに，それが実は自分の気づいていない逆転移の行動化である可能性に留意しなければならないのだが，のみならず，さらにそのように留意しなければならないと感じていること自体もまた逆転移の何らかの影響下にあるのかもしれないと考え続けなければならなくなった。分析状況と技法をめぐる議論はますます複雑になってきている。

Ⅳ フィールド理論（再）考

関係性理論は，こころを閉じたものとしてではなく，関係性の場（フィールド）というコンテクストに埋め込まれたものとして考える。精神分析におけるフィールド理論として日本で広く知られているものの代表は，Heinz Kohut の自己心理学の強い影響下にありつつもそれをさらに超えるべく現れた Robert D Stolorow らの間主観的アプローチにおけるそれであろう。Stolorow の同僚であり同じく間主観的アプローチを唱える Donna M Orange は，間主観的なコンテクストから隔離されて別個に存在することが可能なものとしてのこころの概念化を，「隔離されたマインド神話」(Orange et al., 1997) と呼んで批判した。

Stolorow の間主観的アプローチよりも少し遅れて紹介され，徐々に日本で知られるようになってきているもう一つのフィールド理論は，Donnel B Sternらによって論じられている対人関係的フィールド理論である。これは，Stolorowらの間主観的なフィールド理論とは異なり，精神医学および精神分析における対人関係学派の伝統を受け継ぐものである。対人関係学派は，精神分析における体験の直接性と固有性を重んじ，相互交流的観点を他学派に先んじて精神分析に取り入れていた。Sternは，対人関係学派におけるこの分野での貢献を集約し，対人関係的フィールド理論としてまとめる仕事をしている。

フィールド理論は決して新しいものではない。Sternの仕事は，Harry Stack Sullivanの対人関係論に大きく依拠するものである。Sullivanは，Kurt Lewinのフィールド理論やGeorge H. Meadの社会学に触れ，彼らのアイデアの精神分析領域への導入を試みた。Sullivanは，他者との相互交流を通して人が欲求を満たそうとしたり，不安を減らそうとしたりする傾向のことを統合的傾向（integrating tendencies）と呼んだ（Sullivan, 1956）。それは動機づけについての対人関係的な説明であり，彼の理論がフィールド理論であるとされるのはそのためである。

このように，フィールド理論は新旧複数の学派的視点から論じられてきた概念であるが，近年そこにWilfred R Bionに影響を受けた分析家たちの仕事が加わったことで，精神分析におけるフィールド理論をめぐる議論はますます活気づいている。

ビオニアン・フィールド理論という言葉は，日本ではまだ聞きなれない言葉だが，最近の精神分析において一際目立つ潮流の一つである。この理論は，アルゼンチンのWilly and Madeleine Baranger夫妻がBionの仕事の影響を受けて理論化した力動的二者的フィールド（dynamic bi-personal field）理論を，イタリアのAntonino FerroやGiuseppe Civitaresseらがさらに発展させたものである。その議論は，Bionのグリッドを用いてフィールド現象を議論するなど，Klein-Bionの伝統の内部に留まりつつ，しかしStolorowやSternのフィールド理論から導かれるものに近い治療観を表現している。このように，古くも新しいフィールド理論は，関係性理論とKlein-Bionの伝統との接点となる可能性を秘めている。

V　内部からの批判

以上のように関係性理論は精神分析における地平を一方では新規に切り開きつつ，他方では既存の地平との接続可能性を模索することにより，その全体を拡大し続けている。

しかしここで注意を喚起する必要がある。関係性理論の発展が，もし何の問題もなく順調であるとしたら，そこには一つの自己矛盾が孕まれている。なぜならば，関係性理論の一つの重要な側面は，精神分析理論および精神分析技法の治療者にとってのパーソナルな意味について我々に内省を促すことにあるからである。

StolorowとAtwood（1979）は，FreudやCarl Jungのパーソナルな側面とその理論との関係を調べ，精神分析理論の選択と個人のパーソナリティとの間には強い相関があることを論じた。また，Greenberg（1995）は，精神分析技法の選択がパーソナルなものであることを相互交流的マトリクス（interactive matrix）という概念を用いて論じた。Greenbergによれば，分析技法は，治療者と患者それぞれのパーソナルな特質が交じり合うところに生じるものであって，理論から直線的に導かれるものではない。

関係性理論の持つこのような自己反省促進的な側面により，関係性理論の発展にはすべからく自制が伴うことになる。Greenberg（2001）は，精神分析の歴史の中でさまざまな理論が素晴らしいものとして現れ，しばらくの間盲目的追従をもたらす結果を繰り返してきたことを指摘し，関係性理論がそのような素晴らしいアイデアの最新ヴァージョンとなりつつあることに警鐘を鳴らした。

この内部批判は，必ずしも関係学派の分析家に歓迎されるものではなかったが，それはそうとしても，大変重要な批判であったと言えよう。その後も関係性理論の内部から繰り返し批判の声が挙げられているが，これは関係性理論の健全さを示している。

Jon Millsは，自らを関係学派に位置づけつつも，関係性理論の批判を展開している分析家・哲学者である。Mills（2005）は，関係性モデルの基本的な性質として，関係性の優位性，間主観的存在論，精神分析的解釈学の三つを同定し，その上で批判を展開している。批判の内容はさまざまであるが，その一つは，関係性理論によって精神分析が無意識的プロセスの領域から意識的経験の領域へと目先を移してしまっているというものである。Millsは，Stolorowらは個々人の精神内界において起こる出来事の果たす役割を過小評価し，全ての経験に関して関係性が決定的な役割を果たすと考えることで無意識的力動の持つ根源な意義を評価し損ねている，と論じる。さらにMillsは，関係性理論における認識論的脆弱性を指摘している。関係性理論は，認識論的にはIrwin Z Hoffmanの仕事（Hoffman, 1998など）に代表される構築主義を唱えている。しかしMillsによれば，Hoffmanは自身の主張する「弁証法的（dialectical）」な技法論において，構築が構築であるという以上のことを言っていない。技法的選択の可能性の複数性を示しつつも，それらが依拠しているものを十分に示していないというのである。

Millsの批判の対象が関係性理論のメタ心理学的問題と哲学的背景にあるのに対し，その臨床技法に焦点を当てて批判的議論を展開してきたのは，これも同じく関係学派に身を置く分析家であるJoyce Slochowerである。関係学派の分析家の中には，Donald Winnicottをはじめとする英国独立学派の分析家に深い影響を受けている者が少なくないが，Slochowerはその中でもとりわけWinnicottに近い考えを取っている分析家である。Slochowerは，Winnicottの抱えること（holding）の概念を関係性理論の観点から論じ直したことで広く知られている（Slochower, 1996）。Slochowerは，患者が分析家の主観性を認識することは関係学派の分析家によってしばしば重要であるとされるが，患者によっては分析家の主観性を自分の主観性と相容れない（disjuctive）ものと経験するために，分析家は自らの主観性を括弧の中に入れる（bracketing）必要があると論じている。

そのSlochowerの視点からすると，近年関係性理論が推し進めてきた分析家の主観性の意義づけは，分析的な過剰（excess）の一例であるという（Slochower, 2017）。Slochowerは，自分は中立性や匿名性といった言葉で特徴づけられる伝統的な精神分析技法に逆戻りすることを勧めているわけではない，と留保をつけた上で，関係性理論の行き過ぎ，特に分析家の自己開示的な動きについて警鐘を鳴らしている。

おわりに

本稿では，関係性理論の最近の発展について，その新しい貢献およびそれに対する批判の両方の側面から論じた。関係性理論は，単一の学派を形成するものではなく，考え方の枠組みを共有する複数の学派の緩い集まりのようなものである。したがって，関係性理論について学ぶことは，精神分析に関心を持つ者にとって，どの学派の考え方に特に惹かれているかによらず，何らかの刺激になることだろう。読者諸兄にとって本稿がこの領域に関心を持っていただくためのきっかけの一つになるようであれば幸いこの上ない。

文　献

吾妻壮（2016）精神分析における関係性理論―その源流と展開．誠信書房．

Freud S（1911）Formulierungen uber die zwei Prinzipien des psychischen Geschehens. Gesammelte Werke. Ⅷ, pp.230-238.（高田珠樹訳（2009）心的生起の二原理に関する定式．フロイト全集11. 岩波書店）

Freud S（1914）Erinnern, wiederholen und durcharbeiten. Gesammelte Werke. X. pp.126-136.（藤山直樹監訳（2014）想起すること，反復すること，ワークスルーすること．フロイト技法論集．岩崎学術出版社）
Ghent E（2002）Wish, need, drive：Motive in the light of dynamic systems theory and Edelman's selectionist theory. Psychoanalytic Dialogues, 12；763-808.
Greenberg JR & Mitchell SA（1983）Object Relations in Psychoanalytic Theory. Harvard University Press.（横井公一・大阪精神分析研究会訳（2001）精神分析理論の展開—欲動から関係へ．ミネルヴァ書房）
Greenberg JR（1991）Oedipus and Beyond：A clinical theory. Harvard University Press.
Greenberg JR（1995）Psychoanalytic technique and the interactive matrix. Psychoanalytic Quarterly, 64；1-22.
Greenberg JR（2001）The analyst's participation：A new look. Journal of the American Psychoanalytic Association, 49；359-381.
Hartmann H（1939）Ego Psychology and the Problem of Adaptation. International Universities Press.
Hoffman IZ（1998）Ritual and Spontaneity in the Psychoanalytic Process. Analytic Press.
角田豊（2013）欲動から多様な動機づけへの展開：リヒテンバーグの動機づけシステム理論．（富樫公一編）ポスト・コフートの精神分析システム理論．誠信書房．
Lichtenberg JD, Lachmann FM & Fosshage J（2010）Psychoanalysis and Motivational Systems：A New Look. Routledge.
Lichtenberg JD（1989）Psychoanalysis and Motivation. Analytic Press.
Mills J（2005）A critique of relational psychoanalysis. Psychoanalytic Psychology, 22；155-188.
Orange DM, Atwood GE & Stolorow RD（1997）Working Intersubjectively：Contextualism in psychoanalytic practice. Analytic Press.（丸田俊彦・丸田郁子訳（1999）間主観的な治療の進め方—サイコセラピーとコンテクスト理論．岩崎学術出版社）
Slochower J（1996）Holding and Psychoanalysis：A relational approach. Analytic Press.
Slochower J（2017）Going too far：Relational heroines and relational excess, Psychoanalytic Dialogues, 27；282-299.
Sullivan HS（1956）Clinical Studies in Psychiatry. Norton.
Stolorow RD & Atwood GE（1979）Faces in a cloud. Jason Aronson.

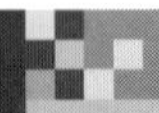

陰性治療反応，羨望そして病理的自己構造論へ

▶ワークスルーを妨害する者

Takayuki Kinugasa

衣笠 隆幸*

I ワークスルーとその妨害要因

現在の治療経過の研究として，ワークスルーとその妨害要因の研究はその中心にある物の一つであろう。ワークスルーの健全な治療過程の進展を目指すことは，治療経過の研究として，重要な課題になる。そして，実際のワークスルーの研究は，フロイトの時代から，その治療的展開に対しての妨害・障壁要因を考察することの中で論じられてきた。

フロイトは「想起，反復，ワークスルー」(1917) において，行動化における転移解釈，治療の場における転移解釈を行うことが，治療の進展を促進するに当たって，非常に重要なことであると考えている。そして想起そのものは，それまで考えられてきた程には，治療的に重要な治療要因ではないと考えている。ワークスルーは，その反復する転移の表れを継続的・持続的に扱っていくことで，その患者の心的変化に対する障害を乗り越えていく治療者の働きを中心に考えられている。このワークスルーの問題は，現在までその経過を妨害していくさまざまな点から考察されており，その歴史的経過を現在まで辿ることが，治療経過の現在的問題として考えることになるであろう。私自身は，クライン派を中心にした臨床研究を長年続けてきているために，それを中心にして臨床経過の研究歴史をたどっていきたい。そうして，ワークスルーに関しての，現在のクライン派の考察までの歴史な進展を理解することで，ワークスルーに関する，治療の理解の歴史と現在の状態が，よりよく理解され技法的な視点も明らかになるであろう。

II フロイトの「陰性治療反応 negative therapeutic reaction」の研究

フロイトは治療の経過の中で，治療体験を持っても症状の悪化や激しい行動化などによって，治療の進行がマイナスの方向にいってしまい，一部の患者は治療そのものを中断する場合があることを認めている。そしてそれを「陰性治療反応」の概念としてまとめ，その原因の問題を考察している。初期から，フロイトは「想起・反復・ワークスルー」の中での症状の悪化の問題について触れていて，当時から，治療における各段階で，治癒よりも逆に苦痛と症状の悪化を望む現象に注目していた。そしてフロイトは，その原因は本人の意識することのできない無意識的罪悪感の現れであると考えていた。フロイトは「マゾヒズムの経済的問題」(1924) においてもこの問題を論じている。それは，マゾヒ

*広島精神分析医療クリニック
〒730-0037 広島県広島市中区中町 1-3
ダイヤ並木ビル 6F

ズムの個人が，無意識的罪悪感を満たすのに一定量の苦痛を得ようとするためであると考えている。さらにフロイトは，その背後にあるものを考え，「終わりある分析と終わりなき分析」（1937）の中で，陰性治療反応が「死の欲動 death instinct」に直結していると考え，正確な解釈によっても陰性治療反応が克服されることができない物とすれば，その原因が「死の欲動」に関係していると考えたのである。陰性治療反応は，フロイトの考えでは，治療の通常考えられる抵抗の概念によっては説明不可能な物であるという考えがあるようである。しかし，他方では，クライン（Klein M）の考えのように，精神分析において臨床上の強い抵抗状態も陰性治療反応と考えている。

Ⅲ　アブラハム（Abraham K）；万能的な自己愛の防衛機制の研究

アブラハム（1919）は，あるタイプの患者は，自己感が万能的に高く，自分は治療者より優れていて，治療者の働き掛けを全て矮小化してその価値を認めず，自分が治療者や治療などは必要としていないという態度をとり続ける，非常に抵抗を強力に示す患者群が存在していることを表明している。このような患者群は，治療に対して強い抵抗をして，しばしば治療を中断してしまう。リビエール（Rivier，1936）も万能的態度をとり続けて，治療者を見下し，自分が治療者や治療を必要としていることを認めようとしない患者群のことを報告している。そしてKleinが主張していた躁的防衛の現れとして記述している。

Ⅳ　クラインの羨望（envy）（1957）

この羨望の理論も，治療経過上の健康なワークスルーを非常に強力に破壊していく，根源的な「死の本能」の現れとして述べられている。それくらい，ほとんどの精神分析の治療者は，自分たちが持っている知識や技法的アプローチなどを全て使用しても，治療を破壊してしまう人たちに出会っているのである。クラインは，1957年（75歳）の時に『羨望と感謝』を出版した。そこで彼女は，羨望は母子間の最も原始的な破壊的欲動であると見なし，それはフロイトの考えを踏襲して「死の本能」に関係していると見なした。クラインは，羨望は一次的なものは死の本能の直接の表れであり，治療関係でも非常に破壊的に働いて陰性治療反応の明確な現れであると考えていた。それは，赤ん坊が母親の持っている「良い物」に対する羨望であり，母親が良い物を持っていること自体に対する攻撃的な破壊性である。それは，「死の本能」の素質的な現れであり，治療においては全ての治療者の援助も破壊し，治療そのものを破壊してしまう。

この彼女の理論に対しては，周囲の人たちから批判が相次ぎ，対象関係の関わりがそのような心性を増強しているのではないか，死の本能の直接の表れと見なすのは，その体験の形成過程を無視している本能論であるなどの批判が寄せられた。クライン自身は，75歳の晩年を迎えていて，体調はしばしば悪化し，患者の治療を休むことも多かった。そのようなときに，彼女が治療していたある患者が，治療の途中から激しい攻撃性を発揮し，時間を厳守せず四六時中玄関のベルを鳴らし続けたり，電話をかけ続けたのである。このような激しい患者を体験することで，クラインは全てを台無しにしてしまうほどの激しい破壊的な陰性治療反応として「羨望」の概念を提供した。彼女は，羨望，貪欲性（greed），嫉妬（jealoucy）の区別をして，そのそれぞれの破壊的な心性の違いを明らかにしようとした。実際このときにクラインが体験した，ある患者が非常に激しい衝動的な怒りを，停止することなくクラインに向け続けた体験は，クラインには耐えがたい大きな体験であったろう。クラインの体調も不安定で，シーガルにその患者の治療を継続してもらったが，その患者は自殺をしている（紹介直後だと主張する人もいれば，シーガル自身が1年後であったと後に述べているようであるが，いずれにしても非常に破壊的な患者であった)。しかし，クラインが書いた論文の中にはこの患者は記述されておらず，一般の治療抵抗の程度の，長い治療期間の後にやや否定的な状況で終了した，軽症の患者の記述が提示されている。

この1957年の「羨望」の論文については，スコット (Skott, WCM)，リックマン (Rickman, J)，モネーカイル (Money-Kyrle, R)，ハイマン (Heimann, P) などが批判し，これを機に全員がクラインの元を去ってしまった。特に，30年も共同研究をしてきたハイマンの離脱は，晩年の仲間同士の喧嘩に見えて，シーガル (Segal H)，ローゼンフェルド (Rosenfeld H) など周辺の学徒たちが何とか仲を取り持とうとしたが，ハイマンはそのままクラインの元を去っていったのである。そのときにクラインの元に残ったのは，一世代若いシーガル，ローゼンフェルド，ビオン (Bion WR)，ジョセフ (Joseph B) などの第三世代の人たちであった。彼らは，クラインやハイマンなどから教育を受けてきた人たちであった。そして3年後の1960年にクラインは，78歳で死去した。クラインが，治療関係における破壊的攻撃を繰り返す問題を取り上げたことが，自らの長年の共同研究者と離れることになったことは，歴史の皮肉であろう。

V 病理的自己構造論；病理的パーソナリティ論の研究

1．ビオンの精神病的パーソナリティと非精神病的パーソナリティの研究 (non-psychotic personality and psychotic personality) (1957)

ビオンのこの研究は，クラインが羨望の研究 (1957) を出した同年の論文であり，クラインやハイマンなどが残した重要な研究を，組織的に統合して，ワークスルーに対する障壁と羨望の問題を病理的自己構造論的にまとめ上げた最初の貢献であった。それはちょうど，クラインとハイマンなどが決別した年でもあった。残された弟子たちの役割は，クラインやハイマンが残した遺産をどのように統合していくかということであったろう。その一つが，ビオンの統合失調症の臨床研究の仕事の中に現れている。

ビオンはフロイトを踏襲して，統合失調症には，非精神病の部分と精神病の部分が無意識に並列して存在していると考えている。非精神病的パーソナリティの部分は，赤ん坊と母親の乳房のモデルで説明している。赤ん坊が，空腹で欲求不満にさらされたときに，母親が適切な「夢想 (reverie)」の機能を発揮し，赤ん坊の不満が満たされるときには，体験をうまく処理できる。ビオンは，感覚印象を α 機能 α-function という基本的機能によって，赤ん坊が体験を処理して無意識的幻想の世界に変改し，心の中に記憶として残し，夢や思考の素材として蓄積していくと考えている。それを基に，健康な自己の部分が成長している。そのときに，満足する体験は前概念－概念化―概念 pre-concept, conception, concept として内的世界の認識の基礎として蓄積していく。この過程を，後にビオンはコンテイナー／コンテンド (container ／ contained) の母子関係の理論でさらに考察を展開している。

また，赤ん坊が素質的に欲求不満に対しての耐性が強く，母親の夢想の機能も大きな問題がなければ，上記のようなモデルで，赤ん坊の前に空腹時にすぐ乳房が登場しないときでも，「乳房が存在しない体験」experiences-of-no-breast の体験も破壊されることなく「存在しないものの概念」concept of nothing として心に存続する。ビオンは，これが思考 (thought) でありそれらの関連性を結びつけるのが思考作用 (thinking) であると考えている。これらは α 機能によるものであり，健康な心の成長に関わる部分であり，治療においても患者に存在している幼児的な世界で同じような体験をして，徐々に治療者との関係を自らの心の発展に使うことができると考えられる。そして，クラインの妄想分裂ポジション (paranoid-schizoid position) から抑うつポジションの統合へと向かう部分の，より健康な部分の形成過程を記述しているということができる。ビオンは投影性同一視（projective identification）が重要な役割を与えているが，その中にも健康なものと病理的なものがあり，健康な投影性同一視は，対象とのコミュニケーションの基礎となると考えている。

他方で精神病的パーソナリティの部分は，病理的な部分であり，ビオンはその形成過程を明らかにしようとした。これは，今から見れば病理的妄想分裂ポジションのその形成過程と見なすことができる。このように，ビオンは妄想分裂ポジションと抑うつポジションをより自己構造論として構築したということができる。

赤ん坊が，自分の素質的な不安に対する耐性に不十分な部分が存在したり，母親の夢想が十分でなかった部分があると，そのような体験をもたらす世界に対しては，原始的な自我はその体験にうまく対応できなくなってしまう。その感覚印象に対してα機能は十分に働かず，そのような体験そのものを亡き者にするために自我機能そのものを攻撃し断片化（fragmented）してしまう。そして，それらを乳房など（部分対象）に投影性同一視してしまう。これをビオンは病的な投影性同一視と考えていて，精神病的パーソナリティが形成される時の重要な防衛機制と考えている。このときの攻撃性をビオンは羨望と述べることはあるが，クラインが強調したようには前面に出すことはしなくなっている。外界に投影性同一視された部分は，自己の欲求不満と不満をもたらす対象の部分的な断片から成り立っており，ビオンは「奇怪対象（bizarre object）」と呼び，自己を迫害的に脅かす物であると考えている。彼はこれをβ要素β-elementとよび，「物それ自体（thing in itself）」のような意味のない存在となっている。赤ん坊の自己は，自己の修復のためにその病理的な対象をまた取り入れて〈取り入れ性同一化（introjective identification）〉，心の中に集塊（agglomeration）のような統合性のない塊が形成されると考えている。これが精神病的パーソナリティの形成過程である。それは，欲求不満をもたらす対象と，不安に耐えられない自己の断片の集塊から成っているため，意味そのものも精神病的で事実とは矛盾する体験世界を形成している。

このような精神病的世界は，変化に対しては強力に抵抗し，新しい体験に対しても意味の破壊（連結に対する攻撃），言語機能への攻撃などが起こり，経験から学ぶこともできない。

この考え方は，健康なワークスルーに対して，自己の変化に強力に抵抗する精神病的パーソナリティの研究ということができる。

2．ローゼンフェルド；破壊的自己愛組織（destructive narcissistic organization）の研究（1971）

ローゼンフェルドは，妄想分裂ポジションの研究に大きな貢献をし，統合失調症の原始的な超自我の存在，困惑状態の研究などで，統合失調症の強力な変化に対する抵抗状態を研究している。さらに，彼は種々のパーソナリティ障害の病理的研究を行った。その対象となったのは，重傷の情緒不安定性パーソナリティ，物質依存，嗜癖，同性愛，反社会的傾向の患者など多彩な人たちである。そのような研究をしている中で，多くの患者が破壊的傾向を示したため，陰性治療反応の視点から臨床研究を行った。彼はそのような患者群は，一部は一過性の精神病状態も示す者もあるが，心の中に破壊的な部分が存在していることを明らかにした。それは対象に対しても自己に対しても，破壊的に働く。彼はそれを「破壊的自己愛組織」と呼び，治療の進展を妨害する陰性治療反応の正体と考えていた。

この研究は，ビオンに続く「病理的自己構造論」の重要な研究である。そのような個人は，その自分の破壊的な部分を理想化（idealize）して，自己自身がその破壊性と同一化していて，他者にも自己の他の部分に対しても破壊的に振る舞う。それは心の中のマフィアのような存在であるが，自己はそのあり方を理想化して同一化し，それに従って活動していく。そしてローゼンフェルドは，その破壊性の基礎にあるのが羨望であると述べているが，その存在は矮小化され，そのような破壊的な対象は，破壊的な外的対象から取り入れて形成されたという考えを強調して述べている。ローゼンフェルドは，クラインがなぜ自己愛の問題を全く考えなかったのかと，羨望の研究も密かに批判している。それは彼がビオンの自己構造の視点も基本的に参考にしていて，クラインの羨望の問題によって分解しかけていたクライン派の研究者の統合過程として重要なものとなった。そして，羨望だけでなく，自己愛論，投影性同一視，逆転移の重要性などを積極的に取り入れて，羨望の問題が提起した問題を，新しい陰性治療反応の研究として統合的に展開を示した。つまりフロイト以来研究され，羨望の問題の中で提出された陰性治療反応の問題は，1960年以降のクライン派の対象関係論的研究を中心に行われていて，現在の陰性治療反応の主流となっている。彼は，クラインの羨望とハイマンの正常の逆転移の両方の重要な機能の両者を採用し，クラインとハイマンを内的に仲直りさせ，新しい対象関係論的な陰性治療反応の臨床研究を展開したのである。

破壊的自己愛組織においては，自己の健康な部分が対象と関係を持って，成長し発展していくことを，自ら破壊していく行為として表現されている。それは対人関係の全ての面で見られるが，治療的関係の中でもその破壊的関係性が発揮されていく。治療者が，患者の健康な部分が成長していくことを援助する兆候があらわれると，その破壊的な「破壊的自己愛組織」は，そのような関係を攻撃し，治療者の援助的な関係を壊し，患者個人の信頼や健康な依存なども壊してしまう。それが激しい場合には，症状の悪化，激しい自己破壊的行動化，自殺や犯罪などの行動化などによって，治療そのものが中断してしまうこともある。これは，ワークスルーに対する典型的な抵抗状態として記述される，代表的な現在のクライン派を中心にした研究である。

3．スタイナー（Steiner J）の病理的組織化（pathological organization）（1993）

スタイナーはジョセフ（Joseph B）とローゼンフェルドの指導を直接受けた人であるが，ビオンの「非精神病的パーソナリティと精神病的パーソナリティ」（1957）の研究，ジョセフの「心的平衡論（psychic equilibrium）」（1989），ローゼンフェルドの「破壊的自己愛組織」の研究を引き継いで，病理的パーソナリティの病理的自己構造論をさらに展開した。

スタイナーは，精神病的パーソナリティや境界例パーソナリティの研究に打ち込んでいて，重症のパーソナリティ障害から比較的軽症の物まで，包括的に説明する概念に取り組んだ。それが「病理的組織化」の概念として結実している。それは，クラインの妄想分裂ポジションと抑うつポジションの概念形成以降の，重症のパーソナリティ障害の研究を総括した物である。それは，パーソナリティの一部であり，健康な妄想分裂ポジションと抑うつポジションからは発達的に逸れてしまった，第三の病理的なポジションである。それは，未解決の二つのポジションにおける過剰な不安に関する体験を，病理的に取り入れてできた物であり，変化に対して強力に抵抗する。この病理的組織化は，ビオンが統合失調症の研究で明らかにした病理的部分の形成過程の手法を踏襲している。つまり，スタイナーは，妄想分裂ポジション，抑うつポジションの過剰な欲求不満の体験が，病理的な第三のポジションともいうべき物を形成していると考えている。そして，それらは精神病，躁うつ病から種々のパーソナリティ障害，神経症まで種々の病態の形成に関係していることを明らかにした。つまり，非常に強い欲求不満をもたらす体験に対して，赤ん坊は病理的な投影性同一視によって外界に排除する。そして自己の修復のために，それらを「取り入れ性同一化(introjective identification)」によって心の一部にしていくが，その部分は本来病理的な部分であり，心の中に病理的パーソナリティの部分を形成していく。この病理的組織化は，ローゼンフェルドの「破壊的自己愛組織」の形成過程と同じく，健康な心の対象との信頼や成長に対して，激しい妨害的な攻撃を行う。そして，自己がそのように変化していくことに激しく頑なに抵抗する。その特徴は，対象関係における倒錯（perversion）と嗜癖（addiction）である。この病理的組織化は，心を占有するようになると病理的パーソナリティとして個人の生活を支配してしまう。自分が，苦痛な体験に出会うと，この病理的世界に退避してしまう。その世界は病理的な部分であるが，個人はそれを理想化し，自分と同一化してしまい，一時的な安住の場とし，自己の健康な部分を破壊する方向に向かう。さらにスタイナーは，二つのポジションを細分化して，早期妄想ポジション（生後から新生児の時期，断片化と死の恐怖が基本的不安），後期妄想分裂ポジション（2～4カ月まで；分裂と迫害的不安が主な不安），早期抑うつポジション（4～6カ月；見捨てられる恐怖，迫害的罪悪感），後期妄想分裂ポジション（6～12カ月；悲しみなどの抑うつ不安）に分けている。そして各段階における乳幼児が処理できない過剰な不安をもたらす体験を病理的に外的対象に排除し，再び「取り入れ性同一化」して病理的な第三のポジションを作り上げる。そのために，そこに見られる不安は絶滅の不安，迫害的不安，見てられる不安，抑うつ不安，種々の神経症的不安などの混合された物から成っており，重症例ほど精神病的な早期の段階の問題が多くなっている。

このような視点から，スタイナーは重症な精神病的パーソナリティ，境界例などの多彩なパーソナリティ障害の全体像を総括する視点を発見している。これにより，健康な二つのポジションと「病理的・防衛的な破壊的傾向を持つ第三のポジションの存在」の区別がより鮮明になり，ワークスルーにおける妨害傾向の展開も，より詳しく精密に観察できるようになった。そこでは，羨望の存在はさらに縮小しており，投影性同一視の問題と逆転移による病理的世界の展開の理解を，さらに進めることを示している。これはまさに，クラインとハイマンの残した重要な遺産と，ビオンやローザンフェルドなどによる自己構造論の遺産を，見事に統合したものである。

4．ベティー・ジョセフ（Joseph B）の心的平衡（psychic equilibrium）

ジョセフは，言語的には多くの連想をしながら，治療経過としてほとんど改善しない患者について考察し，心的平衡の概念を提供した。それは，心的に妄想分裂ポジションにも抑うつポジションにも属さず，ある平衡状態にあって，変化に対して強力に抵抗するものと考えている。そのような患者の場合には，その現場における転移・逆転移における状況を，その場で解釈することの重要性を訴えた。これは，ジョセフ自身が述べているように，そのようないわゆる知的スキゾイドといわれる患者群の「病理的組織化」(Steiner J）の対処法である。このようなスキゾイドの強固な抵抗を示すものは，情緒的な距離が非常に遠い人たちで，その治療現場における治療者の積極的な解釈が重要なアプローチになる。

5．オショーネシー（O'Shaughnessy E）のエンクロージャーとエクスカーション（1971）

オショーネシーは，心的な体験の一部を非常に遠い距離に置いたままにして，自分の葛藤的な体験をほとんど実感しない方法や，焦点が定まらない人や場所のことを話していく方法によって，自己の安定を企てている患者群がいることを指摘している。そしてそのような遠方に隔離された内的世界をエンクレイブ（飛び地；enclave)，エクスカーション（遠出；excursion）と呼んでいる。この概念も，治療の進展を強力に妨害する人たちに関する研究である。

Ⅵ　おわりに

以上のように，治療の展開についての研究は，各セッションの詳細な進展の研究，転移と逆転移の研究，終了時の課題など多くの問題はあるが，ここではワークスルーの時期における種々の障害の問題を扱っている。つまり，治療が時間的に進んで，本人の病理的な対象関係の部分が明らかになるときに，それらに働きかけても治療に頑なに抵抗する患者群が存在している。それは，フロイトの時代から陰性治療反応とよばれる現象であり，クラインの羨望，その後の病理的パーソナリティ障害の研究へ，つまり病理的自己構造論とつながっている。

文　献

Abraham K（1919）A particular form of neurotic resistance against the psychoanalytic method. In：（1927）Selected Papers of Karl Abraham. Hogarth Press and Institute of Psychoanalysis.（大野美都子訳（1993）精神分析的方法に対する神経症的なテ甲の特殊な一形成について．アブラハム論文集―抑鬱，強迫，去勢の精神分析．岩崎学術出版社）

Bion WR（1957）Differentiation of the psychotic from the non-psychotic personalities. The International Journal of Psychoanalysis, 38. In：Spillius ED（Ed.）Melanie Klein Today Vol.1. The Institute of Psychoanalysis.（義村勝訳（1993）精神病人格と非精神病人格の識別．(松木邦裕監訳）メラニー・クライン　トゥデイ①．岩崎学術出版社）

Freud S（1914）Remembering, Repeating and Working-through, SE. Ⅻ.（小此木啓吾訳（1970）想起，反復，徹底操作．フロイト著作集6．人文書院）

Freud S（1924）The Economic Problem of Masochism, SE. XIX.（青木宏之訳（1970）マゾヒズムの経済的問題．フロイト全集6．人文書院）

Freud S（1937）Analysis Terminable and Interminable, SE. XXIII.（馬場謙一訳（1970）終わりある分析と終わりなき分析．フロイト著作集6．人文書院）

Grosskurth P（1986）Melanie Klein. Hodder & Stoughton.

Heimann P（1950）On countertransference. The International Journal of Psychoanalysis, 31；81-84.

Joseph B（1989）Psychic Equilibrium and Psychic Change. Tavistock／Routledge.（小川豊昭訳（2005）心的平衡と心的変化．岩崎学術出版社）

Klein M（1957）Envy and Gratitude. Tavistock.（松本義男訳（1975）羨望と感謝．みすず書房．In：(1996）メラニー・クライン著作集5．誠信書房）

O' Shaughnessy E（2015）Inquiries in Psychoanalysis. Routledge.

Riviere J（1936）A contribution to the analysis of the negative therapeutic reaction, The International Journal of Psychoanalysis, 17；304-320.

Rosenfeld H（1971）A clinical approach to the psychoanalytic theory of the life and death instincts：An investigation into the aggressive aspects of narcissism. The International Journal of Psychoanalysis, 52；169-178. In：Spillius ED（Ed.）Melanie Klein Today Vol.1. The Institute of Psychoanalysis.（松木邦裕監訳（1993）メラニー・クライン　トゥデイ①．岩崎学術出版社）

Steiner J（1993）Psychic Retreats：Pathological Organizations in Psychotic, Neurotic and Borderline patients. Tavistock.（衣笠隆幸監訳（1997）こころの退避―精神病・神経症・境界例患者の病理的組織化．岩崎学術出版社）

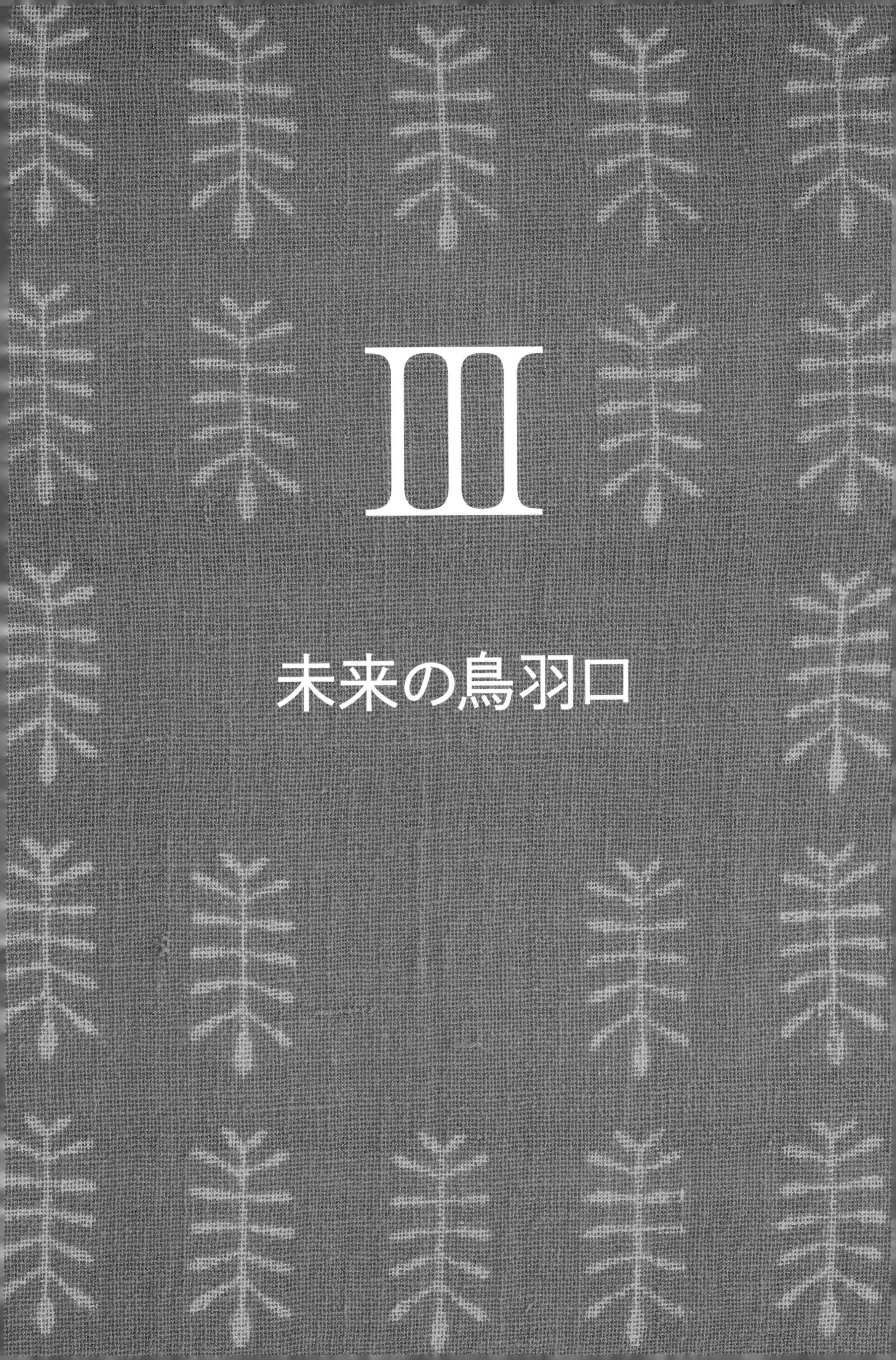

III

未来の鳥羽口

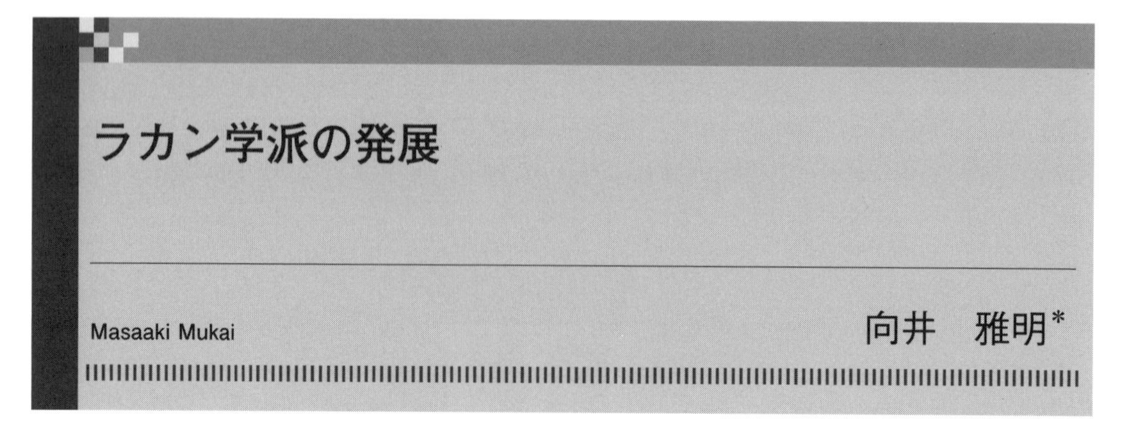

ラカン学派の発展

Masaaki Mukai

向井 雅明*

「ラカン学派の発展」というテーマを展開するにあたって，まず「ラカン学派」というものについて考えてみよう。

今回の企画のプログラムをみると，当然，クライン学派や対象関係論，自己心理学など現在活動している多くの精神分析諸学派が挙げられている。ラカン学派はそれらの諸学派のうちの一つとして扱われており，他の学派に対して特別な地位に置かれているわけではない。一般的な観点からすると，これは至極当然な扱いだと思えるだろう。いや，日本における精神分析臨床の現実を鑑みると，ラカン的精神分析は実践としてはほとんど存在しないのであるから，多少過大評価といえるかもしれない。しかし，ラカニアン的立場を取る者から言わせていただくと，こうした扱いには賛同できない点もある。なぜなら，われわれはラカン学派をフロイト以後誕生した他の精神分析諸学派と同列に置くべきではないと考えるからだ。

精神分析を生み出したのはジーグムント・フロイトであり，精神分析は彼の名前と深く結びついている，ということに異論を唱える人はいないであろう。ところがユングやランク，フェレンツィなどフロイトの多くの弟子たちは彼の生前からフロイトよりつぎつぎと離反していき，最後には彼の直近の人たちの中でも彼に忠実であろうとしたのはアブラハムやジョーンズぐらいであった。

フロイトの死後，分析家たちはますますフロイトの考えていたような精神分析からは距離を置くようになった師が構築してきた精神分析理論にはさまざまな変更が加えられ，クライン学派，自我心理学派，対象関係論学派など多数の流派が生まれた。これらの学派はそれぞれフロイトの考えを受け継ぐのもだと自認しているが，フロイトの理論の全体を受け入れるものではなく，部分的な受容もしくはフロイトの理論に独自の解釈与えるものである。

こうした諸流派とは一線を画すラカンは，自らをフロイト主義者（フロイディアン）と定義し，自らの精神分析的実践，教育活動をフロイトの名の下に置いた。フロイトへの回帰，フロイト的もの（chose freudienne），フロイト的場（champ freudien），フロイト学派（Ecole freudienne），フロイトの大義／原因（cause freudienne）などのフロイトと冠された諸タームはラカンの教育活動の中でも重要な役割を与えられている。

これらのタームは何を意味するのだろうか。

I フロイトへの回帰

まず「フロイトへの回帰」について。これは，

＊精神分析相談室
〒158-0094 東京都世田谷区玉川 1-8-5 カーサ本郷 402 号

ラカン学派が成立する過程において重要な役割を果たしたスローガンである。ラカンがこれを打ち出したのは『エクリ』に収録されている「フロイト的もの la chose freudienne」というテクストの中である。このテクストが目指すものを理解するには，当時のフランスの精神分析家たちが置かれていた状況を少し説明する必要がある。フランスにおける精神分析家の団体は 1927 年に IPA（International Psychoanalytical Association：国際精神分析協会）の下で設立された SPP（Société psychanalytique de Paris：パリ精神分析協会）であった。ラカンは 1953 年にこの SPP の議長となったが，分析家の養成や分析のセッションの時間の問題に関して内部対立が起こり，ラカンはフランソワーズ・ドルトやダニエル・ラガッシュらとともに SPP を離れ，新たに SFP（Société française de psychanalyse：フランス精神分析協会）というグループを設立した。このグループは IPA への参加を要請していたのだが，IPA 側から参加を認可しないという通達が 1955 年の 7 月に送られてきた。ラカンがこのテクストを発表したのは 1955 年 11 月であるので，これは 3 カ月程前に示された IPA の態度に対するラカンの返答だと考えることができる。また発表がなされたのは，フロイトが精神分析を始めたウイーンであったということも IPA への意思表示という意味ととれる。フロイトの精神から離れてしまった当時の精神分析界に対して「フロイトへの回帰」というスローガンを掲げるのにふさわしい場所の選択だった。

ラカンはこのスローガンによって，当時の世界の精神分析界を支配していた IPA はフロイトの考えていたような精神分析とは違う方向に進んでおり，フロイトの生み出した精神分析は失われつつある，精神分析を正しい方向に向けるにはもう一度フロイトの精神に立ち戻らなければならない，と呼びかけるのである。フロイトへの回帰とはまずフロイトのテクストへの回帰であり，そのためにラカンはセミネールを開き，当時ほとんど忘れさられていたフロイトの諸論文を，それまで誰も試みなかったような読解法によって読み直し，フロイトが残した精神分析の多くのテクストに全く新しい光をもたらしたのであった。

ラカンのフロイトへの回帰の最初のターゲットは，自我心理学によってもはや無用なものとなりかかっていた無意識という概念であった。ラカンはそれを精神分析の最も重要な概念として取り戻そうとする。そのためにラカンは，レヴィ＝ストロースの文化人類学や，ソシュールやヤコブソンの言語学などに助けを求め，無意識における言語的構造を認め，「無意識はひとつの言語のように構造化されている」という有名な定式を取り出すのであった。当時，無意識とは何か得体のしれない本能のようなものがマグマのように人間の奥底に潜んでいるといった，多分に想像的な見方が支配的であったのに対して，ラカンはより論理的に無意識を把握しようとしたのであった。この時にラカンが重要視したのは「日常生活の精神病理学」，「機知－その無意識との関係」，『夢解釈』などの当時は直接には臨床と関係がなく，周辺的だと考えられていたフロイトの一連のテクストであった。

「フロイト的もの」とはこうした無意識，そしてそこから出てくる真理であり，「フロイト的場」とは言語の場，〈他〉のシーン（ein andere Platz）である無意識の場を指している。

II 「フロイトへの回帰」の方向転換

言語を重視するこうしたラカンのフロイト解釈は，精神分析における情動的なものを無視しているという批判が強くなされた。確かにそうした批判にも一理はあり，ラカンの精神分析解釈には少し行き過ぎの傾向があって偏っているという印象を与えた。だが，一つの側に歪曲したものをまっすぐに戻すには反対側により多くの力を加えなければならない。ラカンの行き過ぎは当時のフロイト解釈の間違った反りを戻すために必要であったのだ。フロイトは無意識の性的な次元や欲動の重要性を常に強調していたのに対して，ラカンの言語的な無意識はあまりにクリーンなのである。ラカンも当然その点を無視することはできないのは解っており，いったん無意識を言語的に把握しなおす理論的試みが落ち着いた後，一つの方向転換を行った。それは，1959年の「精神分析の倫理」のセミネールに見られる，精神分析にとっての欲動の役割をより積極的に捉えようとする理論的転回にはっきりと表れている。ラカンはそのためにフロイトの「もの das Ding」という概念を援用した。上の「フロイト的もの」もやはり「もの」と呼ばれていたが，それはよりサンボリックな性格を備えていたのに対してこちらの「もの」はレエルつまり現実界を指すものである。もう一つの「フロイト的もの」と言ってもよいだろう。

後に，ラカンはフロイトの欲動という概念を考えるために，この das Ding から対象 a という概念的手段を考え出し，それを欲動の対象として取り扱った。フロイトにとって欲動の対象は，ほとんどの場合，口唇的対象と肛門的対象に限定されていたが，ラカンはそれに「まなざし」と「声」を付け加えた。

1962-63年のセミネールではフロイトのテクストとしては「制止，症状，不安」が中心的に採り上げられ，「不安」の概念についての考察が展開され，不安の原因となるものという側面から対象 a が考えられた。

これによってラカンは精神分析の言語的次元に欲動の次元を補完させて「フロイトへの回帰」に両輪を与えたのだ。

Ⅲ　「パリフロイト学派」の誕生

翌年のセミネールには「父の名」がテーマとなるはずであった。「父の名」はラカンがフロイトのエディプス・コンプレックスを考えるうえでキーとなる概念であり，1955～56年のセミネールでは，精神病においては「父の名」が排除されているとされた。このとき「父の名」には定冠詞が単数形 le でつけられていた。ところが予定されていたセミネールではそれが複数形 les として扱われると予告されており，当時のラカンに関心を持っていた人たちには大いに興味をそそられるテーマであった。ところが一つの事件が起こり，このセミネールは一度開かれただけで中止となった。以後ラカンはセミネールの内容には口を閉ざし，このセミネールで彼が何を語ろうとしたのかは誰も知りえぬこととなった。

ラカンらのグループ SFP は IPA への加盟が許されていなかったが，それでもルクレールやグラノフなどにより，なんとか加盟のための運動は続けられていた。だが1963年の IPA による決定でラカンは教育分析家としての資格を剥奪され，IPA との分裂は決定的となってしまった。翌年ラカンは IPA からは全く独立した独自のグループ，「パリフロイト学派（Ecole freudienne de Paris）」を設立した。この時からまさにラカン学派と呼べるものが正式に成立したと言えよう。ラカンが自分のグループに協会 association, société ではなく学派（学校）Ecole という名を与えたのは，もちろんピタゴラス学派や逍遥学派など呼ばれていたギリシャ哲学へのラカンの愛着もあるだろうが，それ以上に精神分析家のグループにとって教会や軍隊のように規律を重んじるような組織化を避けることが必要であり，むしろそこは学校のように何かを学ぶところでなければならない，という考えからきている。そもそも精神分析と精神分析家のグループとの間には一つの緊張関係があり，グループの規律は精神分析を窒息させてしまうかもしれないからだ。

ここから1980年1月のラカンによるフロイト学派の解散宣言まで15年余りの間にラカン派の中ではさまざまな試みがなされ，新しい精神分析の流れが練り上げられていくことになる。ラカンのセミネールを追っていくと，このラカン派の発展過程がよくわかる。

1．セミネール

ラカンがサンタンヌ病院で1953年にセミネールを初めて10年の間はフロイトのいくつかのテクストがとりあげられ，それらをラカン的観点から読み直すというやり方で「フロイトへの回帰」の運動が進められていた。ところが，ラカンがIPAから「破門」された後はこうした方法に一つのピリオドが打たれ，ラカンの教育活動の新しい段階がはじまることになる。その最初のセミネールは「精神分析の四基本概念」と名付けられ，まさに自分の教育活動が入った新しい段階のスタート地点の礎石としてふさわしいテーマの選択であった。

四基本概念とは無意識，反復，転移，欲動で，一つ一つの概念はフロイトのものであるが，それらへのアプローチはフロイトのそれとはまったく異なっている。

この『セミネール第四巻』の裏表紙にはラカンの手による概略が載せられており，四基本概念を次のように要約している。

「われわれの最初の主張のままに，シニフィアンの効果，そして一つの言語のように構造化されているものとして保持された無意識は，ここでは時間的拍動として再考された。

反復においては，自らのアウトマトンという様相の背後に隠れたテュケーの機能が明白にされた。出会いの失敗はここでは現実界への関係として抽出される。

転移は，愛の欺瞞に結ばれた閉鎖の時として，この拍動の一端を担うものとして捉えられた。

欲動については，一つの理論を与えたが，本概略を提出するように突然せまられた1965年半ば現在においてはまだ明確にされていない。」

ラカンの文体に慣れていないとこの文章は全く理解不能かもしれないが，少なくともラカンがフロイトの用語を独自の方法で捉えようとしていることは明らかであろう。フロイト用語の説明の仕方もそうだし，例えば，フロイトにおいて反復と転移は同類のように扱われていたが，ここではラカンはそれらを全く別の概念だとして考えているというところもそうである。

こうして「パリフロイト学派」が誕生し，ラカンは自分自身のグループを持ち，独自の教育活動を続けていくことになる。ではこれ以後，ラカンはフロイトから離れて自分自身の精神分析を創り出そうとしたと言えるだろうか。これは大変に微妙な問いである。なぜなら，「パリフロイト学派」の誕生以前からすでに，ラカンの精神分析は理論的にフロイトとはかなりかけ離れた展開をしていたのみならず，実践的にもそれまでのスタンダードな分析のやり方と大いに異なっていたからである。

Ⅳ　ラカンの実践

ここでラカン派の実践についてちょっと触れてみよう。IPAの精神分析とラカン派の精神分析では実践と理論の間に奇妙な交差がみられるように思われる。IPAに所属している分析家は理論的な束縛はあまり受けず，自我分析，クライン派，対象関係論者，など比較的多様な理論を持った分析家が集まっており，極端に言えばラカンの理論をある程度認める人もいる。理論的な縛りが緩いのに反して，実践的にはきっちりとした規約があり，それを守ることが要請される。それに対して，ラカン派では理論的参照点はすべてラカンに置かれるが，実践的にはほとんど規約というものがないのである。ラカン派の分析セッションは短いとか変動的だとか言われるが，実際は分析家によって異なっている。ある分析家は変動制セッションのやり方をとり，別の分析家はセッションを30分に決めているという風にそれぞれの分析家に実践の進め方は任されているのだ。回数にしてもIPAのように正式に精神分析とみなされるためには週に3回とか5回とかの回数を受けなければならないということもない。週に一度しか来ない場合もあるし，毎日来る人もいる，遠方からやってきて一日に何度も受ける人もいる。料金にしても分析主体の経済的状況を考慮して決める。

この違いは精神分析というものについての基本的な考えにある。ラカンによると各々の精神分析家は自分自身で自分の精神分析を創造しなければならないとされる。一人一人の分析家が自分に合った精神分析を創り上げるのである。そして自分の行う精神分析において外的な規約やスーパーバイザーに頼らずすべての問題において自分の責任において自分の判断で解決を図らなければならない。ラカン派においては，未経験な実践家が経験者に導きを請うような場所であるスーパーバイズというものもない。その代わりにコントロールといわれるセッションがある。しかし，それは一人の分析家が別の分析家に対して自らの実践を語り，その中で自分の行っている実践の意味を理解するための方法で，より経験の深い師に自分の問題の解決法を教えてもらうというものではない。二人の分析家の間には上下関係はない。ラカン派はこのように実践的規制を最大限に取り除こうとするのであり，それは自由連想法という分析の唯一の技法に由来する要請である。その場合には，各々の分析家の責任というものが強く要求される。そうすると分析家の養成の問題が強く出てくる。どうすれは，そのような分析家を育てることができるのであろうか。こうした分析家の養成の問題は，分析の終結の問題とも関連しており，フロイトにおいても完全に解決しているわけではない。

V　分析家の養成

ラカンが設立したEFPの大きな課題の一つは，分析家の団体として分析家の養成のための制度をいかに考えるかということであった。IPA側には分析家の養成のためのプログラムがあり，教育分析をする資格を持つ分析家の下で訓練分析を行いながら理論的な学習をも進め，それに加えてスーパーバイズも受けなければならない，というかなり厳密な試練を通る必要がある。そしてその上に，受験するためだけにも何らかの資格が必要で，医師もしくは臨床心理士であることが要求される。それに対して，ラカンの考える精神分析家の養成は全く異なっている。精神分析家とは精神分析主体として自分自身の分析をやり通し，その結果，精神分析家としてやっていく決意が固まれば，自分の責任の下に自らを精神分析家であると宣言すればよいのである。自動車の免許のように外部から一つの資格を与えるというやり方では精神分析家の養成としては不適切であると考える。確かに，精神分析という，他者の人生を左右させるような重大な帰結を伴う実践を資格試験のようなもので保証することはできない。分析家といえども一人の人間に過ぎず，資格によって特別の能力が備わるわけではない。最終的に，分析家は自らの責任において自分自身を分析家と認めるということによってしか分析家というものは成立しないのだ。しかしそれだけではやはり一方的な決定で，そこには何の保証もなく，独断的となる恐れも多い。精神分析家の集団の存在意義の一つには分析家を分析家として認めるという役割があるはずである。

ラカンそれについて一つの試練を考えた。分析家としてグループによって認められるためには，自らの分析の結果，自分を分析家として認めるに至った経緯をグループのメンバーに語り，自分の分析経験が眞正なものであり，分析家であるための分析家の欲望というものが自分のなかに生まれたということをメンバーに認めてもらうことが必要があるというのである。この過程をラカンはパスと呼び，自分のグループに制度として導入しようとした。

1．EFPの解散

パスという制度の設置はEFPの大きな出来事で，これはグループの内部でも大きな物議を醸しだした。そしてその結果，1969年にはEFPの分裂が生じ，ラカンに賛同しないフランソワ・ペリエやピエラ・オーラニエらの分析家たちは独自に「第四グループ」という団体を設立した。

この後1981年ラカンが亡くなる前年，EFPはラカン自身の手で解散された。この解散はグループのメンバーのみにかかわらず，ラカンの精神分析に関心を持つすべての人にとって大きな驚きと混乱をもたらした。なぜラカンは，自らの精神分析の理想を実現するために設立し，今までにない精神分析グループとして多くの賛同者を集め，大きな成功を収めているように見えた，自分の努力の結晶であるはずのものを一瞬のうちに破壊してしまうのだろうか。多くの人にとってそれは理解しがたいことであった。しかし，ラカンにとって解散は必要であった。フロイトの精神を汲む精神分析を発展させるために構築した彼の組織は，彼の眼にはもはや当初の目的を追うには不適切なものとして映るのだった。グループというものはそれが発展して多くの人を集め機能するようになると必然的に硬直化する傾向にある。そもそも，精神分析家がグループをなすこと自体，根本的矛盾を生み出すことになる。分析家はできる限り自由な存在でなければならないのだが，グループはそれを束縛し，ひいては自ら実践する精神分析の方向を誤らせる可能性もあるからだ。ラカンにとってIPAはその見本であった。

結局は解散されたのだが，EFPが機能していた約15年間の間，ラカンとその弟子たちは多くの業績を残した。フロイトは精神分析を創り出したが，いくつかの問題を未解決のままに残した。ラカンはフロイトの精神分析の後を継ぐ者としてそうした未解決の問題，フロイト以後新たに出てきた諸問題にフロイトの精神を尊重しながら独自の回答を与えてきた。既述したパスという制度はその一つで，分析家の養成の問題に対する返答であり，またそれは精神分析の終結の問題にも繋がっている。

Ⅵ　精神分析の終結

フロイトは精神分析の終結についていくつかの発言をしているが，もっとも知られているのは1937年の論文「終わりある分析と終わりなき分析」に言われていること，つまり男性にとって「男性的抗議」，女性にとっておよび「ペニス羨望」という生物学的な事実につきあたるとそれ以上進むことはできないというものである。ラカンにおいても分析の終結は重要な問題であり，初期の「鏡像段階」からすでにそれについて触れている。以後，さまざまな形で終結の問題へのアプローチがなされたが，最終的には二つの理論的考察を挙げることができよう。最初のものは「幻想の横断 traversée du fantasme」というもので，これはフロイト的に言うワーキングスルーを突き進めていき幻想を純化し，最後にその核のようなものに到達することである。この考えはパスの考案とも繋がっている。後のもの，これはこの問題についてのラカンの最終的考察だと言えようが，それは「症状への同一化」と呼ばれた。分析主体の症状の根源には主体の最も特異的なものが潜んでおり，分析作業を進めていき，それに同一化，つまりそれが自分自身であると認めることができるようになると分析は終結するという考えである。またこのころには，分析の終結をよりプラグマティックな形で「分析によって患者が満足を得られれば終結したと言える」とも考えていた。

Ⅶ　ラカン派の理論展開

ラカンはレヴィ＝ストロースの神話素 mythème と数学 mathématique からヒントを得てマテー

主体：　$\$$

対象：　a

〈他者〉：　A

ファンタスム：　$\$ \diamond a$

ファルス：　Φ, ϕ

ディスクール：精神分析のディスクール：$\dfrac{a}{S_2} \rightarrow \dfrac{\$}{S_1}$　（S_2 // S_1）

性別化の公式：　$\exists x \overline{\Phi x}$　$\forall x \Phi x$

$\overline{\exists x} \overline{\Phi x}$　$\overline{\forall x} \Phi x$

ム mathème という理論的道具を考え出し，それを使って理論的考察を進めた。ラカン派の一つの特徴はこのマテームをしばしば使用するところにある。諸マテームの説明は紙幅の関係からできないが，現在では多くのラカン入門書に説明されているのでそちらを参考にしていただきたい。主なマテームを挙げよう。

またグラフや図式も多用する。それに加えてトポロジーの利用も忘れることができない。特に最後期における結び目の理論への言及はラカン独特の理論的である。こうした理論構成や実践がラカン派というものを構成している。

これらの理論は，想像界I，象徴界S，現実界Rという三つの次元によって支えられている。これらの次元はラカン派の理論の屋台骨を構成していると言えよう。

Ⅷ おわりに

最後にラカン以後のラカン派の動向を少し見てみよう。

ラカンがEFPを解散した後，さまざまなラカン派精神分析家のグループが誕生することになる。ラカン自身，女婿ジャック＝アラン・ミレール，ソランジュ・ファラデ，シャルル・メルマンを中心に，解散の年に「フロイトの大義 cause freudienne」というグループを設立するが，ミレールとメルマンの対立から分裂。ミレールは「フロイトの大義学派 Ecole de la cause freudienne（ECF）」，メルマンは「フロイト協会 association freudienne」を設立し，両派はラカン派の二大グループを構成し現在まで続いている。どちらも国際的な展開を行い，前者はヨーロッパと南米の諸ラカン派を集めた「世界精神分析協会」を設立し，後者は「国際ラカン協会」と名前を変えて各国で活動している。その他さまざまなグループが生まれておりEFPから派生したグループ以外のラカン派も合わせるとフランスだけでもおそらく20から30のラカン派グループがあるだろう。これはIPA派が一つのまとまりを見せているのに比べ大きな違いである。

ラカン派のグループの細分化はラカンの教育活動についての解釈の違いも大きいだろうが，また個人的な確執もその原因の一つであろう。

ラカン派の中心はやはりECFであり，多くの分析家を擁し，また理論的に優れた人も少なからずおり，多彩な活動を展開している。ただ指導者であるミレールと折り合いが悪くなり離れていった分析家も多い。例えば，ECFの指導者の一人であり人望も厚かったコレット・ソレールは，ミレールから理論的盗作を責められ，ECFから独立してフォーラムを設立した。ミレールは優れたラカン解説を自分のセミネールを通して長い間行い，ラカンの理解のために大きな貢献をし，多数の賛同者を集めたが，半面，反発する者も多く，フランスにおけるラカニアンたちは，極端に言えば，ミレール派と反ミレール派に分けることさえできよう。

世界的な観点からみた精神分析学派の分布は英米圏においてIPAの勢力が強いのに対してヨーロッパロマンス語圏・南米ではラカン派が優勢である。現代の精神分析界はラカン派とIPA派の二つに分断されていると言えよう。本論の初めに，ラカン派は単なる精神分析の一学派ではないと主張した理由は，上で説明したものに加えてここにもある。

英国の公的機関における精神分析的精神療法の今後の方向性

▶文化，経済，社会的側面と快感・痛み原則の観点から

Hiroshi Amino

阿比野　宏*

I　はじめに

英国においての精神分析的精神療法は，とりわけこの10年の間に，その立場を急速に失いつつある。公的医療サービスであるNHS（National Health Service：国民健康サービス）において，年単位の精神療法を行ってきた多くの治療機関が閉鎖を余儀なくされている。その辺りの経緯については，すでに2016年発行の「精神療法42巻3号」の中で，"英国：タヴィストック・クリニックにおける精神分析的精神療法の行方"という形で述べているので，興味のある方はそちらを参照していただきたい。それを背景として，今回はこうした流れを生み出しているものが何であるのかについて，NHSでの大きな動きを中心に論を進めていきたい。その上で，その流れにより生じてきている亀裂について触れていくこととする。最後に，今やNHSにおいて数少なくなった精神分析的精神療法を提供し続けている機関としての，タヴィストック・クリニックでの"生き残り"の試みについて，管理，運営の一部を担っている当事者の立場から，私の体験を通して考えてみたい。

*タヴィストック・クリニック　成人部門 講師・精神分析的精神療法家／英国精神分析協会 精神分析家
120 Belsize Lane London NW3 5BA U.K.

II　経済と医療

NHSは国民からの税金でまかなわれている。NHSの職員は日本で言えば公務員にあたる。以前はこのことが精神医療において，とりわけ大切な，そして有用な意味を持っていた。イギリスでの精神医療は，地域での治療が中心であり，地域に根付いた地域精神医療チーム（Community Mental Health Team）が，長期にわたり，患者の治療を行ってきた。そのチームは，通常数多くの経験を積んだ精神科専門医がリーダーとなり，研修中の精神科医が数名，地域精神医療専門看護師（Community Psychiatric Nurse），臨床心理士，ソーシャルワーカー，作業療法士から構成されている。そして，医師以外の一人が，それぞれの患者の担当者（Key Worker）として，治療に従事している。患者の状態が悪くなり入院が必要となれば，その担当者が継続して入院治療チームと関わる。こうして，治療の継続性が保たれていた。デイ・ホスピタルなどの中間施設も充実しており，必要であれば地域精神医療チームと提携しながら，年単位で患者の治療を行っていた。日本では馴染みのないシステムであると思われる。ただ，こうしたシステムが可能となっていたのは，精神医療従事者の多くが公務員であり，国，地方行政そのものが治療を提供する形になっていたからである。

このように国，地方行政が医療を提供しているがゆえに，政治・経済的思想が医療，NHSに直接影響を与えることになる。そのため，とりわけこの10年の大きな変革から何が生じてきているのかについて，簡単に触れてみたい。

英国は他の先進諸国と同様に，経済的に疲弊してきている。歳出が増大する中で，歳入が伸びないという，日本でもみられる現象である。そのため，歳出の削減が急務となっている。そのため保守党政権は嫌が応なく，医療費の削減をせざるを得ない状況に置かれている。その経済的しわ寄せが，地域の医療システムである初期医療トラスト（Primary Care Trust），臨床監査グループ（Clinical Commissioning Group）に向けられ，最終的に実際に治療を行っている家庭医，病院などの二次医療機関に大きな影響を及ぼすこととなる。

NHSにおいては，初期医療トラスト，臨床監査グループが，それぞれの家庭医，病院との契約を結び，その予算は政府，地方行政が握っている。行政レベルで経費を削減されれば，それらは，それぞれの病院への支出も制限せざるを得ない。また，15年程前から，それぞれの病院は個々の独立したトラストとなり，独立採算制をとっているので，大きな赤字に転落すれば，すぐに解体され，別のトラストに合併，吸収されることとなる。そのため経済的にどう生き残るのかが大きな課題となっていく。それに加え，2012年以降，政府はNHSの一部民営化をするという方向性を提示し，民間の機関もNHSに参入できるようになった（Pollock, 2005）。NHSの中で採算が取れていた部門については，民間企業も参入し，運営することも多い。逆に救急，産科などの赤字になりやすい部門には，当然のことながら民間企業は参入せず，そのままNHSに残ることとなり，さらにNHSの収支を圧迫する。さらに，NHSの生き残りのため，それぞれの病院は，その収入総額の数パーセントをNHSに支払う義務があり，それらは他の赤字の病院の救済に使われることとなる。こうした厳しい経済状況の中で，それぞれのトラストはその生き残りの手段として，人件費を削減し，治療の効率性を求めることになる。

まずは人件費の削減について触れてみたい。タヴィストック・クリニックを含めた多くのトラストで，早期退職者を募る，退職した職員のポストを凍結するなどの形で対応している。タヴィストック・クリニックの成人部門について考えても，私がトレーニーとしてトレーニングをしていた10数年前と比べると，指導・管理スタッフの数は半減している。また同時に，効率化を図るための治療構造の現代化という名目のもと，それまであった治療チームの体系を一度解体し，別のシステムを作り上げ，新たなチームの編成を行うという作業が進められている。その再編の中で，それまでは経験のある医療従事者を雇用していたにも関わらず，新しいチームでは経験の少ないものを雇うことで，経費の削減が行われている。

さらには，こうした背景を元に，ここ最近は治療の効率性が大きく取り上げられるようになった。経済システムに則った形である。それは精神医療にも大きく影響し，いかに短期で，経済的にも効率よく，より多くの患者に，効果的な治療を提供できるかということである。これは身体疾患モデルの精神疾患に対しての応用である。同様のことが，診断名についても当てはまる。精神的な問題の診断が，あたかも身体疾患と同様に扱われているのである。診断名が決まれば，それに見合った治療法があり，それにより治癒に向かうというものである。ただ，ここで大きな問題点が生じる。大半の身体疾患においては，原因と症状が直接の因果関係を持つことが多いのに対して，精神的な問題では，それが当てはまりにくいということある。ただ，身体疾患にしても，急性のもの，感染性のものは，因果関係は明確で，抗生物質などの治療法も明らかとなり，治癒過程も明確になりやすい反面で，慢性疾患が根底にある場合には，それ程単純なものではない。いくら表層的な症状を改善しても，ただ反復するだけの可能性も高くなる。

精神的な問題は，脳内の化学伝達物質の変化や器質的な変化がそこに認められるケースもあるであろうが，その大半は，症状が生じたときまでの，情緒的な主観的体験に基づいて築き上げられてきた，個々の人の根底にあるパーソナリティのあり方，それも日常生活において適応的に機能しない部分が，表面化してくるものとも考えられる。そのため，急性の身体疾患のように，単純に因果関係を明確化し，それを取り除くという形の論理は成り立ちにくいであろう。

医療に経済的な問題が関わってくるのは，致し方のないことである。医療を行っていくには，人との関わりが必要であり，人が仕事として関われば，そこに経済的な部分が含まれることとなる。また，医療行為としての投薬にしても，薬剤を開発し，作用，副作用についての実験を繰り返し，有効性，安全性が実証されても，宣伝し，製造し，配布するという過程の中で，莫大な費用がかかることは，想像に難くない。それら全てが，経済論理に支配されているのは避けられないことである。そうなれば，医療に効率性が求められるのは必然の流れであろう。次に，こうした効率性を重視した考えが広まりやすい文化的背景についても考えてみたい。

Ⅲ　効率性重視の文化

1970，80年代から政治，経済の分野で広く受け入れられている新自由主義がもたらした考え方，文化の変化が，効率重視という概念の広がりに大きく影響をしているように思える。

その概念については，さまざまな議論があり，簡単に記すことはできないが，その中心は，国，政府からの統制をできるだけ減らし，公営の事業をできるだけ民営化して自由貿易を進めていこうという考え方にまとめられる。先に述べたような，NHSの一部民営化や，日本であれば，国鉄，郵便局の民営化などである。ただ，そこには必ず，いかに利益を上げるのかという根本の思想があり，効率的に収益を上げられないものは，自然淘汰されていくという流れが自然なものとなる。それは製造業の世界のみならず，日々の生活にも大きく影響を及ぼしているだろう。

こうした政治，経済的に共有された考え方が，嫌が応なく，我々が日常で生活して行く中でも影響しているように思われる。

数年前タヴィストック・クリニックで，“我々の幸せという概念に何が起こったのか？”というカンファレンスが行われた。そこで共有されていた認識は，誰しも物質的に生活するために困らない程度の必要なものがあれば，それ以上いくら物質的に恵まれたとしても，“幸せ”になることはないということであり，それについては，それぞれの人も情緒的に十分に理解している。それにも関わらず，現代社会で，さらに何か物質的なものを求め続けることで，程度の差こそあれ，大半の人が“幸せ”を得られると思い込まされている。私もそうした影響を受けながら，生活をしている。

それに加えて，国からの保護の抑制，民営化，効率性重視，自然淘汰の原理などは，当然精神医療の場面にも大きな影響を与えている。最近は，ことさら患者の病院，医療への依存（institutionalization）が強調され，旧来の精神医療がもたらす弊害が大きく取り上げられることとなった。つまり，患者の主体性の重要さが大きく論じられるようになった。このことそのものは大切な問題であり，議論されるべきものであったと考えられる。

ただ，イングランドの現状を見ていると，その重要な議論が，先に述べた政治，経済的な流れにより，歪められているように感じざるを得ない。今や，精神医療の中で，精神科医が継続して，例えば，月に一度程度患者に会うことは，“依存”を助長するという名の下に，困難になっている。こうした長期にわたる面接の継続によって，自分のことを念頭に置いている人がいるという安心感から，状態が安定する患者は少なくないことを考えれば，大切な精神医療の側面が否定されていると思わざるを得ない。それ以上に，“依存”そのものがこうした形で，悪いものとレッテルを張られることで，本来，人の助けをなしに人が生きていくことはできないという根本的な必要性も，否定されてきているように思える。

さらには，この10年程の飛躍的な，インターネット環境，通信環境の発達がもたらした産物も大きいと思われる。異なる国ばかりではなく，異なる大陸にいながら，今のように自由に相手の顔を見て，（画面を通じてではあるにせよ）会話ができるという状況を想像することは，25年以上前には難しかったが，今や当然のこととなっている。物理的に側にいない相手と，願えば，絶えずやり取りをすることができるのである。そこで得られた便利さ，有用さは計り知れないものがある。ほんの100年前は，距離の離れた相手とは，手紙という時間のかかるやり取りをすることが，主な交流の手段であり，そこには，いつも“待つ”という要素が，必要なことであった。待つことができないと，関係性が発展しなかったのである。

このように通信環境が発達し，効率性が重視される現代においては，“待つ”ことそのものが，必要のないもの，取り除くべきものとなってきている印象を受けることが多い。待つことは“ストレス”というレッテルが貼られ，排除すべき，攻撃されるべきものとなっているのではないかと感じられる。

Ⅳ “待つ”ことへの精神分析的理解

こうした“効率性”が善，物質的豊かさが“幸せ”，“待つ”ことは悪，という幻想が流布しやすいのはどうしてであろうか。言葉を変えれば，どうして人はいかに容易に飲み込まれてしまうのであろうか。その点について簡単に，Freudの人の心の理解の観点から考えてみたい。

Freudは，元々人は快感（・痛み）原則に支配されていると述べている（Freud, 1911）。人は自分に快感をもたらすものを追い求めていくものであると同時に，痛み，不快からは逃れようとするものとして考えられる。私のこれまでの臨床経験では，痛み，不快から逃れようとする動きが，とりわけ大きな力として働いているケースが多く認められた。これは，特に自我が十分に成熟しておらず，人との関わりから得られるであろう，暖かみ，ケア，愛情を受け取ることが難しい人たちには顕著に認められた。

Freudはさらに，人は必ず不快，痛みに遭遇することになると述べている。例えば，赤ん坊は必然的に痛み，不快感，絶望感，崩壊してしまうのではという恐怖を，体験せざるを得ない。把握のできない，嵐のような圧倒される身体的・情緒的体験を，必ずすることになるのである。空腹は必ず訪れる。空腹時に起こる赤ん坊の身体的，情緒的不快感，不安感，壊れてしまうような感覚を，母親が直感的に理解し，授乳をすることによって，その空腹が満たされ，満足感，快感を得ることができる。ただ，空腹感を感じられるからこそ，こうした体験をすることが可能となるのである（Bion, 1970）。

ここで“待つ”ということが大きな意味を持つ。空腹という痛みの中にいながら，母親の授乳を待つため，赤ん坊は指をしゃぶったりする。おそらく空想の中では，これまでの満足に満ちた授乳体験の記憶に埋没しているのであろう。“待つ”ということが，そうした創造性を育んでいるのである。もし，なんらかの理由で待てないとすると，激しく泣き，手足を乱暴に，無秩序的にばたつかせるという，激しい怒り，不快，恐怖を吐き出すような行動をすることとなるであろう。その際に母親が，そのメッセージを正しく汲み取ることができれば，少しずつ“待つ”ことができるようになり，創造的な何かを生み出すことができるようになるかもしれない。

人は，こうして“待つ”という痛み，不快に耐えながら，周りと関わっていくことになる。

それに耐えられないと，人と継続的に関わることが難しくなり，本来の暖かさ，愛情，ケアに溢れた関係性を持つことが難しくなってしまう。その結果として，さらに“待つ”という体験をすることが難しくなっていく，という悪循環が起こる。

“待つ”ことは，いいもの，安堵をもたらすもの，満足，快感をもたらすものを，周りの人が持っていて，今ではなくても，自分が耐えられる間に，関わってくれるであろうという情緒的な実感がないと，耐え難いものである。その実感は人によって異なるであろうし，同じ人でも，その人が置かれた状況で変わっていくであろう。“待つ”ことは，痛みを伴うものであり，避けたいと感じるのは当然のことである。つまり，絶え間ない激しい綱引きが展開しているのである。先に述べたような効率性重視の世界は，“待つ”ことへの耐性を人から奪うことになりやすい。効率性が“待つ”ことへの拒否感に，合理的な理由を我々に与えている。

V　精神分析的精神療法の今とこれから

これまで述べてきたように，効率性の重視，自由選択および自然淘汰の競争原理，これらが過度に強調され，それが当然のこととして受け入れられている状況が社会に存在している。

その中で嫌が応なく，発達していくのに欠かすことのできない人との関係性に焦点を当てた，年単位の長期に渡る治療である精神分析的精神療法は，ただ費用だけがかさみ，効率的ではない時代遅れのものとして受け取られている。エヴィデンスがないという形で排除されようとしているのが，全体の今のNHSの流れである。認知行動療法が心理的治療の最初の選択肢であり，メンタライゼーション，対人関係的療法なども広がってはきているが，認知行動療法以外の心理的な治療法は経済上の問題から，認められない地域が増えている。

その反面で，患者の抱えている問題が長期に渡るものであり，パーソナリティの奥深くまで影響しているため，認知行動療法のみでは十分ではないと判断され，我々タヴィストック・クリニックに紹介となる患者は依然として多く，さらにその数は増えてきている。同時に，精神分析的精神療法のトレーニングを提供する機関が減少しているという背景もあるであろうが，タヴィストック・クリニックでトレーニングを受けたいという人の数も年々増加している。

この背景にあるものは，人の基本的なあり方に拠っていると思われる。人が生まれてからの生きていく過程を考えていくと，人は高度な文化を生み出せる能力を有したがために，遺伝的に他のどの生物に比べても効率的ではなくなっている。身体的に見ても，自由に歩くことができるようになるために3年以上の年月が必要である。同様に，自我，パーソナリティが発達し，成長し，成熟していくためには，数10年に渡るかなりの時間が必要であるのは明らかである。人が発達するために必要な時間軸は，先に述べた現代の政治・経済概念とは相反し，大きく隔たりを持つものである。そのためそれらを人の根本と密接に関わっている精神医療と結びつけることには，大きな無理があると私は考えている。人の心が成長するためには，人との密接な関わり，情緒的に理解されたという経験を通しての自分自身の情緒的世界の理解を，何年にも渡って繰り返し体験していくことが必要なのである。

ここからは，こうした逆風の中で，タヴィストック・クリニックの成人部門がたゆまず維持しようとしている文化について述べていきたい。精神分析における最も重要な要素は，人の内的，外的関係性の中で，起こっている現象を観察し，その中で何が情緒的に生じているのかを理解し続けることである。このことそのものが，人の心の発達に寄与し，またトレーニングの中核をなすものと考えている。つまりトレーニングにおいては，患者の情緒的体験に対しての，それぞれの臨床家の臨床的理解の深まり，広がりの発展が最も重要な要素とみなされている。

そのため，個々のスーパーヴィジョンで，またチームレベルで，臨床のケースの細かなディスカッションを定期的に行い，それを維持することが我々の責務と考えている。経験のある管理・指導スタッフ最低数人が，臨床的な議論に加わる形で，トレーニーがその議論を目の当たりにできる空間を維持することも，トレーニングには，つまり次の世代を育てていく上では重要な場であると考えている。この場の維持は，効率性が重視される文化の中では，困難を極めやすい。幸いなことに，現在もタヴィストック・クリニックの成人部門では，10名以上の指導・管理スタッフが英国分析協会公認の精神分析家であり，こうした考え方に基づいたトレーニングを長年にわたり受けているため，共通の認識を得られやすい。

とはいえ，タヴィストック・クリニックにおいて，内外からの圧迫は大きい。臨床でのコンサルテーション，治療の維持だけでは，経済的にクリニックそのものを独立した存在として保持することは，かなり困難になりつつあり，今後さらに難しくなることが予想されている。そのため，精神分析的理解を元にしながら，精神分析的精神療法ばかりではなく，広範囲にわたる心理的な関わりを提供していくようなサービスを，どのように発展させることができるのかが一つの課題となっている。さらには，そうしたサービスを行っている機関に対して，定期的なスーパーヴィジョン，コンサルテーションを行い，その機関に従事している医療者たちに援助を行うことで，より患者への助けが大きなものとなれるように支援することも，別の形の発展として模索している。すでに，成人部門においても，タヴィストック・クリニックの出張機関として，初期医療において短期の精神療法を提供するというサービスを，一部の地域で行っている。

このように，タヴィストック・クリニックにおける中核となるサービスとしての精神分析的精神療法を患者に提供すると同時に，トレーニーに対して精神分析的理解を身体に染み込んだものとできるような，トレーニングを行うという伝統的な文化を維持していく傍で，そこから発展，応用できるものを地域に広げていくことが，タヴィストック・クリニックの存続，発展の鍵になるものと考えている。

文　献

阿比野宏（2016）英国：タビストック・クリニックにおける精神分析的精神療法の行方．精神療法，42（3）；364-368
Bion W（1970）Attention and Interpretation. Tavistock.
Freud S（1911）Formulations on the Two Principles of Mental Functioning. Standard Ed.
Pollock AM & Allyson M（2005）NHS Plc：The Privatisation of Our Health Careerso. Verso Books.

愛着理論から見た発生論

Kenichiro Okano

岡野　憲一郎*

愛着理論から見た発生論が本稿のテーマである。両者は人間の心の成り立ちに関する理論という意味では密接な関係を有しているはずである。ところが精神分析の歴史では，両者の間にある種の乖離が見られてきた。本稿ではその事情について振り返るとともに，本来あるべき姿としての発生論，すなわち愛着理論と連動した発生論について論じたい。

I　発生論の起源

まず発生論（genetic theory）とは何か。それは「心がある起源を有し，そこから徐々に，運命づけられた方向に展開していくという理論」とされる（Auchincloss & Samberg, 2012）。米国の自我心理学者 David Rapaport & Merton Gill（1959）は発生論について，いわゆる漸成説（epigenetic theory）もこれに相当するとし，次のような四つの特徴を有すると述べている。「第一に，すべての心的現象は心理的な起源と発達を持っている。第二に，すべての心的現象は心的な資質に起源を持ち，漸成説的な方向に従って成熟する。第三に早期の心的現象の原型は後期のものに覆われてはいても，なおも活動的となる可能性を持っている。第四に，心的発達過程において早期の活動可能性のある原型が後期のすべての心的現象を決定する」。もちろんそこに環境は影響するが，その影響は二次的，副次的ということになる。

精神分析理論はその出発点からこの発生論的な見地に立ったものと言えよう。小此木（2003）によれば，フロイトのリビドーの発達に伴う精神性的発達論，つまり口愛期から肛門期，男根期，性器期と至るプロセス，Rene Spitz のオーガナイザーモデル，Margaret Mahler の分離個体化，Anna Freud の発達ライン，Eric H. Erikson の心理社会的漸成説，Melanie Klein のポジションの理論などはすべてこの流れの中で理解できる。小此木はここに Donald W. Winnicott　の絶対的依存から相対的依存へ，未統合から統合へ，という理論も含めている。

精神分析的な発達論の嚆矢はもちろん Sigmund Freud の精神性的発達論である。Freud は幼児性欲理論に基づいて，口唇期，肛門期，男根期（エディプス期），潜伏期，性器期という５つの成長段階を考え，それぞれの段階での固着がのちの精神病理につながるとの仮説を示した。Erikson の心理社会的漸成説や Erikson の心理社会的発達理論（ライフサイクル理論）は，この Freud の心理性的発達理論を，自我心理学の文脈で社会的発達理論まで拡張したものと言える。また Klein は，特に生後数カ月の口唇期における発達に特化した理論を打ち

＊京都大学教育学研究科
〒606-8501　京都府京都市左京区吉田本町

立てた。それが妄想・分裂ポジション，抑うつポジションの理論や原初的な防衛機制としての投影同一化の理論であった。

これらの発生論がどの程度，実際の乳幼児の観察に基づいたものと言えるかについては議論が分かれるところであろう。Freudはリビドー論に立脚した発生論を案出したが，それはFreudなりの人間の臨床的な在りようの観察と理解から生まれたといえる。またKleinもFreudの精神性的な発生論の本質を受け継いだが，いずれも実際の乳幼児の観察データに基づいたものとは言えなかった。

発生論におけるWinnicott, Kohutの貢献の特殊性

精神分析的な発生論の中には，後に論じる愛着理論に直接結びつくような論点を含んでいたものもあった。それらの代表として前出のWinnicottと米国のHeinz Kohutを挙げたい。小児科医として長年臨床に携わったWinnicottが描き出した精神分析理論は，実際の乳児の観察に基づいたものであり，FreudやKleinの欲動論的な理論とは全く独立したものであった。Winnicottの心の発達理論は，母子の間で子供の自己が生成され，それが母親の目の中に自分自身の姿〈「分身（double）」（Roussillon, 2013)〉を見出す作業の観察を通したものであるとする。母親は子供の分身をその心に宿すとともに，自分という，子供とは異なった存在を示す。それにより子供は自分と母親という異なる存在を同時に体験していく。その際Winnicottは乳児の心に根本的に存在するものとして，Freud流の攻撃性や死の本能を想定しなかった。その代わり彼が重んじたのが赤ん坊の持つ動き（motility）であった。すなわち動因としてはそこに外界や対象に対して乳児が持つ自然な希求を重視したのである。

このような点に着目したWinnicottはその発生論において，「[一人の] 赤ん坊というものなどいない」（1964）という表現を用い，乳児は常に養育者と存在することの自然さを言い表した。そして同時に他者の不在や過剰なまでの侵入についてその病理性を論じたが，その路線は後に述べるBowlbyの系譜に繋がる発達論者と軌を一にしていると考えていいだろう。

同様の事情はKohutの理論にも言えよう。Kohutの登場は精神分析の歴史の中では極めて革新的なものであり，その真価はそれが結果的に愛着や母子関係等への研究を含む発達理論への着目をさらに促したことにあるとされる（Schore, 2002, 2003)。Kohutが「自己の分析」（1971）において論じた自己対象（self-object）の概念は，きわめて発達心理学的な意義を内包していた。成熟した親は，子供に対して自己対象機能を発揮する。そうすることで，母親は未発達で不完全な心理的な構造を持った幼児に対する調節機能を提供する。Kohutはそれを自己対象関係の与える「恒常的な自己愛的な安定性（homeostatic narcissistic equilibrium)」(Kohut, 1966）と表現し，それが自己の維持に不可欠なものとした。

さらに発達理論との関連で重要なのがミラリングの概念である（Schore, 2002)。発達理論によれば，生後二カ月の母子が対面することによる感情の調節，特に感情の同期化は乳児の認知的，社会的な発達に重要となる。そしてこれがKohutのミラリングの概念に符合し，Trevarthen（1974）はこれを一次的な間主観性（primary intersubjectivity）と呼んだのであった。このようにKohutが概念化した母子の自己対象関係と，その破綻による自己の障害は，発達理論ときわめて密接に照合可能であることがわかる。後者においては母子との関係における情動の調節の失敗としてのトラウマやネグレクトが，さまざまな発達上の問題を引き起こすことがわかっている。その意味ではKohutはトラウマ理論の重要性を予見していたと言えるだろう。

Ⅱ　愛着理論の歴史とその発展

これまでに発生論の中にも後の愛着理論と深いつながりを持つものがあることが示された。ここでJohn BowlbyやSpitzらによりその基礎が築かれていた愛着理論そのものについて振り返っておきたい。愛着理論は彼らの貢献により，精神分析の歴史の初期には生まれていた。それは言うまでもなくFreud自身の著作から多くの着想を得ていた（Emde, 1988）。しかしそれにもかかわらず，精神分析の歴史の中では，愛着理論は長い間傍流として扱われていた。これは精神分析理論の多くが乳幼児期の心性を扱っていたことを考えるならば，実に不思議なことと言うべきであろう。その一つの理由は，愛着理論がFreudやKleinの分析的なモデルを基盤とはせずに，独自の理論を打ち出したからと言えるだろう。Bowlbyは乳幼児を直接観察し，その実証データを集めることから出発した。それは分析理論に基づいた発生論的観点，すなわち幼児の内的世界を想定し，理論化したKleinやAnna Freudの視点とは全く異なるものであった。彼女たちがFreudの欲動論を所与としていたのに対し，Bowlbyは実際の乳幼児のありさまから出発した。そこには愛着理論の提唱者が一貫して表明する傾向にある，一種の反精神分析的な姿勢が見られる。例えばBowlbyはかなり舌鋒鋭く以下のような批判を行っている。

「精神分析の伝統の中には，ファンタジーに焦点を当て，子供の現実の生活体験からは焦点をはずすという傾向がある」（Bowlby, 1988, p.100）

この批判は現在の関係精神分析の論者の言葉とも重なるといえよう。すでにⅠで見た精神分析的な発生論は，現在ではやや時代遅れの感を否めない。しかしそれに比べて愛着理論は関係精神分析において今後の議論の発展が最も期待される分野の一つである。2007年には“Attachment：New Directions in Psychotherapy and Relational Psychoanalysis”（愛着：精神療法と関係精神分析における新しい方向性）という学術誌の第一号が発刊となった。まさに関係精神分析と愛着理論との融合を象徴するような学術誌であるが，その第一号に寄稿したPeter Fonagyが熱く語っているのは，愛着に関する研究の分野の進展であり，それの臨床への応用可能性である（White & Schwartz, 2007）。Fonagyは最近は特徴的な愛着を示す幼児とその母親についての画像技術を用いた研究が進められていることを伝えている。Bowlbyの生誕100年に発刊されたこの学術誌は，研究と臨床とをつなごうとする彼の強い意思を現代において体現しているといえる。

20世紀後半になり，愛着研究においては英国でBowlbyに学んだMary Ainsworthが画期的な実証研究を行い，Mary MainやRobert Emdeがその研究を継承して一つの潮流を形成するに至ったと言えるであろう。しかしなぜ愛着理論は精神分析の本流とも言うべき諸理論からはいまだに一定の距離を保ったままであるとの観を抱かせるのだろうか？

以下に愛着理論の発展を「愛着と精神療法」（Wallin, 2007）を参考に簡単に追ってみたい。愛着理論の金字塔としては，なんといってもBowlbyとMary Ainsworthの二人三脚による有名なストレンジシチュエーション（以下「SS」と表記する）の研究が挙げられる。このSSにおいては，子供を実験室に招き入れ，親が出て行き子供が残された部屋にいきなり他人が侵入するという，まさに「見知らぬ状況」を設定する。そしてストレスにさらされた子供が示すさまざまな反応についての分類を行う。Ainsworthは以下の三つの分類を行った。それらは不安－回避（Aタイプ），安全（Bタイプ），不安－両面感情ないし抵抗（Cタイプ）と呼ばれる。そして彼女の後継者Mary Mainは，成人愛着面接（AAI）に関する研究を行ったが，それは「愛着研究における第二の革命」と呼ばれるものである。これにより親は自分自身の親との関係に関する成育史を表現することになるのだ。ここできわめて注目すべきなのは，親のAAIによる分類が，子供のSSの分類が安定型か不安定型かを75パーセントの確率で予見するということを実証したことであろう。またMainがJudith Solomonとともにもう一つ新たに発見して提唱したのが，後に述べるタイプDである（Main & Solomon, 1986）。

Mainに続いて登場したのが前出のFonagyである。彼の理論はBowlbyやMainとの個人的なつながりを通して形成されていった。そして愛着理論とメンタライゼーション，間主観性理論や関係性理論との関連を築いたのも彼の重要な功績である。

愛着理論から見た病態の理解

成人における愛着のタイプについては，Bartholomew & Horowitz（1991）の研究が広く知られている。彼らは，“Secure”，“Anxious-preoccupied”，“Dismissive-avoidant”，“Fearful-avoidant” という分類を提案し，日本語では「安定型」，「とらわれ型」，「拒絶型」，「恐れ型」と言い表されている（加藤，1998）。

「愛着軽視型」の患者とは，強迫や自己愛およびスキゾイドからなる連続体の一部に対して，愛着理論から診断名を与えたものといえる。これはさらに「価値下げ型」，「理想化型」，「コントロール型」に分かれ，それぞれ治療者に対する異なるかかわり方を示すという。また「とらわれ型」の患者は，「愛着軽視型」とは対極にある患者として理解される。この「とらわれ型」の患者は「感じることはできても対処ができない人々」と形容され，演技性，境界性パーソナリティ障害に対応する。そしてこのタイプの患者との治療的なかかわりについて考える際には，関係性理論，マインドフルネス，共感等のさまざまな議論が有用である。さらに「未解決型」の患者は，成育史において外傷を経験し，その解決に至っていない人々である。その治療の際には患者の安全への恐れを克服し，外傷を言葉にすることを促し，マインドフルネスとメンタライゼーションを主要なツールとして用いると記されている。

Ⅲ Allan Schoreの提唱する新しい愛着理論

精神分析における愛着理論をその高みにまで進めた人としてAllan Schoreの名を挙げたい。Schoreは愛着と分析理論と脳科学的な知見の融合を図る（2011）。早期の母子関係は現在は脳科学的な研究の対象ともなっているのだ。早期の母子間では極めて活発な情緒的な交流が行われ，両者の情動的な同調が起きる。そしてそこで体験された音や匂いや感情などの記憶が，右脳に極端に偏る形で貯蔵されているという。愛着が生じる生後の2年間は，脳の量が特に大きくなる時期であるが，右の脳の容積は左より優位に大きいという事実もその証左となっている（Matsuzawa et al., 2001）。このように言語を獲得する以前に発達する右脳は，幼児の思考や情動の基本的なあり方を提供することになり，いわば人の心の基底をなすものという意味で，Schoreは人間の右脳が精神分析的な無意識の機能を事実上つかさどっているのだと主張する。

右脳はそれ以外にも重要な役割を果たす。それは共感を体験することである。その共感の機能を中心的につかさどるのが，右脳の眼窩前頭部である。この部分は倫理的，道徳的な行動にも関連し，他人がどのような感情を持ち，どのように痛みを感じているかについての査定を行う部位であるという。脳のこの部分が破壊されると，人は反社会的な行動を平気でするようになる。その意味で眼窩前頭部は超自我的な要素を持っているというのがSchoreの考えである。

さらには眼窩前頭部は心に生じていることと現実との照合を行う上でも決定的な役割を持つ。これは自分が今考えていることが，現実にマッチしているのかを判断するという能力であるが，これと道徳的な関心という超自我的な要素と実は深く関連している。外界からの入力と内的な空想とのすり合わせという非常に高次な自我，超自我機能を担っているのも眼窩前頭部なのである。

Schoreの愛着理論の中でも注目すべきなのは，「愛着トラウマ」(Schore, 2002）という概念である。愛着関係は，それが障害された場合に，具体的な生理学的機序を介して乳児の心に深刻な問題を及ぼす。それは母親に感情の調節をしてもらえないことで乳児の交感神経系の持続的な興奮状態が引き起こされることによる。そして心臓の鼓動や血圧の上昇や発汗などに対する二次的な反応として，今度は副交感神経の興奮が起きる。すると逆に鼓動や血圧は低下し，ちょうど疑死のような状態になるが，この時，特に興奮しているのが迷走神経系の中でも背側迷走神経（Porges, 2001）と呼ばれる部分である。そしてSchoreはこの状態として解離現象を理解する。そしてこれがMainらのいわゆるタイプDの愛着に対応するのである。

SSにおいては，このタイプDの子供は非常に興味深い反応を見せることが知られる。タイプA，B，Cの場合は，子供は親にしがみついたり，怒ったりという，比較的わかりやすいパターンを示す。しかしタイプDでは子供は混乱や失検討を示す。そしてSchoreによれば，この反応は解離と同義であり，虐待を受けた子供の80%にみられるパターンであるという。つまりこのタイプDのパターンを示す子供の親はしばしば虐待的であり，子供にとっては恐ろしい存在なため，子供は親に安心して接近することができない。逆に親から後ずさりをしたり，他人からも距離を置いて壁に向かっていったり，ということが起きる。

このように解離性障害を，「幼児期の（性的）トラウマ」によるものとしてみるのではなく，愛着の障害としてみることのメリットは大きい。そして特定の愛着パターンが解離性障害と関係するという所見は，時には理論や予想が先行しやすい解離の議論にかなり確固とした実証的な素地を与えてくれるのだ。

このタイプDの愛着の概念が興味深いのは，そこで問題になっている解離様の反応は，実は母親の側にもみられるという点だ。母親は時には子供の前で恐怖の表情を示し，あたかも子供を恐れ，解離してしまうような表情を見せることがあるという。そして母親に起きた解離は，子供に恐怖反応を起こさせるアラームになるという。

このことからSchoreが提唱していることは以下の点だ。幼児は幼いころに母親を通して，その情緒反応を自分の中に取り込んでいく。それはより具体的には，母親の特に右脳の皮質辺縁系のニューロンの発火パターンが取り入れられる，ということである。ちょうど子供が母親の発する言葉やアクセントを自分の中に取り込むように，脳の発火パターンそのものをコピーする，と考えるとわかりやすいであろう。そしてこれが，ストレスへの反応が世代間伝達を受けるということなのだ。それは一種刷り込みの現象にも似て，親の右脳の皮質辺縁系の回路が子供のそれに写し込まれるようにして成立するというわけである。

Ⅳ　さいごに――愛着理論に基づく発生論

これまでに発生論について概観し，それとは性質の異なる独自の発展をたどった愛着理論について述べた。ここで改めて考えなくてはならないのが発生論と愛着理論の関係性であり，両者の融合の可能性である。そこで改めて両者を見比べた場合，一つ明らかなのは，精神分析的な発生論の一部は，精神分析理論への根拠を提供した後，更なる理論的な深化を遂げたとは言えないことである。Freudの分析理論の中でも転移の分析，行動化，反復強迫，陰性治療反応などの概念の臨床上の重要性は失われてはいないが，リビドーの発達段階への固着といった生成論的な理解は，それ独自の理論的な展開を見せることなく，逆に臨床上ますます聞かれなくなっていると言えるだろう。またたとえばKleinの妄想分裂ポジションと抑うつポジションの理論や投影同一化の概念はその後のKlein

派の理論の支柱であり続けているが，その根本的な概念の枠組みにそのものに手が付けられたわけではない。他方ではすでに見たように，WinnicottやKohutの提示した発生論は，ごく自然な形で愛着理論に融合し，連動しているとの観がある。

発生論と愛着理論の関係についてもう一つ明らかなのは，愛着理論はそれ自体が学派を超えた進化を遂げ，脳科学的な研究とも融合し，今後精神分析的な枠組みをますます超えた形で発展する傾向にあるということである。そして愛着理論の成果がひるがえって精神分析的な理論へと応用される傾向が見て取れる。ただし愛着理論そのものが目指す傾向にある実証主義やエビデンスの重視，実際の母子関係への応用などは，精神分析が本来持つ無意識の重視や精神内界におけるファンタジーや欲動への重視と微妙に，あるいはあからさまに齟齬をきたす可能性がある。精神分析の流れの中でも関係精神分析の流れにおいては，愛着理論の取り入れやそれの臨床への応用には積極的なようである。しかしその立場に疑問を抱き，本来の精神分析とは異なるものとして距離を置く立場もある。筆者は冒頭で「本来あるべき姿としての発生論，すなわち愛着理論と連動した発生論」と述べたが，逆説的な意味で，それは精神分析理論の土台を揺るがす可能性があるとは言えないだろうか？愛着理論の発展が，今後の精神分析の展開を促すか，ある種の分裂を生み出すかは予断を許さないであろう。

文　献

Auchincloss EL & Samberg E（2012）Psychoanalytic Terms and Concepts. 4th Revised Edition. Yale University Press.

Bartholomew K & Horowitz LM（1991）Attachment styles among young adults：A test of a four category model. Journal of Personality and Social Psychology, 6；226-244.

Bowlby J（1988）On knowing what you're not supposed to know and feeling what you're not supposed to feel. In：A Secure Base. pp.99-118. Routledge.

Emde RN（1988）Development terminable and interminable. Ⅰ. Innate and motivational factors from infancy. International Journal of Psycho-Analysis, 69；23-42.

加藤和生（1998）Bartholomewらの4分類愛着スタイル尺度（RQ）の日本語版の作成. Journal of Cognitive Processes and Experiencing, 9；41-50.

Kohut H（1966）Forms and transformations of narcissism. Journal of the American Psychoanalytic Association, 14；243-272.

Kohut H（1971）The Analysis of the Self：A systematic approach to the psychoanalytic treatment of narcissistic personality disorders. University of Chicago Press.（水野信義・笠原嘉監訳（1994）自己の分析. みすず書房）

小此木啓吾（2003）発生論的視点.（小此木啓吾他編）精神分析学事典. pp.392-393. 岩崎学術出版社.

Main M & Solomon J（1986）Discovery of an insecure-disorganized/disoriented attachment pattern. In：Brazelton TB & Yogman MW（Eds.）Affective development in infancy. pp.95-124. Ablex Publishing.

Porges SW（2001）The polyvagal theory：Phylogenetic substrates of a social nervous system. International Journal of Psychophysiology, 42；123-146.

Rapaport D & Gill MM（1959）The points of view and assumptions of metapsychology. The International Journal of Psychoanalysis, 40；153-162.（鹿野達男訳（1960）超心理学の観点と仮説. 精神分析研究 7(3)；85-89）

Roussillon R（2013）Winnicott's Deconstruction of Primary Narcissism. In：Donald Winnicott today. edited by Jan Abram（New library of psychoanalysis）. pp.270-290. Routledge.

Schore AN（2002）Advances in Neuropsychoanalysis, Attachment Theory, and Trauma Research：Implications for Self Psychology. Psychoanalytic Inquiry, 22；433-484.

Schore AN（2003）Affect Dysregulation and Disorders of the Self（W.W. Norton & Company, Chapter 8）"The Right Brain as the Neurobiological Substratum of Freud's Dynamic

Unconscious"
Schore AN（2011）The Right Brain Implicit Self Lies at the Core of Psychoanalysis. The International Journal of Relational Perspectives,21；75-100.
Trevarthen C（1974）The psychobiology of speech development. In : Language and Brain : Developmental Aspects Neurosciences Research Program Bulletin, 12；570-585
Wallin DJ（2007）Attachment in Psychotherapy. The Guilford Press.（津島豊美訳（2011）愛着と精神療法．星和書店）
White K & Schwartz J（2007）Attachment here and now：An interview with Peter Fonagy. Attachment：New Directions in Psychotherapy and Relational Psychoanalysis, 1；57-61.
Winnicott DW（1964）Thechild, The Family and the Outside World. Penguin Books.（牛島定信監訳（1984）子どもと家庭．誠信書房）

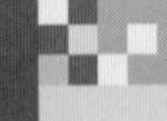

「50年後のピグル」とウィニコット以後

Satoko Kamo 加茂 聡子*

I はじめに

2017年春，国際精神分析学会雑誌に「『ピグル』の名前」と題されたアメリカのラカン派心理療法家 D.A. Leupnitz による論文（Leupnitz, 2017）が掲載された。これは，晩年の D.W. Winicott の治療記録「ピグル」（Winnicott, 1977）の患者が，Leupnitz に「わたしがあのピグルです」と名乗りをあげたことをきっかけにして，Leupnitz による「ピグル－ガブリエル」へのインタビューが実現し，論文化したものである。私は「ピグル」の翻訳に参加していた経緯もあり大変興味深くこの文章を読み，現在の「ガブリエル」と出会うことができた。本稿では，この論文の内容の紹介を引用を交えながら行う。

II 「ピグル」について

「『ピグル』の名前」は筆者 Leupnitz とガブリエルとの対話を通して，病理・外傷の世代を越えた伝達と名前が個人の主体性を組織する方法について検討した論文である。しかしこの2点の議論にあたりガブリエルとの対話が多く本文におさめられている。

まず治療記録「ピグル」について簡単に紹介する。この本は1969年の国際学会で Winnicott 自身によって発表された。そして彼の死後，1977年に妻 ClareWinnicott と Piggle の母親の協力により発行された。

「ピグル」と呼ばれていたガブリエルは，2歳過ぎで妹スーザンが生まれて以来毎晩夜驚に悩むようになり，傍目には性格が変わったように見えていた。彼女は自分の内側に住む「黒ママ」，電車と「ババカー」を怖がっていた。「babacar」は baby car からの造語ではないかと考えられている。両親が Winnicott に相談して治療面接が実現し，初回は2歳4カ月，計16回の面接を経て，終結時彼女は5歳2カ月だった。初回，妹の誕生について語るピグルに Winnicott は「赤ちゃんはどこから来たの？」と尋ね，「二人とも同じ男を愛しているから」ピグルはママのことを怒っているんじゃないかな，とエディパルな主題を導入する。2回目では，赤ちゃんがママの内側から生まれてくることを解釈すると，ピグルは「内側の黒いもの」と肯定して安堵する。

ガブリエルはロンドンから離れたところに住んでいたため，毎回電車を使い父親が面接室に連れてきており，時に彼女は待合室と面接室を行き来し，父親が面接に参加したこともあった。経過中，両親それぞれから分析家に宛てた手紙での相談や家庭での様子の報告がたびたびあり，さ

*四谷こころのクリニック
〒160-0004 東京都新宿区四谷1-8-14 四谷一丁目ビル10F

らにその返信から，丁寧に応じる分析家の様子が伺える。最後の面接で恥ずかしがっているガブリエルに対して分析家は「あなたが本当に恥ずかしいときってわかるよ。あなたが私を愛してるって言いたいときだよね」と解釈し，ガブリエルは同意の身振りをする。終結時，彼女は「本当に自然で，精神医学的には普通の女の子」だった。

この治療が論争を呼んだのは，子どもが来談したいときに分析家が会う「オンディマンド」技法が採用されている点であった。Winnicottは子どもの週5回の精神分析が家庭がこどもの成長を助ける機会を損なう危険性にふれ，その点オンディマンド法の利点がある一方で，週一回の心理療法に妥協案としての価値はないと警告もしている（Winnicott, 1977）。2015年，スクイグル財団の前理事長であるReevesは「ピグル」を綿密に検討し，治療的な要素について考察した（Reeves, 2015）。ここで彼はWinnicottの事例内での「ババカー」をはじめとした選択的な聞き方に注目した。そして「徹底的ではない」治療の良い結果を示すことに成功しているが，「オンディマンド」分析を代表しているということでは必ずしもないと結論している。それは，来談を要求している主体が誰であるか（家族ではないか）という問題がある上に患者の要求に対して必ずしも答えられていないからである。

Ⅲ 「ガブリエル」との出会い

さて，このかつてのピグル－ガブリエルとLeupnitzとの出会いはどのようなものだったのだろうか。彼女はフィラデルフィアでホームレス支援の仕事を行っているが，2015年の春，ロンドンのある治療者がホームレスに対して精神分析的に行っている仕事の論文に感銘を受けたため，この筆者に手紙を書いた。そして，このロンドンの治療者はLeupnitzの他の論文も読んだ（Luepnitz, 2009）。その論文の中には，ホロコースト犠牲者の親族にちなんで名づけられたものの，その名前では呼ばれなかった患者が描写されており，この名づけと多世代間における外傷の伝達が探索の鍵となっていた。そのうえで，ロンドンからの返信は以下のようなものだった（以下ゴシック体は原論文の引用。翻訳は加茂による）。

わたしは，ウィニコットが「ピグル」とあだ名をつけていた子どもの患者でした。わたしの母親の家族はドイツ語を話すチェコ人の難民でした。わたしの母の背景はウィニコットには明らかだったと思います。母には，自身を美しく英語で表現している間も，強い外国訛りがありましたから。イギリス人の慎み深さにもかかわらず，人々はたびたび母（とわたしたち）にどこから来たのかと問いました。ウィニコットはこれらについての好奇心を抑制していたように思えます。わたしはわたしの世代の最初のホロコースト後の子どもでした。「ガブリエル」はわたしの二番目の名前です。わたしのファーストネームであるEstherは一族のユダヤ人の歴史と外傷を保持しています。あなたは論文で書かれていましたよね「彼らは忠実に彼女を“アルバレス”と名付けたが，そう言うことはなかった」。あなたの論文でこのテーマについて読みながら，わたしがピグルのテキストや，わたしの家族についてなどずっと考えてきたことが結晶化したのです。

その後二人は連絡をとりあい，Leupnitzがロンドンのガブリエルを訪問，二人の出会いが実現した。ガブリエルは50代前半の豊かな銀髪と表情豊かな黒い目をもった魅力的な女性として描かれている。彼女はソーシャルワーカーとして働いたのちに心理療法家としての訓練を受けたが，ソーシャルワーカーとして働いていたときから精神分析的な思考を用いていた。また彼女の職業選択には母フリーデルへの同一化があったようである。

Ⅳ ガブリエルの両親と親族の歴史

ガブリエルの母親は2010年に亡くなった。ガブリエルによるその弔辞を紹介する。

フリーデルはチェコ共和国に生まれました。……11歳のとき彼女はイギリスの学校に送られ，1933年以降毎学期ごとに弟ゲリーだけを伴ってヨーロッパを横断していました。ちょうど，ドイツで乗り換えて恐ろしいヨーロッパを横切ってきたばかりだったため，イギリスの女子校では，遊び場に行くために道を横切っては叱られることが面白いと彼女は思っていました。1940年，彼女はひとりでパリに旅行をしており，10歳年下の弟トムをイギリスに連れて行きますが，このときトムを彼女の息子であると偽造したパスポートを使いました。ナチスは中央ヨーロッパのユダヤ人の多くを殺し，そこには彼女の祖母であるマーガレットや，彼女が大好きだった叔母のGerta Estherも含まれていました。わたしたちが彼女との時間や彼女の世代との時間を祝う際には，わたしたちは彼らが生き延びてきたことを覚えておかなければなりません。

……戦時中，母は焼け出された家族のためのロンドンシェルターでボランティアをしていました。……当時彼女はケンブリッジへと撤退したLSEで哲学を読んでいました。彼女は，弟トムの友達との結婚を機にロンドンからオックスフォードへ引っ越しました。父はオール・ソウルズ・カレッジのフェローの中では結婚した最初の人だったと理解しています。

ロンドンでは，母はタヴィストック・クリニックでこどもの心理療法家としての訓練をうけ，いつも仕事を愛していました。……偉大なメラニー・クラインにずっとスーパーヴィジョンを受けていました。精神分析的コミュニティにおける内部闘争と分裂において，彼女は極めて無党派でした。彼女は自分の困った幼い娘（ガブリエル）のために独立学派のDonald Winnicottと契約し，ウィニコットと交わした書簡の一部は，「ピグル」と呼ばれた刊行された事例の一部となっています。このウィニコットとの仕事は，母の人生最後の数カ月においてとても大事でした。

「ピグル」のテキストから，母親，あるいは両親が心理療法家ではないか，と思わせるところはあったが，確かに，Kleinに指導を受けていた心理療法家であったことがここで明らかになった。

ガブリエルは，治療については，自分の履いていた靴と，面接室の棚のことしか覚えていない，と話した。そして，今回のLeupnitzとの出会いに至るまで，自分があの「ピグル」だということは，ほぼ完全に秘密にしており，そこにはある種のきまり悪さがあったことを語った。一つはM. Khanの問題行動を巡るWinnicottの取り扱い（妙木，2018）が問題となって以降，Winnicottの患者であることは「みっともないこと」だったからである。そしてもう一つは，「黒」をめぐるLeupnitzにとっては意外なことで，それは，意識していたわけではなくても，自分の「黒」を怖がる心性が差別的なものだったのではないか，ということだった。もちろん幼いピグルにとって，不在の母親が悪い・迫害的な対象として定義され，母親不在の暗い部屋，暗い内部が「黒」と結びついていたのであろう。しかし若きソーシャルワーカーだったガブリエルにはこの発想は居心地悪いものだったようである。

ピグルが恐れた言葉「ババカー」についてほかの連想があるかLeupnitzが尋ねると，彼女は母方の祖国であるスラヴ地方の魔女「バーバ・ヤガ」について言及している。臼にのってすりこ木をかざし移動するとされるバーバ・ヤガは確かにファリックな母親を示唆しているようであり，経過の中でも「長いおしっこするところ」を持つ母親として空想されている。

ガブリエルがLeupnitzに自らを明かす気になったきっかけの一つはホロコーストと彼女の名前であり，Leupnitzはガブリエルの祖父母や母がどのように東ヨーロッパから逃げてきたかを尋ねている。ガブリエルの母方祖父は裕福な羊毛貿易商であり，周囲からおかしいと言われつつ東ヨーロッパから出る決断をした。母親は10歳離れた弟トムを自分の子どもと偽ったパスポートを持たされてイギリスに連れてきたが，小さな弟をどうしていいかわからずとりあえず自分の学校に連れていき弟はみんなにかわいがられていた。これらのエピソードは親族の中ではタブーとしてではなくむしろ面白いこととして語られていたが，一方で曾祖母のマーガレットや大叔母のGerta-Esther（ガブリエルのファーストネームと同じ名前をもつ）についてはアウシュビッツで亡くなったということ以上の情報をガブリエルは知らなかった。

さて，ガブリエルの父親，毎回彼女をWinnicottの診察室に連れてきて，幼い娘が自分によじのぼるにまかせていたあの父親はどのような人物だったのだろうか。

彼の両親はアイルランドのダブリンのプロテスタントで，非常に堅苦しい人たちだったようである。何度もの流産の果ての一人っ子として生まれた彼は11歳でアイルランドを離れイングランドの寄宿学校に入学している。ガブリエルの父親は，母親の弟トムの友人として出会っているが1950年代半ば，母は30代，父は彼女の12歳年下であり，大変珍しいカップルだった。両親の出会いについてガブリエルは以下のように語っている。

著：何が彼らをひきつけあったんだと思いますか？
ガ：母は父の心に惹かれたのです。父は母もそうであったように，学んでいました。わたしが思うに，父は母のとても文化的で気安い中央ヨーロッパ的な大きな家族に惹かれたのだと思います。

堅苦しい父方祖父母は，訛りの強い英語を話し，家事が不得手なガブリエルの母親とあまりうまくいってはいなかったようだ。しかしガブリエルは風変りだったとしてもこの両親の育児に大きな不満は感じていないと語り，父親が彼女にくれた多くのイラストつきのカードや漫画をLeupnitzに見せている。

V　ピグルの名前

ここで読者の混乱を防ぐためにまず明らかにしなければいけないことがある。通常，私たちが事例について報告するときは偽名を用いる。しかし「ピグル」においてはガブリエル，もそのあだ名だったピグルも実名，実際に使われていたあだ名なのである。

ガブリエルの名づけの由来についてLeupnitzが尋ねると，彼女はフランスのアンリ四世の愛人だったGabrielle D'Estreeにちなんでのようだ，と説明する。知的で勇敢ではあったが，第一子の出産の事故で亡くなった女性の名前を第一子につけたことは興味深い。Lepnitzは Gabrielle D'Estreeの中に，両親が名づけながら呼ぶことができなかったEstherが埋め込まれているようにみえる，とガブリエルに伝えている。これに応じて，ガブリエルは８歳頃に学校ではEstherと呼ばれ家ではガブリエルと呼ばれることを選択したことについて話している。ガブリエルはその後大学に入学する際，家でも学校でも「ガブリエル」でいることに戻った。

そして，Piggleについてはどうだろうか。ガブリエル自身は幼児が「Gabrielle」と言う試みが父親のあだ名であった「Piggy-Dog」と混ざったのではないかと想像している。

ここでまたWinnicottが偽名を使わなかったことに戻ろう。今回Leupnitzにガブリエルが見せた未刊行の手紙でWinnicottはこのことにふれている。

……気づいたことは，わたしたちがこの事例について刊行する際には，他の名前を使わなければいけないだろうということです。……わたしはピグルとガブリエルの名前を変える気になれず，このことをはっきりと言いました。名前を変えることで，その子どもに対する感覚がどれだけ変わるかは驚くべきものがあります。もちろん，わたしはガブリエルにおもしろいやり方で尽くし，彼女が治療セッションで多くをわたしにくれたので，わたしは彼女の役に立つことができたのです。わたしにとってとても豊かな体験でした。もしガブリエルの名前を変えたら，わたしはとても大事な何かを失うでしょう。

正直，発表の際は個人の特定は防がれるべきという我々臨床家の規範を改変するだけの説得力がこのWinnicottの手紙にあると私には思えない。しかしWinnicottの死後6年後の刊行の際にもClare Winnicottもガブリエルの母親も名前を変えるという選択肢はとっていない。このことはガブリエルを困惑させている。なぜ彼らは名前を変えなかったのだろうか。Leupnitzは以下のような仮説をたてている。

一つには，ポーの「盗まれた手紙」ではないが，読者は当然この事例は偽装されており，ガブリエルが本名とは思わない，ということはあるかもしれない。一方で10回目のセッションで「わたしはデボラ・ガブリエル！」と宣言する場面では，実名Estherがデボラに変えられている。その一つの可能性はピグルの発行時期はガブリエルが学校でEstherと呼ばれていたのでそのことへの配慮。さらにもう一つの可能性は，家族が呼ぶことができなかったEstherという名前，アウシュビッツで亡くなった大叔母の名前はテキストに書き込まれることもなかったということである。

Leupnitzはピグルの転移に関係しているとして，Winnicottというシニフィエに触れている。ピグルは妹スーザンの登場により赤ちゃんベッド（cot）を失った。WinnicottはWin a cot（ベビーベッドを勝ち取る）でもあった。このシニフィエがピグルのWinnicottへの転移を促進したのではないか，とLeupnitzは考えたのだ。このラカン派の治療者らしい発想は対談の中でガブリエルを喜ばせている。

Ⅵ Winnicottの声を聴きながら――再び母親のこと，そしてあの治療のこと

Leupnitzの提案で二人はBBC放送のWinnicottの講義を聞きながらさらに語らいを進めていく。ガブリエルは彼の声に親しみやすさを感じる一方で，彼の「母親は母親自身の赤ん坊に献身を感じるからうまくやれるのである」という主張については「つまんないセクシズム！」と一笑に付して，母方祖母から知的な野心が続いていたことを語る。母方祖母は建築の学習を夫から止められている。そして母親はチェコに住んでいた頃，弟への羨望，同胞葛藤に悩まされていた。正確には悩まされていたのは母親の周囲だったのかもしれず，彼女は6歳か7歳のときにウィーンに住むA. Freudのところに送られたことがあったのである。治療の必要なし，と送り返されたことに母親はがっかりしたらしい。つまり，ガブリエルは精神分析に送られた子どもとしては二代目，ということになる。

50歳を超えた今になって，当時の治療をどう感じているか，とLeupnitzはガブリエルに尋ねている。特に，当時のピグルが「死ぬこと」に困らされていること，これは母親が抑うつ的だったことを引き受けていたところはないだろうかとLeupnitzは尋ねているがガブリエルの返答ははっきりとはしていない。

著：この16回の面接に救われたという感覚がありますか？
ガ：(笑)。ちょっと恩知らずに聞こえるかもしれないけど……感じてないです！　……わたしよりも母が負うところ大きかったです。
著：お母さんは，治療があなたを救ったと信じていた，とあなたは信じる？
ガ：そうそう，そうです！

ガブリエルは，「ピグル」のテキストからは，母親の娘に対する応答，その深さに心うごかされている。そして，当時の一家にとってピグルの治療が家族全体を整理したのではないかということ，母にとってWinnicottがいかに大切な人物であったかについて語った。

Ⅶ Leupnitzの考察――世代を越えて持ち越されてきたこととその解消について

Leupnitzはガブリエルとの対話を得て明らかになった情報から，改めて事例「ピグル」はどのような治療であったかについて考察している。東ヨーロッパから母国語を諦めてイングランドに

渡ってきた母親が40歳を過ぎて初産を迎えることの不安は想像に難くないだろう。さらに幼少期に弟への同胞葛藤で苦しんだ彼女の当時の苦痛が次女の出産で再体験したこともテキスト中の書簡にほのめかされている。一方父もまた早く郷里を離れた，多くの流産の後の一人っ子だった。そして母親のユダヤ人としてのアイデンティティは第一子を得るにあたって，アウシュビッツで亡くなった親族の名前Estherを与えながら呼ばなかったこと，Gabrielleの由来にEstherが含まれていること，などから伺うことができる。

こういった事情全てを背負ってピグルはWinnicottの元に連れて来られるに至ったのである。しかし両親の不安はどのようにピグルに伝わったのだろうか。Leupnitzは母親がピグルに歌った歌に注目している。〈ピグルの赤ん坊時代を思い出させる歌がある。しかし，最近は両親がこの歌を歌うと，彼女はひどく泣いて「やめて！　その歌を歌わないで！」と言うのだった。……この歌はドイツの歌に英語の歌詞をつけたものであり，明らかに母親と赤ん坊との親密な関係に関わっていた〉（Winnicott，1977）ドイツ語を母語とする母親が別れの歌を母語ではない言葉で歌う際に，そこに悲しみが含まれていないことはあり得ないだろうとLeupnitzは考える。こうして，意識せず両親の悲しみや不安は歌という手段を経て投影同一化でガブリエルに伝えられていたのかもしれない。

そして母親は，12歳年下の夫に同胞葛藤の対象である弟を見出しやすかったはことが予想される。それゆえにWinnicottは母親にとって尊敬する専門家であり，よき父親でもあった。彼との作業は母親にとっての宝物であり，「ピグル」刊行への尽力の動機の一つともなっていたであろう。

Leupnitzの主張の一つに，この治療の中でWiniccottが果たした成果として，上記のような事情で両親から分裂排除され，投影同一化を通してガブリエルへと伝えられていた不安が，ことにその治療経過の共有や両親からの手紙への返信といった家族のマネジメントを通して扱われていたことをあげている。今回ガブリエルがLeupnitzに見せたWinnicottから両親への書簡の多くが「愛をこめて。DWW」「四人に愛をこめて」といった言葉で結ばれていた。ガブリエルの不安を直接扱った分析的プレイセラピーの外側で行われていた家族への愛情深い手紙がこの治療を支えていたとLeupnitzは主張している。

Ⅷ　おわりに

Winnicottの理論はその後広くその後の英国独立学派に影響を与えた。また今回のLeupnitz論文でわたしたちが知るに至ったように，その発達論の類似もあり，Lacan派との交流もみられるようになった。2016年末にはWinnicott全集が発行され晩年の思索メモも含めて読むことが可能になった。今回紹介したLeupnitz論文含め，Winnicottと他学派を接続した論考，Winnicott理論を再考する論文は今も発表され続けている。また近年明らかになった資料を基にしたWinnicott研究は今後ますます豊かなものとなっていくだろう。

文　献

Leupnitz D（2009）Thinking in the space between Winnicott and Lacan. The International Journal of Psychoanalysis, 90(5)；957-981 .

Leupnitz D（2017）The name of the ‘Piggle’：Reconsidering Winnicott’ s classic case in light of some conversations with the adult ‘Gabrielle’. The International Journal of Psychoanalysis, 98(2)；343-370

妙木浩之（2018）Masud Khanの問題．精神療法，44(1)；85-87 .

Reeves C（2015）Reappraising Winnicott's The piggle：A critical commentary Part　Ⅱ：Discussion and Critique. British Journal of Psychotherapy, 31(3)；285-297 .

Winnicott DW（1977）The Piggle：An account of the psychoanalytic treatment of a little girl. Penguin books.

Winnicott DW（2016）The Collected Works of D.W.Winnicott. Oxford Press.

エヴィデンスの世界を生き残る

Namiko Suzuki

鈴木 菜実子*

I はじめに

エヴィデンス・ベイスト・アプローチに基づく医療が急速に広まり，良質のデザインによって治療効果研究が行われ，効果が示された治療が推奨されるようになった（中野・大野, 2013）。ヘルスケアサービスに関わるアプローチが，エヴィデンスに基づき，実証的に妥当性が示された介入である必要性がますます強調されてきている（Gabbard et al., 2002；Leichsenring, 2005）。この影響はもちろん，精神分析に基づく実践にも及んでいる。

精神分析に基づく実践がヘルスケアサービスの一つとして生き残るためには，エヴィデンス，つまり測定可能な結果を示すことが求められており，これに応えないことは大きな懐疑を生むことになってしまう。こうした懐疑は，精神分析に関わる実践に提供される研究資金を減らすことにつながるだろうし，それはますます精神分析コミュニティをエヴィデンスを示すチャンスから遠ざけることになるだろう。自ら望んでいた挑戦でもなければ，大歓迎とはとても言えないような挑戦が持ち上がっている訳だが，この挑戦に関わらないことや避けるという選択肢は残されていない。そうした状況に精神分析コミュニティは置かれている（Kayleigh & Derek, 2014）。

この待ったなしの状況は，医療分野はもちろんのことだが，それ以外の分野，教育や福祉等においても同様となりつつある。エヴィデンスを重視する姿勢は心理的援助に関わる領域全般に広がっており，心理療法にあたるセラピストはもちろんのこと，協働する多職種からの心理療法の選択とその依頼にも反映され，心理療法を求めるクライエントにも重視されるようになっている。目に見える変化を求めるユーザー（もはや患者でもクライエントでもなく，彼らは消費者である）にとっては，効率，経済的な観点が重視され，そこでは症状の短期的な消失が最も大きな課題となる（下山, 2011）。

医療経済に関する政策決定において，心理療法全般のエヴィデンスが重視され始めた1982年にParloffは，厳密な研究によるエヴィデンスによって，特定の障害に対する「お墨付き」の治療法や技法の信頼できるリストが提供されるだろうという見込みを報告している（事実，そうなっていった訳だが）。この論文において彼は，エヴィデンスに関する基準をゴジラに，心理療法，なかでも力動的心理療法をバンビに例え，「バンビ，ゴジラに出会う Bambi meets Godzilla」という副題を付けている。どうもこの副題は1969年に制作されたカナダの短編アニメーション映画のタイトルからの引用

*兵庫教育大学大学院
〒673-1494 兵庫県加東市下久米942-1

表1　成人の精神分析的実践に関する主要なメタ分析の結果（工藤，2016を加筆修正）

著者	発表年	治療形態	対象	効果量
Leichsenring et al.	2003	短期	パーソナリティ障害	d=1.08
Leichsenring et al.	2004	短期	精神症状全般	d=1.39
鈴木・藤山	2008	長期	精神症状全般	d=0.71
		精神分析	精神症状全般	d=1.49
Leichsenring et al.	2008	長期	精神症状全般	d=1.54
de Maat et al.	2009	長期	精神症状全般	d=0.78
		精神分析	精神症状全般	d=0.87
Driessen et al.	2010	短期	パーソナリティ障害を伴う抑うつ	d=1.34
Abbass et al.	2011	短期	パーソナリティ障害	d=1.34
Town et al.	2011	短期	パーソナリティ障害	d=0.92
Abass et al.	2012	短期	精神症状全般	d=1.16
Town et al.	2012	短期	精神症状全般	d=1.01
de Maat et al.	2013	精神分析	精神症状全般	d=1.27
Keefe et al.	2014	短期	不安	g=1.06

効果量については，治療の前後（pre-post）の効果量を示している。

のようだ（2分に満たないもので，インターネット上で視聴することも可能なので，興味があれば見てもらえればと思う）。もとになったアニメーション映画において，圧倒的な大きさと力を持った怪獣ゴジラに，いとも簡単に，あっという間にぺしゃんこにされる愛らしい小鹿のバンビの様が，そのまま力動的心理療法の姿と重ねられていると言えるだろう。Parloffの論文から30年経た今も，エヴィデンス・ベースド・アプローチの世界というゴジラの前で，精神分析的な実践というバンビは生き残ることができるのか？　という問いが，繰り返し投げかけられている（Glass, 2008；Leichsenring et al., 2015；Bernardi, 2015；工藤，2017）。

Ⅱ　精神分析的な実践[注1)]のエヴィデンス

1．精神分析的実践の全体的な効果

さて，精神分析的な実践のエヴィデンスについては，精神分析それ自体はもちろん，短期，長期を合わせ種々の研究が積み上げられてきた（Mcwilliams, 2013；工藤，2016；鈴木，2016）。そこで示されている効果は，①治療開始前と比較して大きな症状の改善をもたらすこと，さらにそれは少なく見積もっても，②そのほかの心理療法と同等程度の結果を示しており，そのほかの心理療法と比較して劣っているとは言えない，というものである。本誌においても，工藤（2016）が精神分析的な実践に関わる主要なメタ分析の結果をレビューしている。今回は，治療前後の症状の変化に関する効果量をまとめて再掲したが，その改善に関して大きな効果を持っていることが分かるだろう（表1参照）。

2．費用対効果，費用効用に関するエヴィデンス

心理療法による症状や問題行動の改善という効果に関する研究とともに重視されるのは，費用対効果，費用効用に関しての研究である。エヴィデンス・ベースド・プラクティスが求められている背景には経済的な理由が強力に存在しており，この観点は避けけては通れない問題である。

精神分析にまつわる実践によって，治療後の医療費が軽減し，継続した就労が可能になるこ

注1）精神分析にかかわる実践としては、精神分析（週3～5回，カウチ使用，自由連想法による），長期精神分析的心理療法（週1・2回，対面法，1年以上），短期力動的心理療法（週1・2回，対面法，1年以内），といった頻度による区別，さらには理論的には精神分析を基盤にしつつも，治療目標や取り扱う無意識的な葛藤の範囲が限定された種々の心理療法がある。本稿ではこれらをまとめて，精神分析的な実践と呼ぶことにする。

とや（Beutel et al., 2004），一人当たりの1年間の労働に関する減損や保健医療費を長期の精神分析的心理療法の前後で比較すると，2,444ユーロ（2018/5/2現在1ユーロ＝131円，約320,164円）も異なること（Berghout, 2010）などが示されている。

一方で，例えば認知行動療法と力動的心理療法の社交不安障害への費用対効果を比較した研究においては，力動的心理療法の効果を認めながらも，不安発作が生じなかった日数をベースラインとした費用対効果において認知行動療法が勝っていた（Egger et al., 2016）。1セッションの費用が同等だとしても，期限を区切らない長期の治療の場合には必然的に治療費用は高くなる。そうした場合には，単に症状の変化がもたらされるだけでは足りず，精神分析的な治療がそれ以外の独自の効果をもたらすことを示す必要が出てくる。

そうした中で，精神分析に基づく介入が持つ独自性として近年注目され，精神分析コミュニティからの期待が寄せられているのがスリーパー効果である。スリーパー効果とは，治療が終結した後も，分析が患者に内在化され，治療的変化が継続して生じうるというものであり，それを裏付ける結果が示されてもいる（de Maat et al., 2009；西村，2017；Fonagy et al., 2015；Zimmermann et al., 2015；Knekt et al., 2011）。

3．実証研究というメッセージ・イン・ア・ボトル

1985年に国際精神分析学会に研究部門が設置されたことに遅れること30年，日本精神分析学会にも，2015年よりエヴィデンス・ワーキンググループが設置され，2016年より日本精神分析誌上にて毎号，資料として精神分析にまつわる実証研究の紹介が始まった。精神分析学会会長であった生地（2016）は，精神分析は古くて非科学的な方法だという意見に答えを用意する必要があると，述べている。誌面上では，エヴィデンス研究全体の概観から始まり，効果研究のメタ分析の紹介，最新の実践的ランダム化比較試験などの紹介などがなされている。2016年，2017年には精神分析学会大会中にエヴィデンス・ワーキンググループのつどいが行われた。エヴィデンスの世界を生き残るため，本邦でも活動が始められている。

精神分析にまつわる実証研究を数多く手がけているLeichsenringら（2015）は，さまざまな精神疾患に関する力動的心理療法の実証的な効果をレビューし，その有効性を示しながらバンビはゴジラの前で生きているし，反撃していると述べている。

ただし，こうした精神分析に基づくエヴィデンスは，人々に届いているのだろうか。たくさんの研究とその紹介は，まるで瓶に詰めて海に放たれた手紙のように，誰かに読まれることを祈りながらどうやら読んでほしい相手には届いていないのかもしれない（Weiss, 2009）。この論文も精神分析に関する特集号に掲載され，この号を手に取り，このページを読む人はすでに精神分析に興味関心があり，かつ実証研究に興味がある人物である可能性が高い。

読んでほしい相手とは，当然，精神分析を非科学的で，効果のない過去の治療と考えている人々である。相も変わらず，精神分析的な実践への風当たりは強い。実証研究が積み上げてきた，精神分析的実践には確かに効果があるのだという結果は，報告されている数の問題はあるにしても，それでもきちんと伝わっているとは言い難い。

もちろんそうした状況の中で求められるのは，いっそう研究を積み重ねていくことであり，その結果を外に向かって伝え続けていくことである。しかし，それだけでは足りないのかもしれない。というのは，精神分析に関わる実証研究について読んでほしい相手には，実は精神分析的実践を行っている臨床家も含まれるからである。実証研究は，精神分析の実態を反映していない，臨床の「現場（real world）」（Kayleigh & Derek, 2014）には無意味な研究で，精神分

析にまつわる実践の実証研究は「科学ゲーム（science game）」（Strupp, 2001）でしかないと考えている臨床家はまれではない。精神分析コミュニティとその実証研究の間にはある種の緊張状態が存在するのだ（Mcwilliams, 2013）。

Ⅲ　二つの究極の基準

心理療法の効果に関する実証研究における究極の基準としてランダム化比較試験（Randomized Controlled Trial：RCT と略記）が挙げられる。（Mcwilliams, 2013；Kayleigh & Derek, 2014；Leichsenring et al., 2015）。この方法論を取っていることが最もエヴィデンスレベルの高い研究と考えられており，逆に精神分析的な実践が伝統的に，かつ最も重要と考えてきた一つのケースをじっくり記述するような事例研究は最もエビデンスレベルの低い研究とされている。

1990 年代の初めにアメリカ心理学会 APA は，実験や観察によって確証された治療の同定と，基準をクリアした治療のリスト作成とその普及方法の立案に関わる委員会を立ち上げた。

この委員会は経験的に支持された治療（Empirically Supported Treatments：ESTs）について，1995 年に最初の報告を行い，その後現在に至るまでリストの更新と公開が続いている。（https://www.div12.org/psychological-treatments/）。公開された当初，このリストから精神分析的な心理療法は外されてしまった歴史があり，研究が積み重ねられた現在，以下の４つの精神分析に基づく実践がリストに記載されている（表２参照）。

メンタライゼーションや短期力動的心理療法がどのような実践なのかについては，本誌の別項で紹介されているので，そちらをご覧いただければと思うが，ESTs としてリストに掲載されるには，特定の症状を対象とし，介入の効果が実証されている必要があり，かつその技法に関するマニュアルを有している必要があった。この基準をクリアしているからこそ，リストに掲載されたわけだが，それ自体が，臨床家の葛藤を生むことになっている。すなわち，期限が区切られていて，マニュアルを有しており，特定の症状に焦点化した介入技法を取るような実践が，精神分析的な実践と言えるのか，という精神分析コミュニティの側の考えである。これは精神分析の究極の基準との衝突とも言えよう。

精神分析の究極の基準は週４回以上，カウチを使用した実践と言える。本邦に限っていうならば，精神分析そのものを実践している臨床家よりも，精神分析的心理療法を実践している臨床家の方がずっと多い。そうした臨床家にとって，週に１回の頻度で期限を限定しない，長期のセラピーであり，転移解釈に焦点化した関わり（髙野，2017）が，日本における究極の基準となっていると言えよう。こうした基準から外れることになるセラピー，例えば治療期間をあらかじめ短期間に限定する短期力動的心理療法や，かならずしも転移解釈やクライエントの無意識に焦点化した技法を中心に置かないメンタライゼーションのようなセラピーに対して，多くの臨床家がおよび腰になってしまい，エヴィデンスが示されたセラピーがいまひとつ普及していない，そんな可能性も考えられうる。そういったセラピーは「精神分析的」と言えるのか？　という葛藤である。

表２　現在 ESTs として掲載されている分析的実践

名称	対象	主要な論文
パニック焦点型精神力動的心理療法	パニック症	Milrod, B., Busch, F., Cooper, A., & Shapiro, T. (1997)
短期力動的心理療法	うつ病	Scogin, F, Welsh, D., Hanson, A. Stump, J. & Coates, A. (2005)
メンタライゼーションに基づく治療	境界パーソナリティ障害	Bateman, A. & Fonagy, P. (2006) .
転移焦点型心理療法	境界パーソナリティ障害	Yeomans, FE, Clarkin JF, & Kernberg, OF (2002)

Ⅳ 精神分析的実践に関する実証研究へのアンビバレンツ

こうした臨床家の葛藤は日本だけのことではないようだ。Mcwilliams（2013）は実証研究に対する臨床家コミュニティのアンビバレンスをFreudの態度にさかのぼって考察している。Freudは自分を科学者と考えていたし，自身の思想の科学的価値に確信を抱いていたにもかかわらず，自分の理論や概念を実証的に検討した研究者に対して，かならずしも好意的な態度を示していない。Gay（1988）が紹介しているRosenzweigへのFreudの態度はまさにそれである。潜在的には精神分析の友人となりえた多くの心理学者たちの仕事へのFreudの無理解は，彼らにとって自己愛的な傷つきとして体験された可能性がある。そしてこの態度はのちの精神分析家たちにも引き継がれただろうとMcwilliamsは述べている。20世紀の分析家たちの心理学者たちへのある種の軽蔑的態度は，ここ30年の精神分析や力動的心理療法に対する反動の素地となった，と。

こうした分析家コミュニティの態度を，例えば，認知療法の創始者の一人であるBeckと実験心理学者との協働的関係と比べてみてもよいかもしれない（Weishaar, 1993）。認知心理学や学習心理学と認知行動療法との関係性を鑑みると，Freudやそののちの精神分析家たちが基礎心理学に対して取った態度とはずいぶん違っていることが分かるだろう。

実証研究を数多く発表している分析家のFonagy（2000）はより穏当な形で，臨床と研究との関係について「この二つはお互いにそれほど対立しているわけではありませんが，広い共同住宅内の近所同士のように，長年，お互いの名前も知らず，すれ違うのになれきってしまったのです」と述べているが（木村，2017），こうして考えてみると，そばにいながら，すれ違ってきたにはそれなりの理由があるのかもしれない。

Freudの取った，精神分析の効果に関する実証研究に対する消極的態度（Eysenck, 1985）の背景には，臨床実践に一義的な価値を置くという彼の考えがあったと言えよう。精神分析を多元的にとらえ，エヴィデンス研究をその一つの水準として位置づけようとするWallersteinと，それに対する批判を行うGreenとの間で行われた議論においても，両者が唯一，精神分析の共通基盤として一致していたのはこの点であった（Bernardi, 2015）。臨床実践に重きを置くときに，私たちは主観を知の源泉としているが，実証研究ではこうした主観性の影響を注意深く最小限に抑えるよう，主観を統制することになる。主観性，あるいは患者との間に生まれる間主観性に力点を置くとき，面接室に存在したことのない研究者は無力化されることになる。こうした主観性と客観性の差異を，Mcwilliams（2013）は臨床家と研究者との間の違いとして取り上げている。

エヴィデンスの世界との出会うことは，臨床において自明のこととされていた「これが精神分析的な実践だ」というものを意識化することを促すのみならず，抽象的でメタフォリカルな水準にあった効果や目標を，測定可能な客観的・具体的指標といかに落とし込むのかということ考えるよう私たちに強いることになる。

Ⅴ 日本の，普通の精神分析的心理療法

さて，ここまで示してきた精神分析的な実証研究に関する議論に日本における，普通の精神分析的心理療法はどのように位置づけられるだろうか。エヴィデンスに関する精神分析家の議論は当然，精神分析の実践に基づいてなされているものであるし，短期の力動的心理療法の効果については，比較的密度の濃い治療（例えば，パニック焦点型精神力動的心理療法の頻度は週２回である）である一方で，症状に特化し，マニュアル化されたものでもある。

日本で中心となっている，週に１回のオープンエンドな特定の症状に目標を限定しない精神分析的な心理療法は，実証的な研究を可能にす

るほどにはコンパクトではないし，面接室で濃密な関係性が形成される毎日分析ほどには医療経済から隔たったプライベートな実践とは言えず，効果研究においても「日本的な」（北山，2017）特異な立場にあると言えよう。筆者は日本における精神分析と精神分析的心理療法の差異についての研究を行い，そこで両者を分けるものの一つに，症状の改善や問題行動の変化，社会適応の改善といった一般的な利益の重視があることを示した（2012）が，こうした普通の日本の臨床こそ，実証的なエヴィデンスを示す必要があるだろうし，「精神分析的」な独自性をも示す必要があると考える。

週1回の精神分析的な心理療法に改めて光が当てられ（北山・髙野ら，2017），こうした日本的状況に果たした精神分析学会の役割や私たちが意図的に精神分析との違いよりも共通点に目を向けてきたことなどが論じられ始めている（藤山，2015；山崎，2017）。このような動きの中に，精神分析的な実践の持つエヴィデンスを示すことも含まれていると言えよう。いま，エヴィデンスの世界を生き残るためになされる作業は，私たちの歴史と私たちの実践と向き合うことを私たちにもたらしてもいる。

文　献

Abbass A, Town J & Driessen E（2011）The efficacy of short-term psychodynamic psychotherapy for depressive disoreder with comorbid personality disoreder. Psychiatry, 74；58-71.

Abbass A, Town J & Driessen E（2012）Intensive short-term dynamic psychotherapy：A systematic review and meta-analysis of outcome research. Harvard Review of Psychiatry, 20；97-108.

Berghout C, Zevalkink J, Hakkaart-Van Roijen, L（2010）The effects of long-term Psychoanalytic treatment on Healthcare Utilization and Work impairment and their associated costs. Journal of psychiatric practice, 16(4)；209-216.

Bernardi R（2015）What kind of discipline is psychoanalysis? International Journal of psychoanalysis, 96；731-754.

Beutel M, Rasting M, Stuhr U et al.（2004）Assessing the impact of psychoanalysis and long-term psychoanalytic therapies on health care utilization and costs. Psychotherapy Reaearch, 14(2)；146-160.

Eysenck H（1985）The decline and fall of the Freudian empire. Viking（宮内勝・中野明徳・藤山直樹他訳）（1988）精神分析に別れを告げよう―フロイト帝国の衰退と没落．批評社.

Driessen E, Cuijpers P, de Maat S et al.（2010）The efficacy of short-term psychodynamic psychotherapy for depression：A meta-analysis. Clinical Psychology Review, 30；25-36.

De Maat S, De Jonghe F, Schoevers R et al.（2009）The effectiveness of long-term psychoanalytic therapy：A systematic review of empirical studies. Harvard Review of Psychiatory, 17；1-23.

De Maat S, de Jonghe F, de Kraker R et al.（2013）The current state of the empirical evidence for psychoanalysis：A meta-analytic approach. Harverd Review of Psychiatry, 21(3)；107-137.

Fonagy P（2000）Grasping the Nettle：Or why psychoanalytic research is such an irritant. the Annual Research Lecture of The British psychoAnalytical Society. on 1st March.

Fonagy P, Rost F, Caylyle J et al.（2015）Pragmatic randomized controlled trial of long-term psychoanalytic psychotherapy for treatment-resistant depression：the tavistock adult depression study. World Psychiatory, 14；312-321 .

藤山直樹（2015）週1回の精神分析的セラピー再考．精神分析研究，59(3)；261-268.

Gay P（1988）Freud：A life for our time. Norton.

Glass RM（2008）Psychodynamic psychotherapy and research evidence：Bambi survives Godzilla? JAMA, 300；1587-1589.

Kayleigh B & Derek T（2014）Psychoanalytic psychotherapy in contemporary mental health services：Current evidence, future role and challenges. British journal of psychotherapy, 30(2)；229-242.

木村宏之（2017）精神分析とエビデンス．精神分析研究，61(2)；249-252.

北山修（2017）提題　週一回精神療法―日本人の抵抗として．（北山修監修／髙野晶編著）週一回サイコセラピー序説：精神分析からの贈り物．pp.21-44. 創元社．

Knekt P, Lindfors O, Laaksonen M et al.（2011）Quasi-experimental study on the effectiveness of psychoanalysis, long-term and short-term psychotherapy on psychiatric symptoms, work ability and functional capacity during a 5-year follow-up. Journal of Affective Disorders，132；37-47.

工藤晋平（2016）エビデンス・ベースドな精神力動論．精神療法，42(3)；50-55．

工藤晋平（2017）エヴィデンスを考える集い―なぜ私たちは「自分には縁がない」と思うのか：実証研究を精神分析する．日本精神分析学会第63回大会．

Leichsenring F & Leibing E（2003）The effectiveness of psychodynamic therapy and cognitive behavior therapy in the treatment of personality disorders：A meta-analysis. The American Journal of Psychialtry, 160；1223-1232.

Leichsenring F, Rabung S & Leibing E（2004）The efficacy of short-term psychodynamic psychotherapy in specific psychiatric disorders. Archives of General Psychiatry，61；1208-1216.

Leichsenring F & Rabung S（2008）Effectiveness of long-term psychodynamic psychotherapy：A meta-analysis. JAMA300；1551-1565.

Leichsenring F, Leweke F, Klein S et al.（2015）The empirical status of psychodynamic psychotherapy An update：Bambi's Alive and kicking. Psychotherapy and Psychosomatics, 84；129-148.

McWilliams N（2013）Psychoanalysis and Research：Some reflections and opinions. Psychoanalytic Review, 100(6)；919-945.

Society of Clinical Psychology Division 12 of the APA. Psychological Treatment. https://www.div12.org/psychological-treatments/

中野有美・大野裕（2013）認知療法―「ベックの認知療法」から．精神療法，39(2)；51-57.

西村理晃（2017）Peter Fonagy 他著『治療抵抗性うつ病に対する長期精神分析的心理療法の実践的ランダム化比較試験：タビストック成人うつ病研究（TADS）』の紹介．精神分析研究，61(1)；104-107.

Parloff MB（1982）Psychotherapy research evidence and reimbursement decisions：Bambi meets Godzilla. American Journal of psychiatry, 139(6)；718-27.

下山晴彦（2011）認知行動療法への時代的要請．精神療法，37(1)；3-8.

鈴木菜実子（2016）メタ分析を用いた精神分析にまつわる実証研究の動向．精神分析研究，60(2)；251-253.

鈴木菜実子（2012）精神分析的心理療法の「効果」をどう定義するか―精神分析家へのインタビューを通して．精神分析研究，56(2)；11-23.

Strupp H（2001）Implications of the Empirically Supported Treatment Movement for Psychoanalysis. Psychoanalytic Dialogue, 11(4)；605-619.

髙野晶（2017）週一回精神分析的精神療法の歴史―体験と展望．（北山修監修／髙野晶編著）週一回サイコセラピー序説：精神分析からの贈り物．pp.1-20. 創元社．

Town J, Diener M, Abbass A et al.（2012）Meta-analysis of psychodynamic psychotherapy outcomes：Evaluating the effects of research-specific procedures. Psychotherapy，49(3)；276-290．

Weishaar M（1993）Aaron T. Beck. Sage Publications of London.（大野裕監訳（2009）アーロン・T・ベック―認知療法の成立と展開．創元社）

Weiss AP（2009）Measuring and enhancing the impact of psychodynamic psychotherapy research. An open letter to scientists and clinicians. pp.389-393. In（Levy RA & Ablon JS）Handbook of Evidence-Based Psychodynamic Psychotherapy. Bridging the gap between science and practice. Human Press.

山崎孝明（2017）日本精神分析学会における「見て見ぬふり」．精神分析研究，61(4)；53-63.

Zimmermann J, Loffer-Stastka H, Huber D et al.（2015）Is it all about the higher dose?　Why psychoanalytic therapy is an effective treatment for major depression. Clinical psychology and psychotherapy，22；469-487.

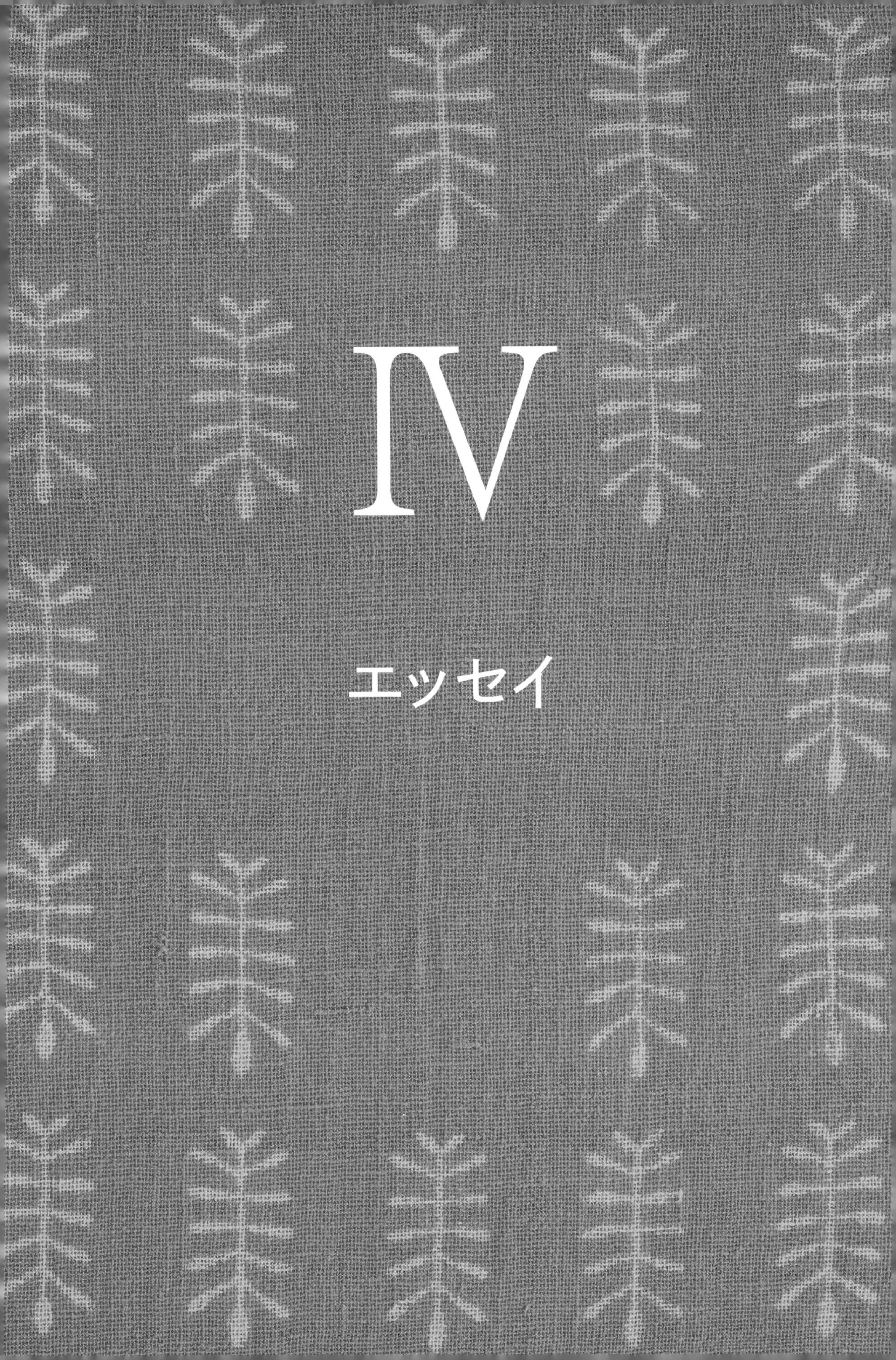

IV

エッセイ

小此木啓吾と治療構造論

Chikako Fukatsu
深津　千賀子*

小此木によれば治療構造論の原点は1950年代に古澤平作に受けた教育分析体験にある。特に治療者が背面にいて，寝椅子に横臥して自由連想をするという患者体験は「一般対人関係から不連続なある種の儀式性があり，自己観察と内省を分析者と行う共同作業であった」(1990)という。慶應義塾大学の医学生時代からフロイトの著作を読み，翻訳をしていた小此木にとって，古澤はフロイトの元で，いわば“本物”の精神分析に触れた精神分析家であり，古澤に教育分析やスーパーヴィジョンを受けることは，大いなる期待とともに刺激的な体験であったことは想像するに難くない。現代であったら，同じ精神分析家から教育分析とスーパーヴィジョンを受けることは，それこそ構造的におかしいことになるが，当時は日本の精神分析学の黎明期であり，古澤しかいなかったからそうせざるを得なかったのであろう。

彼はまだ〈慶應病院インターン〉であったが，その体験を「監督教育 Supervision としての統制分析 Control-analysis の一症例の報告」その一からその七までとして，『精神分析研究』の第一巻，1954年からほぼ1年にわたって掲載されている。当時は精神分析学会もまだ組織されてなく，「精神分析研究」も「精神分析研究会」の発行になっている。たまたま筆者の手元に第2巻11号が残っているが，ガリ版刷りであることは当時の時代を感じさせる。

その3年後に，小此木は治療構造論の原点ともいえる「第一次操作反応の研究の意義―その研究の立脚地について」(1957)，が掲載され，同じ号には「自由連想法の研究―第一次操作反応 primary operational reaction について（第一報)」と題する論文が，慶大医学部主任教授であった三浦岱栄と小此木他7名の東京の治療者グループで1本，また同じテーマで西園昌久他7名の九州の治療者グループでの論文が掲載されている。この事実から3年の間に，第一次操作反応という小此木の構造論的視点が，自由連想を実施する九州の治療者たちにも広く共有されたことがわかる。と同時に，小此木は「自由連想法における精神分析的現象の研究（その一）治療時刻・料金の規定に対する患者の反応について（第一報）(1957) など，治療構造に着目しながら，他方で「パウル・フエーデルン Paul Federn 博士紹介―その自我心理学と精神病の精神療法について（その1～その5)」(1956)，後に馬場禮子との共著『精神力動論』(1969／1972) に結実する「Rorschach Test の精神分析的研究（その1～その4)」(1958～1962) や「ウイルヘルム・ライヒの悲劇―その理論と技法の再検討」(1959) などを投稿

＊千駄ヶ谷心理センター・大妻女子大学
〒151-0051　東京都渋谷区千駄ヶ谷 1-19-12-502

し，非常にエネルギッシュに精神分析の研究活動をしていたことがうかがえる。

さらに1960年代，小此木はライヒの性格分析技法の追試をしている。小此木自身がいうように，このライヒの治療モデルは「すぐれたエディプス・モデル」である。後に小此木自身も認めているが，当時は，治療構造について守るべき側面が強調されていた。しかし，精神分析の歴史とともに，治療構造論の強調点にも変化があったように思う。特に，それを明確化したのはイギリスから帰国し，改めてウィニコット（Winnicott DW）を紹介した北山修による「設定」という用語との論議である。その過程で，小此木も改めて治療構造論を検討する機会を得て，「構造」「構造化すること」の概念を検討しなおしたように思う。

治療構造論は小此木にとってどんな意味があったのであろうか。小論では，次の三点を挙げたい。

第一には，精神分析学，精神分析療法を行うための鍵概念であることを明確化したことである。

第二に，実際的にはこの意義が大きかったのではないかと推測するが，当時の生物医学中心の日本の精神医学界に，精神分析学，精神療法を精神医学的治療論として客観化し，実証的に主張するための方法論であった。つまり，治療構造論は『精神療法運動的』な側面があったのではないか。

というのも，1964年に三浦岱栄監修，小此木啓吾編集『精神療法の理論と実際』が刊行されている。450ページ中，ほぼ三分の二を小此木が執筆している。目次を見ると，内容は［総論］として小此木が「精神分析的な精神療法について」，「治療目標や精神療法の基礎概念と方法」，「医学臨床における精神療法との関連問題」，他に「ホーナイ学派の精神分析」（近藤章久），「森田療法」（近藤章久），「薬物による依存的精神療法」（西園昌久），「催眠療法」（蔵内宏和・前田重治），［各論］として，「神経症領域の精神」（小此木），「いわゆる境界例の精神療法」（小此木）「精神分裂病の心理療法」（笠原嘉・阪本健二），「精神身体症の精神分析療法」（深町健），「児童の精神療法」牧田清志）である。当時の日本の精神医学界ではおそらく画期的なものだったと思われる。当時の精神療法が精神医学の中でどのように認識されていたかを知るために，ここで少し長くなるが三浦の「監修者のことば」を引用したい。

現代の臨床医学の方向を特徴づけているものを，広く世界的な視野から眺めるとき，（中略）どんな時代になっても，これが臨床医の終局の目的であることには変わりないのであるが，心理的・社会的・文化的因子の重要性がますます認識されてきたという事実は，何人も否定できないであろう。（中略）精神療法というコトバそれ自体がすでに，何か科学を超越したもの，あるいは非科学的なもの，神秘的なものを連想させないだろうか。いな，われわれは昔から，現代の知性にとっては納得のゆかないさまざまのいわゆる精神療法に欺かれ，バカにされ，悩まされつづけてきたのであり，その弊害も再三指摘されてきたことを知っている。したがって，現代の精神療法は，それがどこまで実現できるか，または実現しているかの批判は一応別として，少なくともその意図において，その方法において最も広い，哲学的意味における“科学的”でなければならぬことは理の当然である。

このような時代にあって，小此木による治療構造論は，精神分析，精神療法を客観化し，実証的に論じるための準拠枠として，社会的な精神療法運動として役立てたのかもしれない。

第三に，小此木は，治療構造論を介して，比較精神療法論を展開した。

小此木は精神分析療法について“フロイト的態度”と“フェレンツィ的態度”（1964）を対比させて論じた。おそらく小此木は古澤とのスーパーヴィジョンに対しても葛藤的側面があったであろうことは，その報告の初回は単著にしているが，２回目からは古澤との連名になっていることから推測される。精神分析学者小此木の古澤とのエディプス葛藤があったから，治療構造論が概念化されたとも言えるかもしれない。

これがさらに藤山（2004）の議論にも引き継がれ発展されていることは興味深い。

ところで，精神療法場面以外の日常生活では小此木が「構造」を守らないことは，その没後の「小此木啓吾先生追悼の総特集号」(2004) で馬場，岩崎が触れている。

これは小此木が若い頃からのことであり，その一端が第４回大会のシンポジウム「われわれはどんな風に精神分析学を学んできたか」(1958) にも表れている。シンポジストは前田重治，土居健郎，小此木啓吾と，日本の精神分析学会を牽引してきた３名である。掲載された学会誌の原稿の分量を見ると前田，土居はほぼ同じ程度の３ページ以内だが小此木だけがその倍近いページ数である。おそらく，精神分析を学ぼうとする後輩たちに伝えたいことがあふれ出て“構造”に収めきれなかったのであろう。

文　献

馬場禮子（2004）小此木先生と精神分析．精神分析研究，48(4)；382-383．

藤山直樹（2004）「フロイト的態度」と「フェレンツィ的態度」を再考する．精神分析研究，48(4)；394-397．

岩崎徹也（2004）小此木啓吾先生を偲ぶ．精神分析研究 48(4)；384-385．

北山修（1990）構造と設定．（岩崎徹也他編）治療構造論．岩崎学術出版社．

三浦岱栄監修／小此木啓吾編（1964）精神療法の理論と実際．医学書院

三浦岱栄・高橋進・小此木啓吾他（1958）Rorschach Test の精神分析的研究（その１～その４）精神分析研究，5(1)．

三浦岱栄・高橋進・鈴木謙次他（1957）自由連想法の研究―第一次操作反応 primary operational reaction について（第一報）．精神分析研究，4(3)．

小此木啓吾（1954）監督教育 Supervision としての統制分析 Control-analysis の一症例の報告．精神分析研究，1(8)(9)．

小此木啓吾（1956）パウル・フエーデルン Paul Federn 博士紹介―その自我心理学と精神病の精神療法について（その４）瀕死因分析研究，3(6)．

小此木啓吾（1957a）第一次操作反応研究の意義―その研究の立脚地について．精神分析研究，4(3)．

小此木啓吾（1957b）自由連想法における精神分析的現象の研究：治療時刻・料金の規定に対する患者の反応について「第一報」．精神分析研究，4(7)．

小此木啓吾（1958）シンポジウム：われわれはどんな風に精神分析学を学んできたか．精神分析研究，5(6)．

小此木啓吾（1959）ウイルヘルム・ライヒの悲劇―その理論と技法の再検討．精神分析研究，6(5)．

小此木啓吾・馬場禮子（1972）精神力動論―ロールシャッハ解釈と自我心理学の統合．医学書院（金子書房　1969）

小此木啓吾（1990a）治療構造論序説（岩崎徹也他編）治療構造論．岩崎学術出版社．

小此木啓吾（1990b）治療構造論の展開とその背景．精神分析研究，34(1)．

小此木啓吾（2002a）治療構造論（小此木啓吾編集代表）精神分析事典．岩崎学術出版社．

小此木啓吾（2002b）治療構造論の実際．日本心理臨床学会第 21 回大会シンポジウム（小此木啓吾編著）(2003) 精神分析のすすめ―わが国におけるその成り立ちと展望．創元社．

ピーター・フォナギー

▶対話と創造

Keigo Azuma

東　啓悟*

ピーター・フォナギーは1952年，ハンガリーのブダペストに生まれた。ブダペストと言えばフェレンツィやバリント，アレキサンダーやスピッツなど多くの精神分析家を輩出した町であり，一時期はクラインも在籍するなどしたハンガリー精神分析協会がブダペスト学派として知られているほどに精神分析が隆盛していた町であった。しかしハンガリー精神分析協会がナチスによるユダヤ人迫害の影響で解散に追い込まれてしまったのと同様，フォナギーが生まれた時代のハンガリー，ブダペストもまた政治的影響によって混乱を極めていた。

当時のハンガリーは，後にハンガリー動乱と呼ばれる武力衝突へと発展していく混乱期にあった。戦前には枢軸国側であったハンガリーは戦後賠償などの影響で経済的に極度に低迷しており，労働者の不満は溜まりに溜まっていた状況であった。戦後間もなくクーデターにより共産圏の衛星国となるなど，政治的にもまた混乱が続いていた。そしてフォナギーが生まれた翌年，1953年は共産圏の中心であったソ連の独裁者，スターリンが死去し，後任となったフルシチョフによるスターリン批判の演説によって共産圏全土で非スターリン化の嵐が巻き起こった運命的な年であった。こうした混乱の中で労働者が蜂起し，それを鎮圧しようとしたソ連軍との間で1956年に起きた武力衝突がハンガリー動乱である。

その中でブダペストは最も激しい戦闘が行われた場所だったという。ブダペストにはソ連軍の戦車が進軍し，数百人規模で死者が出ていた。一方蜂起した民衆側もまた政府関係者をリンチ，その遺体を街路樹に晒すなど，町には凄惨極まる光景が広がっていた。およそ２カ月続いた武力衝突とその後の混乱の中で，結局民衆が求めた革命は粉砕され，１万人以上の死者が出たという。フォナギーはそんな混乱と凄惨を極める中で幼少期を過ごしていた。後に彼が創始することになるメンタライゼーションの理論における重要概念の１つ，ごっこモードの説明の中で，彼は子どもがイスを戦車に見立てて遊ぶ例を持ち出しているのだが，こうした混乱はまだ幼いピーター少年の心にどれだけ大きな爪痕を残すことになったのだろうか。ちなみに彼は後の1980年にイギリスで訓練分析を開始することになったのだが，その直後の1982年にはイギリスはアルゼンチンとの間でフォークランド紛争に突入している。人間同士が争う様を間近で見続けていたことが，フォナギーにどのような影響を与えたのかは定かではない。

1967年，フォナギー一家はフランス，パリに移住するのだが，彼の両親はフォナギーにイ

＊東京国際大学
〒350-1198　埼玉県川越市的場2509

ギリスの教育を受けさせることを望んだという。そのためフォナギーは15歳にして1人ロンドンへと留学することとなった。家族も友人もおらず，言語も通じないロンドンで，彼は抑うつ状態に陥った。そこで彼が治療のために訪れたのが，当時ハムステッド・クリニックと呼ばれていたアンナ・フロイト・センターであった。ここから彼とアンナ・フロイト・センターとの関わりが始まっていたと考えれば，その期間は実に半世紀以上にも及ぶことになる。アンナ・フロイト・センターで児童の精神分析家によって精神分析を受けて回復した彼は，その後ロンドン大学で心理学を専攻，さらに神経科学で博士号を得た後，1980年から訓練分析を開始した。自身の治療体験が彼にその道を歩ませたのだろうと想像することは容易なことである。1988年に36歳で精神分析家となり，1995年にはアンナ・フロイト・センターにて児童分析家の資格も得ている。また同年には訓練分析家ともなっている。

精神分析の系譜の中で彼に強い影響を与えたのがサンドラー夫妻である。本邦においても『患者と分析者』の編集者として有名なジョセフ・サンドラーは，彼のロンドン大学における指導教官であり，妻のアンナマリー・サンドラーは長く彼のスーパーヴァイザーを務めていた。ジョセフ・サンドラーの死後に出版された追悼論文集の筆頭編集者をフォナギーが務めていたことからも，彼がサンドラーの影響を強く受けていたことが見て取れる。アンナ・フロイトの直弟子であったジョセフ・サンドラーはイギリス自我心理学の大家として知られており，フォナギーもまたその系譜に連なるものとして捉えられている。

一方でフォナギーは自我心理学以外にも，それどころか精神分析以外からも多くの知見を幅広く自身の臨床の中に取り入れている。精神分析は基本的に精神分析実践の積み重ねの中から発展してきた主観性の科学であるが，フォナギーは愛着理論を始めとした実証科学，客観性の科学からも積極的に知見を取り入れているのである。こうした姿勢が結実して構築されたのがメンタライゼーションの理論である。

既存の枠に収まらない，あるいは既存の知見に常に疑問を投げかける姿勢，というのがフォナギーの特徴でもあるのかもしれない（Roth & Fonagy, 2005など）。彼は1980年代頃から境界性パーソナリティ障害患者の治療に従事するようになるのだが，その時期は彼が精神分析の訓練を受けていた時期である。この頃にはすでに彼は境界性パーソナリティ障害の患者に対しては古典的な精神分析が有効でないことを見出していた。「メンタライゼーション」という用語が初めて公式に用いられたのはフォナギーが1991年に提出した「Thinking about Thinking」（Fonagy, 1991）という論文なのであるが，この中で提示されているMr. Sという精神分析の症例は，時期的に考えると恐らく彼が訓練中に実施したケースである。また1996年に彼は「Playing with Reality」（Fonagy, 1996）という児童の心理発達に関する重要な論文を提出しているが，この中で提示されている児童の症例レベッカも恐らくは児童分析家としての訓練を受けている時期に実施したものである。訓練の中でもなお，彼は己が師事するそれが絶対的なものだとは思わないという姿勢を貫いていたのかもしれない。メンタライゼーションの理論とそれに基づいた治療論の中で最も重要なものとされている治療者の姿勢は「Not Knowing」と呼ばれ，それは自身や他者の心に対して純粋な好奇心と疑問を抱き続ける姿勢であるとされている。このように振り返れば，フォナギーのその生き方そのものが「Not Knowing」であるとも言えるのかもしれない。

筆者自身は，こうしたフォナギーの姿勢はこれからの精神分析に不可欠なものではないかと考える。現在世界において精神分析を取り巻く状況はお世辞にも良いものであるとは言い難い。そうした中でフォナギーのように，時代に合う形で精神分析という文化の本質を維持しつつ，しかし決して頑なになるのではなく柔軟にその形を変容させることも厭わないという姿勢は，精神分析が未来においても続いていくためには重要なものであると思うのだ。

フォナギーは，精神分析は他の分野との対話を維持するべきであると確信しているという。筆者には，フォナギーという人間は精神分析が迎える新たな時代の先駆者のように思われる。争いから対話へ。破壊から創造へ。彼はそうした人生を生きている。己とは異なる他者と争うのではなく，他者を尊重し，対話する中から新たな創造を成していくことを精神分析と呼ぶのならば，精神分析自身もまた，己とは異なるものとの対話に開かれて，新たな創造へと向かうことが必要なのではないだろうか。

文　献

Fonagy P (1991) Thinking about thinking : Some clinical and theoretical considerations in the treatment of a borderline patient. The International Journal of Psychoanalysis, 72(4) ; 1-18 .

Fonagy P & Target M (1996) Playing with reality I : Theory of mind and normal development of psychic reality. The International Journal of Psychoanalysis, 77 ; 217-233 .

Roth A & Fonagy P (2005) What Works for Whom ? : A critical review of psychotherapy research, 2nd Edition. Guilford.

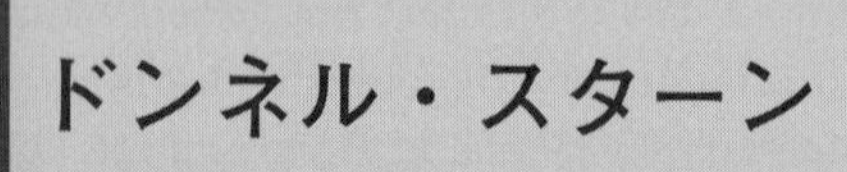

ドンネル・スターン

Takahiro Komatsu

小松　貴弘*

ドンネル・スターン（以下，スターンと表記）は，サリヴァンをその源流とする，現代の対人関係精神分析学派を代表する旗手の一人である。現在，ニューヨークのウィリアム・アランソン・ホワイト研究所において訓練分析家およびスーパーヴァイザーを務めるとともに，ニューヨーク大学の心理療法・精神分析ポスドクプログラムの非常勤教授を務めている。現在までに単独の著作として3作が上梓され（Stern, 1997, 2009, 2015），2018年中に4作目の刊行が予定されている。このうち，初めの2作はすでに邦訳がある。

スターンの臨床的思索の根幹を成すのは，「未構成の経験（unformulated experience）」という概念である。未構成の経験とは，無意識的な経験であり，まだ象徴化されておらず，意識化されたことがなく，意味が定まらない，曖昧な状態にある経験である。経験に関するこのような考え方そのものは，他にも例えば，ボラスの「未思考の知（unthought known）」や，ジェンドリンの「フェルトセンス（felt sense）」といったように共通点のあるものが見られるが，そうした考え方を，対人関係精神分析を臨床実践のコンテクストとして展開してきたところに，スターンの真骨頂がある。

同様に無意識的な経験である抑圧された経験は，象徴化されており，意識にのぼったことがあり，特定の意味と輪郭を備えた経験である。抑圧された経験が再び意識にのぼることを妨げるためには，抑圧が働き続けねばならない。これに対して，未構成の経験は，まだ注意がはっきりと向けられたことがなく，意識化されたことがないので，そのままの状態ではそもそも意識に入ることができない。抑圧された経験は，それが意識に入ってこないようにするために労力を要するのに対して，未構成の経験は，それを意識するために労力を要するのである。

このように，未構成の経験は，これから何らかの経験になる可能性はあるが，潜在的な状態にとどまっている経験である。いわば意識の中にまだ入ってきていない，意識から切り離された状態にあるこうした経験を，スターンは，サリヴァンの考え方を援用して，解離された状態にあると捉える。未構成の経験には，例えばセラピストから指摘を受けてそこに注意を向けさえすれば比較的容易に意識化することができるものと，容易には注意を向けることができず意識化することが困難なものがある。スターンは，前者における解離の働きを弱い解離と呼び，後者を強い解離と呼ぶ。後者は防衛的な意味合いの強い解離であり，セラピーにおいては取り扱いが難しいテーマとなる場合が多い。この強い解離についての臨床的思索が，第二著作以降の

*京都教育大学大学院連合教職実践研究科
〒612-8522　京都府京都市伏見区深草藤森町1

独自のエナクトメント論として結実している。

未構成の経験は，注意を向けられて，構成されることによってはじめて，特定の意味を持つ経験として意識されるようになる。スターンの考えでは，そのような未構成の経験を構成する過程を可能にするのが「対人関係の場（interpersonal field）」である。それと同時に，対人関係の場は，未構成の経験がどのように構成されるか，どのように意味づけられるかの可能性を制約する条件でもある。クライエントとセラピストの関係は典型的な対人関係の場であり，面接過程において，未構成の経験がはらむ潜在的で多様な可能性のうち，どのような意味がクライエントに意識化されるのか，あるいは意識化されることを阻まれるのかは，クライエントとセラピストの関係のあり方に決定的に左右されると捉えられる。このように考えるなら，伝統的に抵抗として捉えられてきた現象の多くは，クライエント独りの精神内界的な事象ではなくて，クライエントとセラピストの二人の関係のあり方の中で生じる対人関係的な事象であると捉え直される。そうした意味で，スターンの考え方は，二者心理学的な考えを重視するものとして捉えることができると思われる。

こうした立場から，セラピーの行き詰まりとしてのエナクトメントについて，スターンは独自の観点から臨床的に取り組んでいる。スターンは，エナクトメントを解離が対人関係化されたものとして捉える。通常私たちは多様な自分のあり方の間を行き来しているが，サリヴァンが「自分でないもの（not me）」と呼ぶもの，すなわち決して自分がそうであってはならない，自分の心的統合性が脅かされるような自分のあり方は，防衛的に解離される。そして，そのような自分のあり方は，自分の心の中で葛藤することなく，他者と自分との間の葛藤として経験される。そうして，クライエントとセラピストが共に，「自分でないもの」を自分ではなく相手の属性であるとみなして振る舞う時に，それは相互エナクトメントとして，二人の間に実際に生じる対人関係のやり取りとして，解消が困難な行き詰まりを生むことになる。

スターンは，セラピーにおいて生じる相互エナクトメントを乗り越えるには，そこに生じている解離を解消することが必要であり，そのためにはクライエントとセラピストの間の対人関係の場が変容することが不可欠であるという立場をとる。なぜなら，さまざまな自分のあり方のうち，どのあり方が意識に受け入れられ，また解離されるのかを左右するのは対人関係の場に他ならないと捉えられているからである。スターンは伝統的な意味での転移解釈や逆転移の理解こそが行き詰まりを乗り越える鍵になるとは，必ずしも考えていない。なぜなら，相互エナクトメントの事態にあるとき，クライエントもセラピストも，その事態を変化させるうえで必要な自分のあり方の認識こそを，まさに解離し続けているからである。こうした行き詰まりを乗り越えるために私たちに必要なのは，対人関係の場の変容に伴って思いがけず浮かび上がる新しい経験なのである。

このように，スターンは関係精神分析の中でも，対人関係精神分析に深く根ざしている。そして，セラピー作用に関しては，クライエントとセラピストの経験の制約を二人の関係のあり方を通して創造的に広げていくことを目指し，より自由な関係性のあり方，すなわち「関係性の自由（relational freedom）」の意義を重んじる立場をとる。こうしたスターンの姿勢が，わが国の精神分析的な心理臨床に対して，さらには多様なオリエンテーションに対して，もたらすインパクトと切り開く可能性は，決して小さくないと思われる。

文　献

Stern DB（1997）Unformulated Experience：from dissociation to imagination. Routledge.（一丸藤太郎・小松貴弘監訳（2003）精神分析における未構成の経験．誠信書房）

Stern DB（2009）Partners in Thought：Working with unformulated experience, dissociation, and enactment. Routledge.（一丸藤太郎監訳／小松貴弘訳（2014）精神分析における解離とエナクトメント．創元社）

Stern DB（2015）Relational Freedom：Emergent properties of the interpersonal field. Routledge.

間主観性理論

Yutaka Kakuta

角田　豊*

I　間主観性という用語

「間主観性（intersubjectivity）」は20世紀に展開した用語で，哲学者フッサールの現象学に由来する。私たちは，暗黙のうちに「私」の世界（主観性）と「あなた」の世界（主観性）が共通することを前提に生きているが，その同異に明確な答えを示すことは難しく，したがって絶対的あるいは完全な「客観性」と呼べる世界があるかどうかも，本来吟味されるべき事柄である。熊野（2002）によれば，間主観性とは，こうした問いに答えようとするもので，「私」と「あなた」といった個々の主観性が，それぞれ単独で機能して客観的な世界に対峙しているのではなく，相互にかかわり合いながら共に機能して共通な世界を成立させることを表している。

II　精神分析と間主観性

精神分析における「間主観性」であるが，1980年代以降に，一者心理学的・客観主義的な精神分析に対するアンチテーゼとして登場するようになった。これは構成主義的精神分析や関係性精神分析とも関連する考え方である。

Beebeら（2005）が述べるように，21世紀にかけての10年余りの時期に，同時並行的に多くの研究者が強調点の違いを持ちながらも，間主観性という用語を使うようになり，一方ではBenjamin，Stolorow，Jacobs，Ogden，Ehrenbergといった「成人の精神分析・心理療法」についての研究があり，他方には実験や観察研究を基盤にしたMeltzoff，Trevarthen，Sternといった「乳幼児研究」に基づく知見が蓄積されるようになった。

前者では，研究者＝分析家となり，自身が携わる治療場面をフィールドとした，意図的・意識的・言語的な二者の交流，つまりエクスプリシット（explicit）な相互作用に焦点を当てた，内省研究が主となりやすい。各々の強調点をあげると，Benjaminは相互認知を通して分析家と患者が相違を認知することにあり，Stolorowは相互影響プロセスと情動調律を通して深く理解することに，またJacobsは分析者と患者に並行して生じる葛藤を通して理解することにあり，Ogdenは相互に創出された新しい体験を通してより生き生きとすることに，そしてEhrenbergは互恵的に今のモーメントにかかわれることにある（Beebe et al., 2005）。

後者の乳幼児研究では，研究者は分析家であっても，一次的な研究対象は，例えば養育者と子どものペアとなり，研究者は第三者としてペアの交流を観察することになる。対象の発達水

＊京都連合教職大学院
〒612-8522　京都府京都市伏見区深草藤森1　京都教育大学内（京都産業大学　文化学部兼任）

準とも相まって，非意図的・非意識的・非（前）言語的な二者の交流，つまりStern（1985）の情動調律（affect attunement）に代表されるインプリシット（implicit）な相互作用に焦点が当たりやすく，そうした実証的な知見を，精神分析的な発達論や治療論に適用しようとするのが，乳幼児研究の特徴である。成人の研究だけでは得られなかった視点を提供し，言語的・象徴的なかかわり合いの元になる相互交流のあり方を明らかにしたといえるだろう。

一般化すれば，二人の人が出会う対人場面では，双方の心がエクスプリシットにもインプリシットにも影響し合い，二人の主観性は相互に変化する。こうした二人の間で生じる，刻一刻と変化する体験世界が間主観性であり，当事者である二人を含む「場」「システム」「プロセス」に目を向けるのが間主観性理論の特徴といえる。先に触れたBeebeらや日本ではStolorowやSternを紹介した丸田ら（丸田，2002；丸田・森，2006）は，成人の研究と，乳幼児研究の知見とを総合的にとらえようとしている。

Ⅲ　かかわり合い・自己調節・関係調節

間主観性を上述のような二者の相互交流的なプロセスとみるなら，一方向的な「かかわり」ではなく，双方向的な「かかわり合い」として，さまざまな対人場面がとらえられることになり，それが私たちの視野を，より細やかに，またプロセス指向的なものにする。

齋藤（1998／2017）は，かかわり合いについて，人には「対象希求性」と呼べるような生得的で根本的な動機づけがあり，それはかかわり合うことそれ自体を目的とした，「呼べば応える」ような関係への期待であると述べている。これは，Beebeらが「対人的応変性（interpersonal contingency）」と述べた相互的な影響性への期待を指している。つまり，対人関係の中での予測可能性であり，それは自己の効力感や発動性につながる。齋藤は，Sternの乳幼児研究の見解を援用しながら，共生ではなく「共に在る」ことを人がなぜ求めるかについて論じている。人の子どもには，生物学的基盤としての「自己調節システム」は備わっているが，他の動物に比べると「自己調節」は対人関係による「関係調節」に大きく依拠しており，外からの刺激や内側からの興奮など，過剰な負担によって崩れた均衡の回復には，養育者とのかかわり合いが必要とされる。情動調律が生じる際，それは発達早期から毎日のように，乳児と養育者との間で体験され続け，それが子ども自身の個性的な関係様式の基型，つまりStorolowら（1987）が強調するオーガナイジング・プリンシプルを形成する。

齋藤（2007）が述べる「自然さ・本心のまま（authenticity）のかかわり合い」が成立する時，「共に在る」実感が得られ，関係調節と自己調節が無理なく行われることになる（Sternの言うコミュニオン調律）。その反面，現実には，調律の過不足や偏りや歪みなど関係調節の不全が起こるものであり，それは自己調節の不全につながる。治療的・成長促進的には，調律不全である「ズレ」を修復するような関係性，すなわち「断絶－修復プロセス」に意義があるといえ，間主観的な場の中でどのようにズレが生じているのかを，当事者が共に探索するようなかかわり合いが重要になる。先に述べたオーガナイジング・プリンシプルの変容は，こうした間主観的な体験の中で生じうる。

Ⅳ　おわりに

間主観性理論で重要な点は，対人関係では常に心と心との間で何らかの相互交流が行われ，それを抜きに対人的な取り組み（分析・心理療法，子育て，教育，支援）は語れないとしたことにある。つまり，個人内（intra-personal）プロセスと対人関係（inter-personal）プロセスとは，正負両方の意味で相互に影響し合いながら展開することをこの理論は強調する。私たちが陥りやすい，相手だけを見た原因の帰属や，逆に自分だけを問題にするといった，一面的なものの見方に，間主観性理論は気づきを起こさせるといえ，巻き込まれつつも少しでも脱中心化して関係全体をとらえる（Jaenicke, 2006）ことで，調和のとれた関係の構築を目指すことにその意義があるといえるだろう。

文　献

Beebe B, Knoblauch S, Rustin J et al.（2005）Forms of Intersubjectivity in Infant Research and Adult Treatment. Other Press.（丸田俊彦監訳（2008）乳児研究から大人の精神療法へ―間主観性さまざま．岩崎学術出版社）

Jaenicke　C（2008）The Risk of Relatedness：Intersubjectivity theory in clinical practice. Jason Aronson.（丸田俊彦監訳（2014）関わることのリスク―間主観性の臨床．誠信書房）

熊野純彦（2002）間主観性．（永井均・中島義道・小林康夫他編）事典・哲学の木．講談社．

丸田俊彦（2002）間主観的感性．岩崎学術出版社．

丸田俊彦・森さち子（2006）間主観性の軌跡．岩崎学術出版社．

齋藤久美子（1998／2017）「かかわり合う」能力―心理力動的検討．（長崎勤・本郷一夫編）能力という謎．ミネルヴァ書房．（齋藤久美子著作集　臨床から心を学び探究する．岩崎学術出版社　所収）

齋藤久美子（2007／2017）臨床心理学にとってのアタッチメント研究．（数井みゆき・遠藤利彦編著）アタッチメントと臨床領域．ミネルヴァ書房．（齋藤久美子著作集　臨床から心を学び探究する．岩崎学術出版社　所収）

Stern DN（1985）The Interpersonal World of the Infant. Basic Books.（小此木啓吾・丸田俊彦監訳（1989）乳児の対人世界・理論編．岩崎学術出版社）

Storolow R, Brandchaft B & Atwood G（1987）Psychoanalytic Treatment：An Intersubjective Approach. NJ Analytic Press.（丸田俊彦訳（1995）間主観的アプローチ．岩崎学術出版社）

アーウィン・ホフマンの儀式と自発性の弁証法

Ryo Kobayashi

小林　陵*

人はいつかは死を迎えることになる。それはどこの誰だとしても逃れることはできない定められた運命である。けれども，どうせ死んでしまうのであれば生きていても意味がない，と死を選ぶ人はほとんどいないだろう。だからこそ現在の人間社会が成り立っている。であるなら，人は自分がやがて死すべき運命にあるということを知りながら，それでもなお，自らの人生に何らかの意味を見出して生きているのであろう。

アメリカの精神分析家ホフマンは自らの理論の根幹には，こうした死すべき運命と意味の弁証法があるのだとしている。死すべき運命と人生の意味がどのように関係しているのか。ホフマンの議論に従えば，人生の意味はその人が死ぬことで失われてしまうとも言えるが，一方で，死ぬ存在であるということそのものが私たち人間を意味づけているとも言える。もし私たちが不死になったとしたら，私たちが信じている人生の意味は全く別物に変わってしまうであろう。

たとえば「ハムレット」でも「老人と海」でも「忠臣蔵」でも，ある文化の中で意味のある美しい物語だと受け継がれてきたものを思い浮かべ，仮に私たちの誰もがまったく死なない存在だとしたらその物語は今と同じだけの価値があるだろうか，と想像してみてほしい。おそらく今の私たちが考えているような意味での価値はすっかり失ってしまうに違いない。不死になってしまったら，人生の意味や価値はまったく異なったものとなり，それはもう人間とは異なる何か別の存在となっているに違いない。つまり，死すべき運命と人生の意味とは密接に結びついた表と裏なのである。ホフマンはこの死すべき運命と意味のような，あらかじめ定められた枠組みとそれを超えた固有の意味を求めていく動きの間の関係性を重視し，それを主著のタイトルにもなっているように「儀式と自発性」と呼んでいる。

アーウィン・ホフマンは1942年にアメリカで生まれる。伝統的な精神分析を学んだホフマンは，その後マートン・ギルの片腕として頭角をあらわすようになる。やがてスティーヴン・ミッチェルら関係精神分析の流れと交流し，主著『精神分析過程における儀式と自発性』（1998）をはじめとしてさまざまなオリジナルな論考を発表している。ホフマンは現代の精神分析の流れを実証主義から構成主義への移行として描き出す。つまり，患者や患者の過去をあらかじめ存在し客観的に把握できるものとして捉える視点から，治療者が関わっていくことによってともに新たに選択された可能性を構成していくという視点への変化である。こうした変化は，物事には一つの正しい真実があるのでは

*横浜市立大学附属病院
〒236-0004　神奈川県横浜市金沢区福浦 3-9

なく周囲との関係の中で生じる多様な解釈があるだけであるとするポストモダン思想の潮流とつながっており，ホフマン自身もガーゲンなどポストモダンの流れを汲む社会構成主義者たちを引き合いに出して議論をしている。ただ，ホフマンは当初は自らの立場を社会学などで使われる社会構成主義という言葉で説明していたが，後にあらゆることが相対的であり見方次第でどうにでもなるとするような独我論と誤解されることを避けるため，弁証法的構成主義という新たな言葉で定義している。

ホフマンは儀式と自発性の弁証法が精神分析過程においても重要であるとする。精神分析過程における儀式とは，定められた時間や場所，それぞれの座る位置，治療者は比較的受動的に話を聞き，患者は思いついたことを何でも話すように言われることなどが含まれている。一方，自発性はそうした儀式を越えて，その場で自然に浮かび上がり意味を持ってくるものである。そうした自発性は，普段は言わないような言葉やしないような行動によって表されるが，ホフマンはそれをパーソナルな関わりとしており，その点で患者から投げ入れられたものに対する反応である投影同一化による治療者の行動化とは異なるものとしている。そして，自発的でパーソナルな振る舞いが治療に大きな影響を与えるのだと論じている。

ここで重要なのは自発的な振る舞いが影響力を持つのは，あくまでも儀式的な側面に支えられているからであり，思いつくまま自由気ままに振る舞えば上手くいくのだと主張しているわけではないことである。さらに，ホフマンは儀式と自発性の弁証法は，つねに精神分析過程の中にあると考えている。人と人が関わりを持つとき，儀式的な側面のみで関係が進むことはありえず，そこには必ず儀式的な枠を越えたその人らしい振る舞いが含まれている。しかし逆に自由な振る舞いのみで関係性が成立するということもまたありえない。つまり，ホフマンの主張は新たに自発的に振る舞うことを奨励するというよりも，すでに私たちは儀式と自発性の揺れ動きの中にいるのであり，そこに十分に目を向けることの重要性を説いているのである。

こうした枠組みとそこから零れ落ちるものの関係に目を向けるという視点は，ホフマン特有のものとは言えないかもしれない。たとえば小此木の治療構造論においても類似する視点がみられる。しかし，治療構造論は枠組みからの逸脱を，状況の理解のための情報として，あるいは洞察のためのきっかけとして使うといったニュアンスが強いが，ホフマンは逸脱することそのものにも変化をもたらす価値がある場合があると主張している点で異なっている。こうした主張がアメリカの関係精神分析におけるエナクトメントにまつわる議論を背景として持っていることは言うまでもないであろう。

ただ，ホフマンは実際の臨床において関係精神分析の流れの中で，どちらかと言えば伝統的な精神分析の要素を残している方であるとみられることが多いようである。これは枠組みとそこから溢れ出る自発性の間の関係性をみていくという彼の理論を考えるともっともなことであるかもしれない。

そして，そもそもホフマンの議論の多くは，こうするとよいという技法論ではなく，患者をこう理解できるという病理論でもなく，精神分析あるいは人間の人生はこういうものなのではないかという，いわば認識論的なものだと言える。それでは，そうしたホフマンの主張する儀式と自発性の弁証法に注目することは臨床にどのような影響を与えるのだろうか。まず儀式的な側面と自発的な側面のどちらかに偏り過ぎてしまうことへの歯止めとなり，枠組みを守ることと自分らしく振る舞うことの両方に根拠を与えてくれるということが言える。さらに，ここからは私の考えであるが，こうした観点を持ったセラピストは，枠組みに従っていれば自分が常に正しい判断ができるという考えを捨てなければならないため，それまでよりも少し謙虚となり，ただ技法通りにすればよいというわけではなくなり，それまでよりも少し責任を背負うことになる。その謙虚さと責任を引き受ける代わりに，これまでよりもほんの少し臨床の現場での自由さを手に入れるのだと思われる。こうした謙虚さや責任と，自由さは表裏の関係となっていることが重要であろう。これらは明日からまったく別の臨床スタイルになるといったような目に見える大きな変化ではないかもしれないが，毎日の臨床における私たちの心の在り方に影響を与えてくれるものであろう。

ただ，こうした考えはどちらか一方をすればよいという話ではないために，すっきりしない曖昧なものだと感じる人もいるかもしれない。しかし，私たちの日々の臨床は，あるいは人生そのものが，すっきりしない曖昧なものであり，私たちは何が正解かわからない不確かさの中で臨床を続けていかなければならない。だからこそ儀式と自発性の理論はそうした不確かな臨床を行う私たちのための指針となってくれるのではないだろうか。

関係精神分析は現在のところ日本でまだ十分に浸透しているとは言い難いかもしれない。その理由は，メニンガークリニックが移転しトピカ精神分析研究所が閉鎖されたためアメリカへの留学が減ったなどの現実的な事情も含めてさまざまあるであろうが，一つには曖昧な部分が多く歯切れが悪いと感じられることがあげられるであろう。ホフマンにしてみても，枠組みを守ればいいとも言わず，かといって破ればいいとも言わず，その相互関係に注目しろと言う。日々の困難で複雑な事例を抱えている臨床家たちにとってすぐに救いとなるような理論とは映らないかもしれない。ただそうした歯切れの悪さや曖昧さこそが，私たちの日々の臨床そのものなのである。そう考えてみると，ホフマンをはじめとする関係精神分析は，精神分析と精神分析的心理療法の区別を強調せず，必ずしも寝椅子で自由連想をしなければならないとは言っておらず，さまざまな外的な環境の影響にも目を向けようとしており，週１回の精神分析的心理療法が普及した日本の現状にとって，非常に学ぶところの多い議論なのではないかと私は考えている。

最後に，ホフマンの今後について述べたい。ホフマンは『儀式と自発性』を発表後，さらに理論を推し進め，患者と分析家が分析的な作業における倫理的な主体として，そして創造的な協力者として責任を負うという視座を開拓しているという。現在は二冊目の単著の準備中であるとのことであり，新たな著作には現在のアメリカの情勢を反映してか，精神分析的な臨床と社会政治的な問題とをつなぐ論考が含まれるようである。古希を過ぎた現在でも，新たな問題を取り込んで思索を続けていくホフマンの今後の展開にも期待をしたい。

文　献

Hoffman I (1998) Ritual and Spontaneity in the Psychoanalytic Process：Dialectical-Constructivist View. The Analytic Press.（岡野憲一郎・小林陵訳（2017）精神分析過程における儀式と自発性．金剛出版）

小此木啓吾（1990）治療構造論序説．（岩崎徹也他編）治療構造論．岩崎学術出版社.

アルゼンチンの精神分析運動

Satoko Kamo
加茂 聡子*

2017年7月，国際精神分析学会（IPA）の第50回大会がアルゼンチンの首都ブエノスアイレスで開催された。国際学会の主催都市となるほどに南アメリカが多くの精神分析家を擁していることは日本ではあまり知られてはいないだろう。南米における精神分析の発展の歴史を概観すると，アルゼンチンが特に大きな役割を果たしていることがわかる。そして現在でも，アルゼンチンにおいて精神分析は文化に根付いている。精神分析家がテレビ番組にレギュラー出演しており，市民にとって心理療法を受けることもごく当たり前のことなのである。人口10万人に対し106人の心理療法家がおり，精神分析家の数もまた多い。アルゼンチンにおける精神分析の歴史を概観したPlotkinの書籍「パンパのフロイト」（Plotkin, 2002）によれば，ブエノスアイレスには「フロイト村」と呼ばれる治療者が多く住む地域まであるのである。アルゼンチン精神分析学会（APA）の会長であった（2009年当時）Andrés Raskovskyは新聞記者のインタビューに対し，なぜここまで精神分析が根づいたかについて以下のように語っている。「精神分析はもともと移民の国で発展したものです。多くのアルゼンチン人は（移民が多いので）自分のルーツがわからずアイデンティティについて混乱しており，精神分析は彼らが自分の起源と家族の歴史を構築することを可能にするのです」（Randall, 2009）

アルゼンチンには，ながらく日本には知られてこなかったが，ユニークな論考をなした精神分析家たちがいる。近年，彼らの重要論文が英訳されてIPA雑誌に掲載されたり，英語の論文集として刊行されて，スペイン語が読めない者にも触れることが容易になった。本稿では，アルゼンチンの精神分析の歴史を概観する。そしてアルゼンチンにおける第二世代の精神分析家たちH. Racker, L. Grinberg, Baranger夫妻, J. Bleger, D. Liebermanらの業績についてごく簡単に紹介する。

19世紀後半，ブエノスアイレスが首都と制定されて以降アルゼンチンは西欧化に向かい多くの移民を迎えた。20世紀初頭には国民の30%が外国出身者となり，文化的多様性が志向されていた。同時期，精神科医たちがフロイトの著作に触れ，フロイトの学説が南米の精神科医サークルに紹介され始めた。

1938年にはスペインに生まれドイツでT. Reikから訓練分析を受けた精神分析家，A. Garmaがブエノスアイレスに移民してきた。彼は当時ブエノスアイレスでフロイトを学んでいたA. RascovskyやE. Pichon-Riviereと接触し，彼らに訓練分析を行った。そこにパリで訓練を終え

*四谷こころのクリニック
〒160-0004 東京都新宿区四谷1-8-14 四谷一丁目ビル10F

たC. Carcamo，M. langer，G. Ferrariらが加わり，1942年にアルゼンチン精神分析学会とインスティチュートが設立された。この学会は同年IPAの学会として認定され，翌年設立メンバーたちは全員正会員と訓練分析家になった（井上，1991）。本稿ではこの設立メンバーを第一世代，彼らに訓練を受けた世代を第二世代と呼ぶこととする。ここでわかることは，第二次大戦中にヨーロッパから移民した訓練分析家の影響が大きいアメリカに比べて，アルゼンチンは早くから自国で訓練を受けた訓練分析家が誕生している，という特徴である。

第二世代，H. Rackerから紹介しよう。彼はポーランド生まれのユダヤ人で，ウィーン滞在中に精神分析の訓練を開始していたが，1939年にナチス侵攻を逃れてアルゼンチンに移民，同国で訓練の続きを行い，1950年に精神分析家になった。彼の最も大きな業績は逆転移の研究である。いまは品切となっているが日本語に訳されており，書籍「転移と逆転移」（Racker，1968）として手にとることができる。彼は精神分析における逆転移の治療的な有用性があまり語られてこなかったことも分析家の抵抗であると考え，改めて逆転移を検討した。患者－治療者関係の対称性に重点を置くことで逆転移を転移と同じように検討し，記述された概念が「逆転移神経症」である。彼はさらに逆転移を「融和型逆転移」と「補足型逆転移」に分類した。これらの概念整理は現在の臨床場面における治療関係，患者理解においても十分に有用なものである。

L. Grinbergはユダヤ系移民の子息としてブエノスアイレスに生まれ，医師となり精神分析家を志した。1952年に準会員となり，4年後35歳で訓練分析家の資格を得ている。初期には原初的な防衛機制を研究しており，その中から投影逆同一化という概念を創出したRackerが逆転移研究についてAPAで発表をしていた頃と同時期のことだった。Grinbergの著書は研究会の後輩たちと書いた「ビオン入門」が邦訳されているが，業績としては論考集「罪と抑うつ（Guilt and Depression）」が注目されている。ここで彼は精神分析過程における罪の役割について論じている。

Grinbergと非常に親しかったのがD. Libermanである。彼はユダヤ系の音楽一家に生まれ，医学部を経て精神分析家を志した。彼の業績は「リーバーマンの遺産」として2014年にIPA雑誌に紹介されている（Arbiser，2014）。彼は歴史学者ランケの方法論，後にはコミュニケーション理論，言語学まで幅広く参照し，精神分析の場に存在するさまざまなパラダイムの統合を目論んだ。また，彼はそのキャリアの早い時期から心身症に注目していた。

Willy Baranger, Madeleine Baranger夫妻はフランスからの移民であった。夫のWillyはアルゼンチン生まれパリ育ちで，パリで哲学の学位を得て，教員をしている時期に妻のMadeleineと出会って結婚した。二人は1946年にアルゼンチンに移住し，共に精神分析家になった。彼らは分析的設定を相互作用の場と捉える視点に立っており，ここには精神分析だけではなく現象学をはじめとした哲学的思考も影響している。そしてこの視点は現代関係論の基盤ともなっている。英語で出版されている著作集，「The Work of Confluence」（Baranger，2009）を開くと，彼らがKleinやIsacsをはじめとして，Lacanなどフランスの論客まで幅広く参照しながら論を進めていることがわかり，クライン派と他学派の接続という点からも興味深い。

以上から伺われるように，第二世代の精神分析家たちの思考にはKleinやBionの影響が色濃く，同時に独自のものとして発展を遂げている。J. Blegerはユダヤ系移民の子息で医学を経て精神分析家となっている。原初的な発達，Kleinのポジション論に依拠して思考を進め，「Glischrocanic Position（粘着核ポジション）」を提唱した。対象関係論的な視点からは，凝集的な核は古いポジション――機能の非常に原初的な水準――であり，PSポジションや抑うつポジションに先行すると彼は考えている。Ogdenの「自閉隣接ポジション」(1989)と類似の発想であるが，発想した時期はBlegerが大分先行している。

1955年のクーデター以降，アルゼンチンは長く混乱の時代を迎え，1970年代はじめにはAPA内部でも分裂があり，Grinbergらはスペインに亡命した。ここでスペインへの精神分析的思考の流入が起こった。スペイン語圏の精神分析は，言語の問題からわたしたちの目に入りにくいが，上記のようにオリジナルなものが多く，今後も影響力を維持するだろう。

文献

Bleger J (2012) Symbiosis and Ambiguity：A Psychoanalytic Study. (The New Library of Psychoanalysis) 1st. Routledge.Elizabeth Landau (2013) In therapy? In Argentina, it's the norm. CNN.

井上カーレン果子 (1991) ラテンアメリカ精神分析運動の歴史と現状．精神分析研究，35(2)；150-158.

Mariano Ben Plotkin (2002) Freud in the Pampas：The emergence and develotment of a psychoanalytic culture in Argentina. Stanford University Press.

Madeleine B & Willy B (2009) The work of Confluence：Listening and interpreting in the psychoanalytic field. Karnac.

Randall R (2009) Psychoanalysis in Argentina：Something to talk about? Argentina Independent.

Racker H (1968) Transference and Countertransference. The Hogwarth Press. (坂口信貴訳 (1982) 転移と逆転移．岩崎学術出版社)

R Horacio Etchgoyen (2009) Comments on Leon Grinberg's life and work. The international journal of psychoanalysis, 90, Issue 1 195-204.

Samuel Arbiser (2014) David Liberman'slegacy. The international journal of psychoanalysis, 95(4)；719-738.

アントニーノ・フェロ

Osamu Fukumoto 福本　修*

アントニーノ・フェロ（Antonino Ferro）は，日本ではまだ紹介が限られており，子供の臨床素材を豊富に用いた記述からは若々しい印象を受ける。だが彼はイタリア精神分析協会会長職を経験し世界的に活躍する，すでに70歳を超えるベテランである。彼は1947年3月2日にシチリア島のパレルモで生まれ，医学校を卒業後，ミラノ精神分析インスティチュートで訓練を受け，パヴィア大学精神科で活動した。彼は，1992年刊の『子供の精神分析における技法．子供と分析者：情動的な場での関係から』（英題は『二人からなる場．子供の分析での経験』英語書名とその刊行年は下記文献を参照）を皮切りに，『分析者の面接室で：情動・物語・変形』（1996）・『文学と治療としての精神分析』（1999）・『精神分析的スーパーヴィジョンにおける理論と技法：サンパウロ・セミナー』（2000）・『病の源，回復の源．苦しみの起源と精神分析の役割』（2002）・『技法と創造性：精神分析の仕事』（2005）と，豊富な臨床素材を含んだ論文集を次々と著し，2007年にはMary S. Sigourney賞を受賞した。その後も彼は，『情動を避けることと情動を生きること』（2007）・『夢想』（2008）・『魂の苦悩：情熱・症状・夢』（2010）と発表し続け，他にも数冊の共編著，未英訳の論文集およびセミナー集を刊行している。主題毎の編集で知られるPsychoanalytic Inquiryは第35巻第5号(2015)で，彼の特集を組んだ。彼は幅広く治療関係と臨床的諸主題を取り上げたばかりでなく，自己分析およびスーパーヴィジョンについても論じている。

フェロは多才で多作に見えるが，彼は同じ素材が学派によってさまざまに解釈されることに興味を持ち，幅広くスーパーヴィジョンを受け，多くの論者と交流した。訓練分析とスーパーヴィジョンをイタリア人分析者から受けた他に，80年代後半にはメルツァー，ローゼンフェルド，ブレンマン，ブレンマン・ピックらミラノを定期的に訪れたクライン派の分析者たちのスーパーヴィジョンを経験した。また，アメリカのレーニック，オグデン，ジェイコブスらとも交友関係がある。そうした過程を経て書かれた最初の著作は，クライン派のステレオタイプに見える断定的で一方的な解釈の仕方を批判し，「分析者の最良の同僚は患者である」（『イタリア・セミナー』（1985））と述べたビオンに沿って，より開かれて患者とともに意味を見出していく姿勢を掲げた。ただ，現代クライン派は「情動的接触」を第一義としており，フェロが分別するほど質の差があるかどうかは不明である。

＊恵泉女学園大学人文学部／代官山心理・分析オフィス
〒206-8586　東京都多摩市南野2-10-1

近年では，フェロはビオンの論考を活かそうとする代表的な論客の一人と目されているが，彼自身は自分のルーツとして，他にバランジャーらによる「場（field）の理論」と，登場人物の概念についてのナラトロジー（narratology）を挙げている。「場の理論」は，レヴィンのゲシュタルト心理学の考えを出発点として，患者と治療者が出会う前からゲシュタルトを形成していると見做し，バランジャーらに基づいて，クラインの「投影同一化」を患者の無意識的空想に限局せず，患者と治療者両者の投影同一化が行き交う場（field）を考えたものである。フェロは，「二人からなる状況の力動」の「ここで今（here & now）」をナラトロジーのアイデアと組み合わせて，新たな展開をもたらした。

「登場人物のナラトロジー」は，クライン派の内的世界と内的対象の概念を，あらゆる存在へと拡張したもののように思われる。それは，患者の語りに登場した例えば「猫」を，直ちに何かに還元する解釈を行なうのではなく，それが「場」で果たす機能について考えることに通じる。その意味は，スクウィグルのように患者と治療者の両方が作り上げていくものである。クラインそしてビオンが患者の内的世界と母子交流に比せられる二者の関係性を主として論じたのに対して，フェロはそれらを包摂する「場」を重視しているようである。だから，分析者は「場」の管理者として，それが容器として機能しているかそうでないのか，その信号を聞き取ることが重要である。それに伴って，逆転移に決定的な重要性を与えなくなるようである。

よく知られているように，クラインの「ポジション」概念からビオンは，PS←→Dというミクロ・マクロレベルに通底するフラクタルな構造を抽出した。フェロによるその興味深い変奏の一つは，T←→C（技法 technique と創造性 creativity）である。これは治療者の態度・構えに関わることでもあれば，実際に伝える解釈にも関わる。彼がよく用いる料理人の比喩に沿えば，レシピをどれだけ遵守し，素材や場に合わせてそれから離れるかである。そこでも，患者の消化する能力に合わせた調理が大事であり，解釈はレシピ＝理論を説明することではない。

ビオンがフロイトの心的装置の概念を拡張して「夢見ること」を無意識的覚醒思考と等価としたことは，対象関係論を源流とする現代精神分析にとって共通了解となっている。患者に固有の経験の仕方すなわち「頂点 vertex」を見出して理解すること，患者の原情動あるいはベータ要素を情動／アルファ要素へと変形することは，ビオンを咀嚼した多くの精神分析者によって共有されており，フェロに特有の理解ではない。彼は「情緒的ホログラム」「機能的集合体」「バルファ要素（balpha element）」などの用語を導入しているが，それらは汎用されるに至っていない。彼の主な功績は，新たな理論的パラダイムを創出あるいは拡張したと言うよりは，語りや映画などのさまざまな想像的比喩を用いて，ビオンの諸概念を臨床で経験されることに橋渡ししたところにあるようである。ビオンの記述の抽象性と一種の難解さに比して，フェロの使用法とその表現は，直接的で明瞭である。それが特定の方向への限定になっていないかには，注意する必要があるだろう。

彼が提唱する技法として「未飽和の」解釈がある。典型的なクライン派の解釈が here & now の転移を明言する意図があるのに対して，彼はそのように解釈を「飽和」させず，より開かれた，意味の連なりを広げる触媒のようなものとして働かせようとする。また，羨望や破壊性の理解は，クライン派と異質である。こうした点は，どのような患者について述べているのかに注意しながら読む必要があることだろう。

以上のように，フェロは治療者自身が夢見ること，夢想を働かせることを精神分析の本質とする点で間主観的（intersubjective）だが，自己開示に理論的な価値を見ておらず，おそらく関係精神分析から見ると，真実の位置および分析者の機能に関して精神分析の古典的な枠を守っている。

文　献

Ferro A（1999）The Bi-Personal Field : Experiences in child analysis. Routledge.（イタリア語版は 1992 年刊）

Ferro A（2002）In the Analyst's Consulting Room. Brunner-Routledge.（イタリア語版は 1996 年刊）

Ferro A（2005）Seeds of Illness, Seeds of Recovery : The genesis of suffering and the role of psychoanalysis. Routledge.（イタリア語版は 2002 年刊）

Ferro A（2006）Psychoanalysis as Therapy and Storytelling. Routledge.（イタリア語版は 1999 年刊）

Ferro A（2008）Mind Works : Technique and creativity in psychoanalysis. Routledge.（イタリア語版は 2006 年刊）

Ferro A（2011）Avoiding Emotions, Living Emotions. Routledge.（イタリア語版は 2007 年刊）

Ferro A（2013）Supervision in Psychoanalysis : The São Paulo seminars. Routledge.（イタリア語版は 2000 年刊）

Ferro A（2015）Reveries : An unfettered mind. Karnac.（イタリア語版は 2008 年刊）

Ferro A（2015）Torments of the Soul : Psychoanalytic transformations in dreaming and narration, Routledge.（イタリア語版は 2010 年刊）

Ferro A & Basile R（Eds.）（2009）The Analytic Field : A clinical concept. Karnac.

Ferro A & Civitarese G（2015）The Analytic Field and its Transformations. Routledge.

Ferro A & Nicoli L（2017）The New Analyst's Guide to the Galaxy : Questions about contemporary psychoanalysis. Karnac.

Ferro A（Ed.）（2017）Contemporary Bionian Theory and Technique in Psychoanalysis. Routledge.

池上和子（2006）海外文献紹介. "The Bi-Personal Field. Experiences in Child Analysis." Antonino Ferro, Introduced by Elizabeth Bott Spillius. Routledge. 臨床心理学, 11(5) ; 776-778 .

Maxwell P（2007）On reading and speaking with Antonino Ferro. Australasian Journal of Psychotherapy, 26(2).

ピエール・マーティとパリ心身症学派

Satoshi Horikawa
堀川 聡司*

フランスの精神分析，こと非ラカン派の精神分析において，欲動論の存在は臨床においても理論においても欠かすことのできない重要な地位を占めている（Birsted-Breen et al., 2010）。欲動と表象の関係こそが人のこころの機能（思考，幻想，情動，夢など）を説明すると理解され，精神分析はそれらを扱う実践として期待されたのである。1950年代より一世を風靡していたLacanが，構造論の立場に立脚し言語学的観点から無意識の理解を試みていたのとは全く異なるアプローチと言えるだろう。

そうした欲動論への関心の中でも，もっとも実り豊かな形で結実したものの一つは心身症の理解と臨床であった。そしてその礎を気づいた中心人物こそPierre Marty（1918～1993）である。パリ精神分析協会（SPP）[注1]の精神分析家であり精神科医でもあるMartyは，長年仲間とともに心身症の臨床と研究に携わり，1970年には「パリ心身症研究所」を設立した[注2]。

当時のフランスで心身症の治療といえば神経症へのアプローチと同様のものであったが，Martyらはヒステリーや強迫とは全く異なる精神病理がそこで働いていることを明らかにした。まず彼らが注目したのは，心身症患者の精神活動の乏しさ，すなわち幻想や象徴を形成し連想を膨らます機能が損なわれている点である（Marty et al., 1963）。そういった独特の思考様式は，極端に機械的で実用的側面が強いことから「操作的思考」（la pensée opératoire／operational thinking）と呼ばれる（Marty & M'Uzan, 1963）。

操作的思考を持つ患者は，治療者の質問に答えはするが接触が生じている実感を持たせない。何よりも幻想の広がりや心的な加工作業の形跡が見られず，夢も滅多に報告されない。言葉は物や行為を表象するというよりも，あたかもそれらを複製するように使用されるし，同一化の機制もごく表面的にしかなされない。いわば二次元的な思考形態なのである。

メタサイコロジカルな観点から見ると，操作的思考では二次過程が一次過程と十全な接続を持っておらず独立した状態で機能している。因果関係や論理性は保たれているにもかかわらず，想像性の産出や象徴的表現につながらないのはそれゆえである。また，時間の観念もごく限ら

＊目白大学心理カウンセリングセンター
〒161-8539 東京都新宿区中落合4-31-1

注1）フランスの精神分析団体は，1953年と1964年の分裂をはじめ，度重なる分裂劇を繰り広げており，それぞれの団体が有する精神分析観は大きく異なる。「パリ精神分析協会」は1926年にBonaparteが中心となって設立した最古参の団体であり，最も保守的な組織と言えるかもしれない（GreenやMcDougallが属していたのもここである）。

注2）Martyらが設立した「心身症研究所」は，今日もパリ13区にて「IPSO：Institut de Psychosomatique Pierre Marty」という看板を掲げて運営されている。

れた枠組みでしか見出されない。つまり，一見通常通り働いているように見える二次過程は部分的にしか作動していないのである。

このように心的機能全般に損傷をこうむっている操作的思考の持ち主は，欲動を神経症者のように処理することができず，行為か行動化か，あるいは身体にその出口を見出すしかない。心身症という病態が現れるのは，心的な葛藤や攻撃性，情動的な緊張が，自らの身体へと向けられ，それが常態化している場合である。

それゆえ，心身症患者への治療はオーソドックスな精神分析では対応できない。分析治療の根幹をなす幻想や象徴性といった心的機能が機能していないゆえ，自由連想も転移神経症も期待できないからである。そこでパリ心身症学派では，伝統的で厳格な精神分析的態度を変形させた精神療法で治療することに取り組み，患者の身体機能の確立（あるいは再確立）を最大限援助していくことを目指した。

技法的な工夫について Marty（1990）が晩年にまとめているところによると，頻度は週一回が基本であり（週二回は大抵の患者にとって負担が大きすぎ，治療者の侵入に耐えるのが困難となる），対面で行うのが慣例である（患者の態度や身振り，身体的反応など，非現実的なコミュニケーションをより綿密に観察できる）[注3]。また，治療費はたとえ無料でも差支えないことや必ずしも転移を重視しなくてもよいことが挙げられている。その代わりに，セッションではリビドーが二つの水準で停滞していることに注意を払わなくてはならない。二つの水準とは，欲動が表象へと向かう通路と，表象や潜在思考が意識へと辿る通路の水準である。そして少しずつでも患者が自分自身の無意識の存在に気づき，こころの世界が拡張するよう介入していくのである。

具体的な治療例としては，Aisenstein（1987）が報告している「ビルマから来た男」の症例が興味深い。患者は重度の直腸出血を患っており，消化器科より紹介されてやってきた。操作的思考が全面に出ていた彼に対して，週一回対面の精神療法が導入され，治療者はしばらくの間「会話」のような交流を続けた。そして重要な無意識の片鱗が見いだされた時を契機に（「ブルガリア」へ旅行に行ったと言うところを「ビルマ」と言い間違える），心身症的解決を形成するに至った外傷体験を見出す……。

パリ心身症学派の研究は，その後 Marty 自身のもう一つの主要理論「本質的うつ」（Marty, 1966）の発想につながった。また同じフランス国内でも，McDougall（1989）のオリジナルな心身症研究や，Green の一連の情動論や欲動論など，多くの重要な仕事に影響を与えた。それだけでなく，大陸を渡り，ボストンの心身症治療研究の展開にも大きく貢献した。1970 年代に Sifneos ら（1973）が提唱したアレクシサイミアの概念の背景には，Marty らの仕事が大きく寄与している。

注3）そもそもフランスにおいて，精神分析といえばカウチを使った自由連想法を用いる週３回以上のもの，精神療法は対面で行うより低頻度のものを指す（Birsted-Breen, et al., 2010）。

文　献

Aisenstein M（1987）Solution psychosomatique—Issue somatique. Notes cliniques：l'homme de Birmanie. Les Cahiers du Centre de Psychanalyse et de Psychotherapie, 14；73-97.

Birsted-Breen D et al.（2010）Reading French Psychoanalysis. Routledge.

McDougall J（1989）Théatre du Corps. Gallimard.（氏原寛・李敏子訳（1996）身体という劇場 . 創元社）

Marty P（1966）La dépression essentielle. Revue Française de Psychanalyse, 32；595-598.

Marty P（1990）La psychosomatique de l'adulte. PUF.

Marty P & M'Uzan M de（1963）La pensée opératoire. Revue Française de Psychanalyse, 27；345-356.

Marty P & M'Uzan M de & David C（1963）L'investigation psychosomatique, Sept observations cliniques. PUF.

Sifneos PE（1973）The prevalence of 'alexithymic' characteristics in psychosomatic patients. Psychotherapy and Psychosomatics, 22；255-262.

ジャン・ラプランシュの仕事

Koji Togawa

十川 幸司*

ジャン・ラプランシュは，1961年に博士論文『ヘルダーリンと父の問題』を出版し，パリの精神分析界に華々しくデビューしている。彼の仕事は，ジャン=ベルトラン・ポンタリスとの『精神分析用語辞典』の執筆やPUF版『フロイト全集』の編纂を除いても，単著で約20冊に上る。現代のフランスの精神分析家は，多かれ少なかれジャック・ラカンの影響を受けているが，ラプランシュの場合，ラカンとの出会いは決定的であった。ラプランシュは，ラカンに訓練分析とスーパーヴィジョンを受けている。しかし，64年に，国際精神分析協会がラカンを，標準から逸脱した分析技法（短時間セッション）のために，訓練分析家から外す決断を下した際に，ラプランシュは「ラカン派」に与することを拒否し，彼なりの道を進むことを決意する〈後に彼は，国際精神分析協会に所属するAPF（フランス精神分析アソシエーション）の会長になる〉。ラカンとの決別以降の著作は，いかにラカンとは別の「フロイトへの回帰」を行うかという課題のもとで書かれていると言っても過言ではない。その際にラプランシュが中心に据えた主題は，欲動およびセクシュアリティである。この主題は，初期には「依託理論」，そして後期は，「一般誘惑理論」のなかで探究される。その他の彼の幅広い関心（サド=マゾヒズム論，幻想論，ジェンダー論，治療論としての「翻訳論」など）は，おおむねこの二つの理論を基盤にして展開されている。

Anlehnung（寄りかかること）とは，フロイトが『性理論三篇』で用いた言葉で，欲動の特徴的な動きを示している。ラプランシュはこの言葉を精神分析固有の概念として確定するために，étayage（依託）という訳語を当てる。依託とは寄りかかること，自らとは別のもので支えられることを意味する。フロイトは，欲動論を自己保存欲動と対置するものと考えたが，一方で彼は，性欲動が自己保存欲動という別の欲動に寄りかかりつつ形成されると述べている。ラプランシュが注目するのは，性的なものが非性的なものに支えられ誕生し，非性的なものから切り離されるという欲動の依託の動きである。

依託のプロトタイプは，おしゃぶりという行為に見て取れる。子供にとって乳房を吸うのは生命維持を目的とする自己保存欲動である。しかし乳房を吸う行為において，乳房や温かいミルクの流れによって，唇や舌が興奮する。そのうち子供は，空腹の対象であるミルクよりも，おしゃぶりという行為の快を求めるようになる。そして，その後，口唇欲動は，自己保存欲動の対象であった乳房を，今度は性的対象にして，そこに欲動の充足を求める。口唇のセクシュア

*十川精神分析オフィス（個人開業）
〒155-0031 東京都世田谷区北沢2-22-7 204

リティはこのようにして出現する。

このような依託の働きが生じるのは，性源域である口唇，肛門，尿道，性器などがあるが，フロイトは，性的興奮の出発点は性源域に限定されない皮膚領域すべてであり，さらには内臓臓器を含むあらゆる器官であると考えた。人間の性欲動は依託の働きによって，人間の生物学的機能に基づく自己保存欲動を乗っ取り，人間の機能的活動すべてを性欲動に関連づけ，人間の活動を自己保存という目的から逸脱させてしまうのである。

すべてはセクシュアリティであるというのが，ラプランシュの「依託理論」から導かれるテーゼだとすれば，セクシュアリティは「他者」に由来するというのが，彼の「一般誘惑理論」のテーゼである。性欲動の源泉について，ラプランシュが強調するのは，性源域がしばしば母親の世話を受ける領域であり，この領域から性的興奮が子供に導入されるということである。フロイトは，1897年にヒステリーの誘因が父親からの誘惑にあるという「誘惑論」を放棄したが，ラプランシュは，『性理論三篇』での母親の世話による性的誘惑というフロイトの考えである「誘惑論」を，その約70年後に「一般誘惑理論」として換骨奪胎するのである。

ラプランシュが「一般誘惑理論」の基礎にするのは，彼が根源的人類学的状況と呼ぶ，親と子供の絶対的非対称性である。生まれて間もない乳児は，セクシュアリティの外にいるが，親はすでにセクシュアリティの世界のなかにいる。子供から見れば，親の世界は謎に満ちた世界である。乳児の生命機能（自己保存欲動）はそもそも未成熟であるゆえに，他者の世話が必要になる。その世話を介して，大人のセクシュアリティの世界が導入される。この二つの世界の接触から生じる攪乱を，フェレンツィは「大人と子供の言葉の混乱」で見事に描き出したが，ラプランシュはフェレンツィの構想を継承し，大人の世界が子供の世界に外傷的な形で入り込み，子供にとって，それが「内なる異物」となって，自らのセクシュアリティを構成していく過程を論じている。根源的人類学的状況は，子供がセクシュアリティのなかへと入る普遍的な過程である。

しかし，この過程は子供にとってはしばしば外傷として体験され，その結果，さまざまな心的な病理が生まれる。例えば，フロイトの症例「狼男」は，両親の性交の光景を見せつけられ，その場面を絶対的に受動的な状態のまま，享楽を味わいながら，自己内部に導き入れる。「原光景」は「狼男」の病理を生み出す原因となっているが，そもそもこの絶対的受動性という状況は，人間（子供）がセクシュアリティに出会う根本的な様式であることを忘れてはならないだろう。

ラプランシュ（1970）は彼の「依託理論」をさらにサド・マゾヒズム的欲動に応用し，人間のセクシュアリティが根源的にマゾヒズム的であることを明らかにしている。「セックスについての最大の秘密は，人間はセックスが嫌いだということだ」と，ラプランシュに影響を受けた思想家のレオ・ベルサーニは言う。これはセクシュアリティがマゾヒズム的に閉じた享楽だという意味である。だが一方で，人間は他者からセクシュアリティを移植されて，「内なる異物」を自己内に持つゆえに，孤立した存在ではない。分析状況とは，まさに自己のセクシュアリティが他者へと開かれる状況であり，分析家の解釈によって，患者の「内なる異物」は「翻訳」されることになるのだ。

ラプランシュは，フロイトの仕事を「未完のコペルニクス的革命」と名づけたが，ラプランシュの仕事もまた未完のままで終わっている。ラプランシュは自らの思考方法を「螺旋的」と形容するが，その螺旋の思考の断片は，最終的な形を取ることなく，旋回している。ラプランシュを読む方法は，幾つもあるだろう。彼の没後に開かれたコロックでは，その様々な試みがなされている（Dejours et al., 2016, 2017）。ラプランシュは，ラカンより「わかりやすい」

と，しばしば言われる。しかしそれはラプランシュを読むことが，ラカンよりも容易であることを意味しない。ラプランシュを読む際に何より重要なのは，彼の「螺旋的」思考の平板な軌道を読み取ることではなく，その思考の断片が示す可能性を探っていくことである。筆者の個人的な考えだが，ラプランシュの最も優れた仕事は，その卓越したフロイト読解ではないだろうか（Laplanche, 1970）。ラカンが，言語，他者といった軸を中心に，フロイトのテクストを超越論的に読んだとすれば，ラプランシュは，生命，運動を軸としてフロイトを内在論的に解読したのである。このラプランシュのフロイト読解を継承しつつ，同時に自らの臨床を構築していくこと――ラプランシュの現代性はまさにその点にあると筆者は考えている。

文 献

Dejours Ch & Voltano F（2016）La séduction à l'origine. PUF.

Dejours Ch & Tessier H（2017）Laplanche et la traduction：une théorie inachevée. PUF.

Laplanche J（1970）Vie et mort en psychanalyse. PUF.

メルツァーの発展

Minako Nishi

西　見奈子*

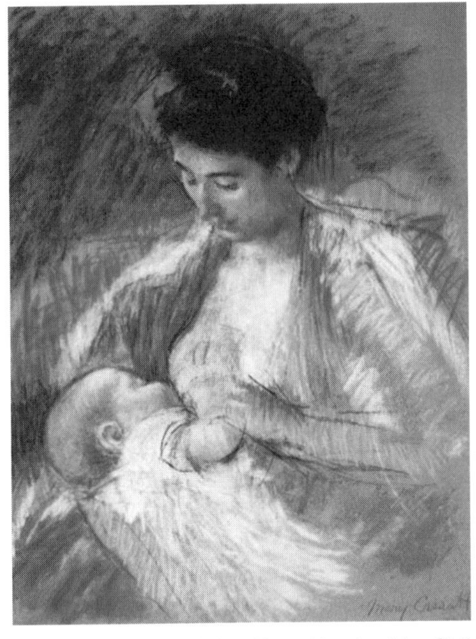

図 1 Mary Cassatt, Mother Rose Nursing Her Child, ca.1900, Private Collection

あるところに　とてもうつくしい　ははおやが　いました。あかんぼうは，そのかがやかんばかりの　うつくしさに　くぎづけになって　そのなかみが　どうなっているのか　しりたいと　つよく　おもいました。けれども　ははおやは　あかんぼうに　わらいかけたかとおもえば　とおくをみつめ，きんいろに　かがやくかみを　ゆらゆらと　ゆらしながら　ちっとも　こたえてはくれません。

ああ，くるしい。

あかんぼうは　かつていた　あのせまくて　まっくらな　ばしょに　もどろうと　おもいました。

メルツァーは「美的葛藤」(aesthetic conflict）を論じる中で，それはおとぎ話のように聞こえるだろうと述べた。ペニス，精液，糞便，茂みに捨てられた赤ん坊たち，といったように，メルツァーの表現は，具象的で，生々しい。その点において，メラニー・クラインにも似ているが，その世界はよりファンタジックである。彼はエイドリアン・ストークスの創設したイマーゴグループの一員であった。ストークスは，画家であり，美術批評家でもあり，何より彼はクラインの分析を受けた人物であった。イマーゴグループは，知的交流サロンともいうべき集まりで，美術史家のエルンスト・ゴンブリッチをはじめ，美学や哲学，宗教などさまざまな研究者が集い，議論を交わした。美的葛藤の考えがその集まりに刺激されたものであったことは間違いないだろう。残念ながら日本版では省かれているが，原本の「The Apprehension of Beauty: the role of aesthetic conflict in development,

*白亜オフィス
〒604-0862　京都府京都市中京区少将井町 245-1
藤和シティスクエア烏丸丸太町 1001

art and violence.（邦題は『精神分析と美』）」には，1963年におこなわれたメルツァーとストークスの貴重な対談も収録されている。

その論考においてメルツァーは美こそが原初的なものであると位置付けた。出産は美への畏敬や驚異を体験するように仕組まれたものであり，この世に生まれ出でた赤ん坊は美と出会い，そこから必死に後ずさりしようとする。この美的葛藤のシンボルとして，ウィニコットの名言をもじって打ち出されたのが「普通の美しい献身的な母親と普通の美しい赤ん坊」であり，その授乳する姿である。メルツァーは言う。「彼らはお互いの美的衝撃とその苦痛に満ちた全残像の中で忘我の境に浸っているのだ」と。そこには，二種の美的衝撃がある。一つは，見え隠れする白い乳房，揺れる眼差しといった母親の外部が有する美的衝撃である。そしてもう一つは，何があるのかわからない，好奇心を刺激する謎めいた母親の内部に対する美的衝撃である。母親は謎めいている。外部の惹きつけられる美しさと，その本心を知ることのできない謎は，情緒を刺激し，何よりその不確かさは苦痛を生み出すこととなる。そしてこれこそが，妄想分裂ポジションへの撤退をもたらすとメルツァーは考えた。ここにクラインからの発展がある。妄想分裂ポジションから抑うつポジションに移行するのではなく，抑うつポジションが先行して存在しているという新たなモデルである。

メルツァーはこの考えを，乳児観察や臨床経験から見出したと述べている。しかし，そこで描かれている美の内容は，視覚的要素の大きいものであり，生まれたての赤ん坊にとって，はたしてどの程度，それらの視覚的美が衝撃を与えているかという疑問は残る。また，赤ん坊への授乳は，決して美しいだけのものではない。多くの母親にとって美しいとは程遠い，苦痛で悲惨な出来事としても体験されていることだろう。出産した次の日，病院の一室に集められた母親たちが，みなぎこちない手つきで泣き喚く赤ん坊をあやしながら，乳房を吸わせることに格闘していた姿を思い出す。メルツァーが描くような甘美なシーンは，授乳の一片にすぎない。

これはやはりおとぎ話なのだろうか。一蹴することは容易い。しかしながら，メルツァーが美的葛藤のシンボルとして取り上げた母親の乳房を吸う赤ん坊とその母親の姿は，その昔からさまざまな芸術家たちが描いてきた。ダ・ヴィンチも，ピカソも，ルノワールも，喜多川歌麿も，挙げればきりがないほど，多くの芸術家たちがその姿を描いた（図はメアリー・カサットのものである）。メルツァーは言う。「いかなる花，いかなる豪勢な羽毛を持つ鳥を眺めたとしても，赤ん坊に授乳している若い母親を目撃する際に生起する謎めいた美的体験を私たちに与えてくれはしない」と。そうした視点で見るのであれば，受け継がれるおとぎ話がみなそうであるように，私たちの内的世界という次元において，美的葛藤は確かに心的な真実なのかもしれない。

メルツァーが産み出した独自の概念は美的葛藤にとどまらない。本稿では，紙面の都合から，発展という意味において最も注目に値するであろう「美的葛藤」を紹介したが，彼の理論は，いずれもこれまで知られていなかった心の世界を照らすオリジナリティの高いものである。

最後にメルツァーについて簡単に紹介をしておきたい。ドナルド・メルツァー（1922～2004）は，アメリカのニュージャージーで生まれた。児童精神科医になった彼は，メラニー・クラインの「児童の精神分析」を読んで感銘を受け，1954年にロンドンに渡った。そしてクライン本人から精神分析を受け，それはクラインが亡くなるまで続くこととなる。彼は英国精神分析協会に所属し，名だたるクライン派の分析家たちから教えを受けた。彼はクライン派の「最愛の息子」と呼ばれるまでになったが，それは1985年までのことであった。彼独自の精神分析理解やそれに基づく言動は，徐々に英国精神分析協会の枠組みから逸脱するようになり，クライン派の他の分析家たちとの間で亀裂を生み，そしてついに訓練分析家の資格を失った。そのような事情のためか，今日，彼の理論を用いるイギリスの分析家はほとんど見られない。しかし，IPA ジャーナルを概観すると，2000 年以降，メルツァーを引用した論文は毎年 10 本前後あり，特に南米の分析家に人気が高いようである。著作は，イタリア，フランス，ドイツ，メキシコなど世界各国で翻訳されている。日本においても著作の多くが翻訳出版されている。彼の理論が世界中の人々の心を捉えている証拠であろう。

義娘のハリス・ウィリアムスによると，晩年の彼は，以前にもまして自らを「クライン派」とみなすようになったという。それは自分のアイデアがいかにクラインの影響を受けているかということの自覚から生じた想いであった。最も独自性の高い思索だとメルツァー自身が述べていたというこの美的葛藤は，もしかすると彼がクラインとの分析の中で体験したことだったのかもしれない。謎めいた美しい母親，クラインの後ろ姿を必死に追いかけ，前に進もうとする赤ん坊が，そこにいるように思えるのである。

文　献

Hahn A (2005) Donald Meltzer (1922-2004), International Journal of Psycho-Analysis, 86(1); 175-178.

Harris M and Meltzer D (1988) The Apprehension of Beauty: the role of aesthetic conflict in development, art and violence. Perthshire, Clunie Press.（細澤仁監訳（2010） 精神分析と美．みすず書房）

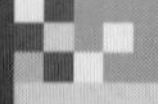

ベティー・ジョセフと投影同一化の臨床

Toyoaki Ogawa
小川 豊昭*

クライン派は,“再構築”すなわち過去と“Here and Now”すなわち現在の間でバランスを取ろうとするスィーガルの流れと“Here and Now”を中心に据えるジョセフの流れとがある。私の印象では,このジョセフの流れの方が徐々に主流となってきていると感じるし,さらには国際精神分析学会でもこの方向のクライン派が主流となってきていると思われる。そういう意味では,ジョセフが中心となって進めているHere and Now中心主義は,今の精神分析全体の流れをリードしていると言える。

ただ,ジョセフは,論文集を一つ出しているだけであり,表立って活躍しているようには見えない。ジョセフが影響力を持つようになったのは,彼女の指導するワークショップのためである。2週に一回,14人ほどの固定したメンバーで,ジョセフのケース検討のグループは,40年の長きにわたって続いた。現代クライニアンを代表する分析家たちの多くがこのグループ体験を基盤として育っていき,それぞれが大御所になったのである。日本でもよく知られているクライニアンのロナルド・ブリットン,ジョン・シュタイナー,ロビン・アンダーソン,マイケル・フェルドマン,エドナ・オショーネシー,イルマ・ブレマン・ピックなど,そうそうたるメンバーがジョセフの指導の下で才能を開花したのである。

ジョセフは,理論家というより何より鋭い直観を武器とする臨床家である。ジョセフの直観は,彼女によると天性のものというよりも長い年月にわたる努力と修練のたまものであるという。直観はどのように働くか。それはセッションの中で患者が密かに雰囲気として無意識のうちに分析家を動かそうとかけてくるプレッシャーを感じ取る能力である。ジョセフの真髄を味わうためには,理論ではなく,彼女のケースを見ていかなくてはならない。

とはいえ,まずは基礎となる理論について,説明しておきたい。重要な概念としては「投影同一化」,「全体状況としての転移」,「心的平衡」,「心的変化」がある。

I 投影性同一化について

「クラインはある一連の複雑な過程を説明するために,「投影同一化」という用語を用いている。そこでは,自己の部分がスプリット・オフされて対象へと投影され,人はその対象に対して,まるでその対象が投影された自己,あるいは自己の一部であるかのように反応する。このように投影した人はその後,自分が投影したもので彩られた対象を空想の中で取り入れるだろう。まさにこのような継続的な相互作用を通して自己の内なる世界と内的対象が確立されるのである。スプリッティングや投影や取り入れは,理想化や侮蔑や否認に付随して生じる,妄想分裂ポジションに特徴的な心的機制である」〈ジョセフ(小川訳),2005,p.3〉

*名古屋大学大学院精神健康医学/総合保健体育科学センター
〒464-8601 愛知県名古屋市千種区不老町

この投影同一化の概念が，クライン派を特徴づける最も中心にあるものと考えてよいであろう。無意識は，この投影同一化によって絶えず対象と関りまるでアメーバーのように活動して，内界を作り，同時にそれを外界に再現するのである。このクライン派の中では，ジョセフの業績は最近まであまり目立たなかったが，ビオンやローゼンフェルドやスィーガルの業績とともに，イギリスだけではなく世界中の新しい世代の精神分析家たちに大きな影響を及ぼした。ジョセフは彼らとともに投影同一化の概念と臨床実践における転移と逆転移の分析的理解に向けて，それらの世界を発展させ拡大させた。

Ⅱ　全体状況としての転移

転移の概念もクラインにより広げられたが，ジョセフによりそれが徹底されたと言ってよい。ジョセフは広い意味で次のものを含めて転移と考えている。

「私たちの転移についての理解の多くは，以下のような疑問への答えを通じて出てくるものである。その疑問とはすなわち，患者がさまざまな理由から私たちが物事を感じるようどのように作用しているのか，彼はその防衛システムの中に私たちをどのようにひきこもうとするのか，彼らは転移の中で私たちを彼らとともに行動化させようとしながら私たちとどのように行動化するのか，幼児期から作り上げられ子ども時代と成人期を通して精巧なものに仕上げられた患者の内的世界の様相やしばしば言葉の使用を超えた経験を彼らはどのように伝えるのか，これらの疑問である。最後の「言葉を超えた経験」は，しばしば私たちの中に生じる感情を通してのみ，すなわち広い意味での逆転移を通してのみ捉えることができる」〈ジョセフ（小川訳），2005，p.211〉

この全体状況を作り出しているものが投影性同一化のメカニズムである。

Ⅲ　心的平衡

「こうしてどんな患者も，洞察に満ちた解釈や，たとえ患者が感情的に受け入れた解釈に対しても，少しでもバランスが崩れると，そのバランスの感覚を回復しようとするある種の試みをもって反応するとみるのが妥当で自然だと彼女（Joseph）は考えるようになった」〈ジョセフ（小川訳），2005，p.4〉

これは，分析のセッションの内部の微細な動きについての視点である。そこでは洞察の方向に進んだかと思うとバランスが崩れ，不安が生じ，内部から別の動きが出て，次のバランスを作り出すのである。患者は，心的平衡が崩されるのを避けるために分析家に対して投影同一化を使うのであるが，それは非常に複雑なやり方なので，それをセッションの中で瞬時に理解するのには，長期にわたる修練を必要とする。

例えば，あるサド・マゾヒズムの患者は，解釈によって何らかの洞察へ近づいた。するとその瞬間に不安が生じ，次の瞬間には分析家が患者のマゾヒスティックな期待に応えるような少し懲罰的な解釈を知らないうちにしてしまうということを引き起こすような言い方で分析家にプレッシャーをかけるのである。もう少しわかりやすく言うと，例えば患者が「ああ，私は子供を傷つけるようなことをしていたんですね」と洞察すると，それが不安や苦痛をもたらすので，次の瞬間に哀れな声で「私は，本当に悪い母親なんです」と悲嘆にくれるとしよう。前者の言葉は真実に触れる洞察であるとしても次の言葉は，マゾヒスティックな快感に酔っていて，分析家を誘導してサドマゾの世界へと誘おうとする言葉である。

また別の患者は，やはり解釈によって洞察に近づくと，次の瞬間に一時的に考えたり理解したり何かを欲したりする能力を失ったかのように振る舞う。そのようにして，分析家が指摘しているこの状況は，すべて分析家が考えるべき問題だということにしてしまおうとするのである。その無意識のプレッシャーが投影同一化で有り，それに動かされてしまうと，分析家は患者の代わりに一生懸命考える羽目になり，あれこれアドバイスしてやりたくなるのである。そうなると当然責任は分析家の側にあることになる。こうして分析家に責任を擦り付けるというプレッシャーをかけるのである。

Ⅳ　心的変化

患者は，すでに知っている不安よりも，変化がもたらす不安の方をもっと恐れている。実際，多くの患者で，言葉で表現された内容やそこからわかる願望や不安や防衛を解釈しても，何の変化ももたらさないということが起こる。たとえ分析が満足のいくように進んでいるかに見えても，患者との感情的な接触がないことがある。それでは一体どのようにして心的変化は起こるのか。Josephは「長期的心的変化とは，転移において刻一刻私たちが見る絶え間ない瞬時の変化と動きに基づくもので，そのような変化と動きの延長である」〈ジョセフ（小川訳），2005，14章〉と述べている。

ここで，私のジョセフ体験を紹介し，具体的にどのような分析なのかを示してみたい。20年以上前のことである。家族とともにロンドンに引っ越し，私は偶然ジョセフの週5の分析を受けることになった。

水曜日のセッション。私が話し出すとすぐにジョセフは，私がジョセフを子どもっぽくて，孤独で，惨めで，誰も助けない女性で，私を性的に誘惑して侵入しようとしていると感じていると解釈した。それは，昨日私がジョセフに最後に話した女性のイメージとも一致していた。ジョセフは，惨めで子どものイメージと，性的に侵入しようとしている，という相反する女性のイメージを私がジョセフに投影していると言う。妻が子どもっぽいことを話すと，私は，この惨めな子どものイメージを妻に投影しないではいられない。そうして私が優越感を感じて安心しようとしていると解釈した。また，ジョセフは，私がジョセフの性的関心の対象になるのではないか，それを自分の世界への侵入と経験していると解釈した。こんな調子で，解釈は，たたみかけるようになされた。

また，ある時は，何を言ってもフィット・インしていると解釈されて追いつめられ，最後に「日本人は，迎合するんです」と言うと，ジョセフは，演技たっぷりに哀れみを請うような声で「日本人は，迎合するんです」とからかうように言った。それで，笑ってしまった。このように，解釈の仕方は自由自在でユーモアたっぷりであった。

あるときのセッションで，私が「クライン派を擁護して……と議論した」と言ったところ，「私は，擁護してもらう必要はない」と言い，さらには，「あなたは将来，精神分析学会で，『ジョセフの考えは，こうだ』とまるで私の代弁者のように振る舞うだろう」と述べた。今，私は，日本の分析学会や研究会で，ジョセフの予言した通りのことをしている自分に気が付き，急に謙虚な気持ちになるのである。

最後に別れるときに，「分析としては，非常に短い時間で大事な部分を経験していない。それは，今は理想化している分析家を否定し攻撃する時期を経て対象が生き延びるという体験だ」と語った。これは，帰国後のA先生との分析でやり遂げることができたと思う。後で考えると，私は，陰湿な仕方で本当のクライニアンは，A先生のようではないと執拗に攻撃していたのではないかと思う。A先生は，それを忍耐強く生き延びたし，それが私の心的空間の広がりの根拠となり，心的変化へとつながった。

Here and Nowの転移解釈が有効であるためには，以下のことが重要である。すなわち患者の微妙な転移の動きを詳細に追うことは，一つ一つの転移解釈は衝撃であり破壊的だが，一方で患者はどのような心の動きにも分析家はついてきてコンテインしてくれていると体験するということがある。またこの細かな転移の動きの一つ一つについては，良いか悪いかという判断をしないことが重要である。そうすることで盲点ができるのを防ぐことができる。またここではあまり詳しく述べなかったが，解釈が理解へとつながるためにはPSポジションからDポジションへ移行している状態で伝える必要がある。Dポジションにあることで，解釈を受け取り消化することができるからである。

以上，ジョセフは，現代の精神分析家の一人というわけではなく，現代精神分析を主導するHere and Nowへの集中を最もラディカルに推し進めている臨床的理論家であることを示した。

文　献

ベティー・ジョセフ著／小川豊昭訳（2005）心的平衡と心的変化．岩崎学術出版社．
ハーグリーブス＆ヴァーケヴカー編／松木邦裕監訳（2017）心的変化を求めて―ベティー・ジョセフ精神分析ワークショップの軌跡．創元社．

アイゲン

Shimpei Kudo

工藤　晋平*

Michael Eigen の書いたものを読む時，私はいつもある境界面のこちら側にいる。重さの違う液体が重なり合っているような境界面の揺らめきと，思い出したように何かが浮かび上がり，境界面が隆起しては音もなく消えていく律動と，境界面の向こうに目を凝らし心魅かれ，「その時」を待つ心細く不確かな自らの思いと，そのようなものを私は目にしている。向こうには無意識が，あるいは他者が存在している。「それ」はある形を取って私たちの前に現れるけれども，「その時」までは形を為さない，そのような存在であり，私ではない not-me 存在との境界面のこちら側に私はいて，Eigen の織り成す世界を目撃している。

彼は一体何を見て，何を書いているのだろうか。ひどく不確かなその世界からはおおよそ理論と呼べるようなまとまりを見いだせない。もちろん彼の書いたものから理論と呼ぶべきまとまりを人為的に取り出すことは可能かもしれないけれども，彼自身はただ，個々の事例とそのヴィネットをめぐるエッセイ風の文章の中に，自らの患者との経験を描き出すばかりである。それにも関わらず，彼の書籍の売れ行きは良く，精神分析関連書籍を専門にとり扱う Karnac 社の売り上げの上位にしばしば顔をのぞかせる。Bollas, Ogden と並んで彼もまた多産な，現代の独立派の書き手である。

何がそれほど人を惹きつけるのだろう。

理論的にはしばしば Eigen は Winnicott と Bion を引用する。これもまた現代の独立派らしく，その理論的陳述は自らの事例を通じて改訂，あるいは詳述されることなく，むしろ患者の自由連想を聞き，転移関係に浮かび上がるところの対象関係を生きる心の，その一部となった断片として言及されるのみである。それはまるで聞きなれた子守歌のようである。こうした傾向は英国の流れを汲む独立派の間で顕著になってきたように思えるが，そこで引用される Bion とは，心の真実を知覚しえない O として捉えながら，そこに向かって歩みを進める確信 faith を語る Bion である。逆に言うなら，人格を精神病的部分と非精神病的部分とに分けることや，コンテイナーとコンテインドのモデル，そして連結への攻撃といった原初的な死の本能の表れについては多くの言及がなされない。それは境界面の向こう側で起きていることであり，O と同様に知りえない，そのようなものとして取り扱われている。

一例を挙げてみよう。『Contact with the Depths』という精神病もしくは境界例の患者達との治療を扱った書物の中に，電話のベルが

*大阪大学
〒560-0043　大阪府豊中市待兼山町 1-17
キャンパスライフ健康支援センター

なる二つのエピソードがある。一つはEigenの同僚と患者との逸話であり，もう一つはEigen自身と彼の患者の例である。いずれの場合においても電話を取ると同時に通話が切れるということがしばらくの間繰り返される。電話は患者からのものであることは明らかであったが，Eigenはその存在することと存在しないことの並び立つ律動に注目する。つながっては切れ，表れては消え，一つになっては分離する，その律動をEigenは知覚する。彼自身の事例では，この電話が鳴ることと，つながった時に切れることが，何度も繰り返された後に，ようやく患者が面接室に訪れる。なぜ電話が鳴るのか，なにゆえに通話口に出た後で電話は切れるのか，なぜそれが繰り返されるのか，湧き上がる疑問と不安と怒りとを持ちこたえ，彼はその律動を観察した。その後に，「それ」としての患者が現前する。例えばこれを連結への攻撃と解釈してみることもできるだろう。そこに活動する羨望に満ちた自我の色合いを想うこともできるだろう。けれどもこうした理解は意識の背後で漂う無数の注意の捉える一つの断片である。Eigenは患者の無意識へと急いで歩みを進めることはなく，むしろ受話器の向こうで起きていることに耳を澄ませ，その息遣いを聞き，「それ」を，そして「その時」を待っている。例えば，Coltart（1986）が言うように，ベツレヘムへ向けて地の底を歩む怪物の訪れを。

私が境界面のこちら側と言うことの意味はそういうことである。私たちが目にすることができるのは，境界面に浮かび上がり，形を成した原初的な何かである。その兆しである。それが何であるかが明らかになるには時を待たねばならない。「その時」とはいつだろうと問うてみても，今ではないいつかとしか答えようのない，「その時」である。

私の理解では現代の独立派はこうした感覚を共有している。何かが心の奥底で，周辺で，あるいは散り散りになったそこここで起きている。やがて時を経てそれらはある一つのまとまりを成してくる。私たちがある理解に到達するのはその時であり，その時までは何が起きているのかが分からない。精神分析の設定はこれを抱える環境であり，どのような解釈も「その時」に向けて準備されたあてのない世話である。部分的にある理解が生まれ，ある転移を生き，あるつながりを二者が持つことはできるだろう。しかしそれはすぐに境界面に溶け，分析家は次の機会のための世話をまた続けるのである。Winnicott（1971）が無定形formlessと呼んだ患者のこうした原初の心の状態が，ある一つの形を為す過程を独立派の分析家たちはともに生き，それは移行現象が生じるよりも前の，対象と関係する水準の出来事である。

おそらくEigenの書くものは，こうした境界面の揺らめきをとても上手く捉えているのだろう。それゆえによく読まれているのではないかと思うが，もしもそうだとすれば，精神分析はその方法を「精神を分析する」ことから，分析するべき精神が成立する「原初の創世」へと転回させつつあるのかもしれない。精神分析家は天浮橋に立って見下ろす潮をこおろこおろとかきまわし，その滴にオノコロ島が生まれる瞬間を待っている。解釈とはそのように，天の沼矛であるのかもしれない。

さらに言えば，Eigenの示す境界面の向こう側は無意識の「それ」へ，そしてさらに精神性spiritualityへとつながっている。その点で彼の議論はpsycho-spiritual的な色彩を帯びている。それは精神分析家の中において，かなり特異な立場に彼を置くことになるけれども，それにもかかわらず彼はよく読まれている現代の独立派であり，遠からず日本でも広く紹介されるようになるだろう。

文　献

Coltart N（1986）Slouching towards Bethlehem or thinking the unthinkable in psychoanalysis. In Slouching Towards Bethlehem. Free Association Books.

Winnicott DW（1971）Playing and Reality. Tavistock/Routledge.

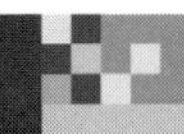

短期力動療法の歴史的発展

Noriko Iijima
飯島　典子*

はじめに

短期力動療法の歴史は古く，その始まりはFreudまで遡る。その後，各時代を通じてさまざまな技法が試みられ，現在は「体験的力動療法（EDT）」と呼ばれる療法群や「時間限定力動療法（TLDP）」などに知見が受け継がれて，臨床実践が行われている。治療は多くの場合，週1回の対面法で，数回から数十回の面接で終わるよう計画される。

短期力動療法が生まれた背景には短期の精神療法を求める時代の要請があり，また並行して，精神分析が目指す深い変容プロセスを，より促進的かつ確実に患者にもたらすにはどうすればよいかと考えた臨床家たちの存在がある。彼らは，精神分析の変容機序の要である「治療関係における患者の感情体験」に焦点をあてて理論の修正や技法の開発を試みてきた。そこでは常に，時間や頻度の持つ意味は何か，治療の進展を妨げる抵抗の解除をどうするか，それらが導く患者の感情体験はどうあるべきかという論考が積み重ねられてきた。

*南青山心理相談室
〒107-0062　東京都港区南青山5-4-44
南青山CITY HOUSE203室

I　Freudの時代

短期力動療法の起源は精神分析の揺籃期にある。もともとFreudの初期の治療は数回から数カ月の短期療法だったが，精神分析の理論や目的の拡大，自由連想や治療者の受動性などの技法の確立に伴って年単位に長期化していった。

この状況に対し弟子のFerencziとRankは『精神分析の発展（1925）』を著して，時間制限の導入や問題の焦点化，治療者の能動性など精神分析の短期化の技法を提唱し，それらが賦活する患者の感情体験の重要性を述べた。Freud死後の1940年代には，AlexanderとFrench（1946）が精神分析の無時間性がもちうる弊害を指摘して，治療期間や頻度の硬直的でないあり方を訴え，また患者に変容をもたらすのは知的理解ではなく治療者との間でなされる感情体験であるとした。この二組の主張は当時どちらも顧みられずに終わるが，精神分析の治療プロセスを推し進めて患者の感情体験を導こうという考えは，後年，短期力動療法に引き継がれることになった。

II　短期化ニーズと精神分析

1960年代以降，英米において短期力動療法の考案が活発になった。Balintの焦点化療法，面接回数を12回に固定したMannの「時間制限心理療法」，患者の不安を喚起してエディプス葛藤の直面化をはかるSifneosの「短期不安挑発療法」などはその例である。背景には戦争神経症の問題を含む精神医療ニーズの爆発的な増大から，短期治療が求められたことがあり，また治療者の側にも，精神分析の効果が不確実で長期に変化が見られない患者も多いことへの不満があった。この時期の療法には，短期という条件と格闘しつつ，時間制限が持つ治療的側面にも注目し，患者の分離不安や葛藤感情を治療関係の中で喚起することで変容プロセスを推し進めようとの意図がうかがえる。

今日の短期力動療法に最も影響を与えたのは，70年代後半に登場したDavanlooである。Reichの性格の鎧，Lindemannの悲嘆研究，Bowlbyの愛着理論などの知見を取り入れた彼の「集中的短期力動療法（IS-TDP）」は，治療の初手から徹底して患者の防衛解除を迫ることで，抑圧されていた深い葛藤感情を早期に引き出し，変容に導いた。Davanlooは自身の治療ビデオを発表したので，精神分析では長い時間をかけて徐々になされるプロセスが，強力な防衛解除や抵抗解除の技法と集中的な葛藤解釈・転移解釈によって短時間に展開するさまに，多くの臨床家が衝撃を受けた。患者に一時的な心的危機を起こすことを意図した圧迫的な抵抗解除のやり方がネックとなって，IS-TDPが広く習得されるには至らなかったが，Davanlooが短期力動療法の可能性を示した意義は大きい。技法においても，例えば，彼が患者の感情体験を変容プロセスの前提に位置づけ，それ以前になされる解釈に治療的意義を置かなかったこと，患者の感情体験には認知的・身体的・運動的体験の三様態が全て伴う必要があると定義したこと，事例検討や研修に面接ビデオを用いることなどは，後に続く体験的な療法に大いに示唆を与えた。

Ⅲ　今日の体験的力動療法

Davanlooの技法をより共感的，支持的，統合的で，習得可能なものに修正した療法群は今日「体験的力動療法」というグループを形成している。IS-TDPのほか，Alpertの「加速化共感療法」，Foshaの「加速化体験力動療法（AEDP）」，McCulloughが創始しOsbornが受け継いだ「情動恐怖療法」などがそれである。いずれも面接場面での患者の感情体験に焦点を置き，依拠する理論や技法は療法ごとに独自性がある。

例えばAEDPは，愛着理論の他，情動調律などの乳幼児研究やニューロサイエンスの知見を持ち，治療者は出会いの初めから積極的に患者との情緒的な交流を試みる。患者の防衛のありかたを段階的に見極めながら，それまで避けられてきた葛藤感情をともに探索し，患者が少しでも感情に触れた時はその感情に留まるよう励ます。特徴的なのはこの時，患者の身体感覚にアプローチすることで，その感情を体のどこでどのように感じるかを探索することによって，なじみの防衛発動を迂回する新しいチャネルを患者の中に開いていく，というユニークな抵抗解除の技法を持つことである。

資格や訓練の制度も療法ごとに違うが，患者の表情変化や身体反応から不安レベルや変容サインを捉えるので，スーパービジョンなどに面接ビデオを使うことは，ほぼ標準化している。

おわりに

短期力動療法は，治療関係における患者の感情体験に焦点をあて，変容プロセスを推し進める可能性を模索してきた。その過程で抽出されてきたのが，FerencziとRank以来の時間制限や週1回の設定が持つ発達促進的側面への注目，患者自身が持つ変容の意思への信頼と動機づけ，治療の焦点化，および抵抗解除の技法のあり方で，セッションは必然的に対面になった。

そうして導かれる患者の感情体験をAlexanderは修正感情体験と呼び，「未解決の葛藤の再体験が，新たなる結末（new ending）を伴っていくことが，すべての深層に及ぶ治療的効果をもたらす」と述べた。この「新たなる結末」の解釈をめぐっては，治療者が患者の願望を満たす役をとることを含意するかについて論争や批判がされてきた。

これに対し，臨床実践と臨床研究の知見から短期力動療法を推進したMalan（1979）は，Freudの治療者の禁欲原則に立ち戻り，患者が得られなかった愛情の埋め合わせをするのでなく，愛情が得られなかったことについての感情を徹底操作すべく援助する治療者との体験が，患者の修正感情体験になるとした。そして，治療者が患者に十分に与えることに必然的に失敗し，治療者に向けられる患者の怒りと破壊性を明らかにしてそれを受容し耐え，「それが上手く行く場合，その次に起きることは，予想もつかぬ劇的なもの」であると述べた。Malanはその後Davanlooの強力な援護者となるが，彼が探求したのは一貫して，力動的精神療法の原理が持つ科学的真理を明らかにしてその知識をより有効に使う，その方法であった。

Malanのこの姿勢は科学的探究たらんとする理念においてFreudの系譜を継ぐもので，それは短期力動療法の開発の歴史全体に通底している。

文　献

Alexander F & French T（1946）Psychoanalytic Therapy：Principles and application. The Ronald Press Company.

Fosha D（2000）The Transforming Power of Affect：A model for accelerated change. Basic Books（岩壁茂・花川裕子・福島哲夫他監訳（2017）人を育む愛着と感情の力—AEDPによる感情変容の理論と実践．福村出版）

Solomon M, Neborsky R, McCullough L et al.（2001）Short-Term Therapy for Long-Term Change. Norton & Company.（妙木浩之・飯島典子監訳（2014）短期力動療法入門．金剛出版）

Malan D（1979）Individual Psychotherapy and the Science of Psychodynamics. Butterworth & Co Ltd.（鈴木龍訳（1992）心理療法の臨床と科学．誠信書房）

ブロンバーグと外傷の理論

Soh Agatsuma
吾妻 壮*

Philip M. Brombergは，現代の米国精神分析において徐々に自我心理学に肩を並べつつある対人関係・関係学派（Interpersonal／Relational School）の代表的論客である。本稿では，外傷に関する仕事を中心にBrombergの貢献について概観する。

Brombergは，1953年にニューヨーク大学を卒業後，同大学で博士号を取得し，その後William Alanson White Instituteにおいて精神分析の訓練を受けた。訓練中のスーパーヴァイザーにはEdgar A. LevensonやEarl Wittenbergがいたが，いずれも対人関係学派の重鎮である。

対人関係学派の分析家としてスタートしたBrombergは，その後英国対象関係論，特に独立学派の考え方に関心を持つようになったという。そしてそれを彼の中の対人関係学派の伝統に重ね，解離のプロセスや脱中心化された自己概念などについての思考を深めていった。

Brombergは，自己概念を単一のものとして考えるのではなく，複数の自己－状態（multiple self-states）として考えることを提唱している分析家の代表である。自己の単一性の問題は，古くはHarry Stack Sullivanによって論じられたものである。Sullivan（1950）は，対人関係のパターンの数と同じ数のパーソナリティが存在すると論じ，自己の複数性の概念を導入した。このSullivanの考えは，その後Stephen A. Mitchellによって発展させられ，さらにBrombergによって整理されていった。

Bromberg（1998；Brombergに関しては以下も同書参照）は，機能水準の高い人であっても，そのパーソナリティは抑圧や精神内葛藤だけでなく解離のメカニズムによって構造化されていると論じている。ここで，Brombergが単一の自己や抑圧を全く否定しているのではないことに注意が必要である。Brombergは，単一の自己が，脱中心化され，非線形的で不連続的な自己感と弁証法的関係を持ちながら存在していると考えているが，さらにそのような考え方は，Winnicott，Balint，Fairbairn，Searles，Sullivanなどと共有されていると述べている。

Brombergによれば，単一の自己というものは発達的に適応的な錯覚であり，実際は複数の自己－状態が緩やかにつながって存在している。そしてそのような単一の自己の感覚を持ち続けることが危険である場合，例えば外傷体験の場合，防衛的な意味での解離が導入される。しかしこの意味での防衛的な解離は，心の基本的な構成という意味での解離とは異なるものである。Donnel B. Sternは，Brombergが述べているような基本的な心的メカニズムとしての解離を「弱い意味での解離」と呼び，外傷の際に働き

＊神戸女学院大学人間科学部
〒662-8505 兵庫県西宮市岡田山4-1

だす解離を「強い意味での解離」と呼んで区別している。

このような考え方によれば，自己の複数性自体は外傷の結果ではなく，自己－システムの基本的な構成である。この考え方は，自己の複数性（自己の断片化はその一例である）が外傷あるいは環境側の失敗の結果によってのみ起こる病的なものであるという考え方とは異なる。Brombergは自己の複数性自体には病理性を見出さず，代わりに，「諸現実の間のスペースに立つ能力」の不全にこそ病理性を見出す。

Brombergの外傷論の骨子がここで浮かび上がってくる。すなわち，Brombergによれば，外傷が外傷的であるのは，解離的メカニズムを動員することそのものにあるのではなく，すでに存在している解離的な構造において，「諸現実の間のスペースに立つ能力」を障害してしまうことにある。

Brombergは，被災などの大規模な外傷（massive trauma）よりも，「関係的外傷（relational trauma）」（あるいは「発達的外傷（developmental trauma）」）と呼ばれる外傷を中心に論を展開している。関係的外傷とは，子供の自己の複数の側面のうち，親にとって都合のよい面ばかりのみが受け入れられ，そうでない部分が存在していないかのように扱われる経験の積み重ねの結果生じる外傷のことを指す。関係的外傷の結果生じるのは，精神医学的な意味での解離，すなわち通常の意識状態からの遊離とは様相を異にする。関係的外傷の際に見られるのは，それよりも「弱い」解離（Sternの言う意味での）である。

Brombergは，関係的外傷を被った患者に見られるこの「弱い」解離は，内的葛藤に対する防衛とは異なり，脅威となりうるような感情，思考，記憶へのアクセスを自己に単に禁ずるものではないと論じる。それは，外傷的関係性にまつわる自己の存在を効果的に消し去ってしまうものであり，一つの「死 - のようなもの（quasi-death）」であるとBrombergは述べている。

この理解から生まれるのがBrombergの臨床論である。Brombergは，唯一の現実があるとは考えず，関係のあり方だけ現実があると考える。この考え方はSullivanの対人関係論由来のもので，Brombergを含むSullivan以降の対人関係的オリエンテーション精神分析家たちによって広く受け入れられているものである。Brombergは，我々は現実の関係と転移関係という対比を念頭に患者に向き合うのではなく，複数の現実の関係というパースペクティヴを持って患者に会うべきであり，そうしてこそ初めて，直面化と共感という二つの一見相反する臨床的態度の間に協調が生まれると論じている。

外傷的な関係性は，「死 - のようなもの」を自己にもたらす。治療者にとって大切なのは，患者のそのような半ば死せる自己 - 状態と向き合うことである。それは転移関係の解釈を通して可能になるのではなく，知覚されることのなかった現実の関係性として今ここにおいて体験されることによって可能になるというのがBrombergの考えである。そのような関係性の知覚的体験が治療者との間で可能になってこそ，外傷的な関係性を生きる自己は「死 - のようなもの」の呪縛から解き放たれることで蘇生され，その上で患者の中の他の生ける自己との間に内的対話の可能性が芽生える。内的葛藤を耐えることの可能性がここに見えてくる。

次の引用文はここまで述べてきたことの簡潔なまとめになっている。

> 「『私が誰なのか』の個人的ナラティヴが，直接的に変化するというということは決してない。認知的にそれが編集されたり，より良い，より『適応的』であるものに置き換えられるということはあり得ない。知覚的現実の変化のみが，患者の内的対象世界を決定している認知的現実を変更することができるのであり，このプロセスのためには患者とセラピストの間の諸現実がエナクトされ衝突することが必

要だ」(Bromberg, 1998)

Brombergの外傷論とその治療論の全体像がおぼろげながら浮かんできたかもしれない。紙面の関係で本稿はここで終わりとするが，Brombergの仕事にさらに関心のある方は，日本語でも読める最近の著作（Bromberg, 2011）を是非紐解いていただきたい。Brombergの理論と実践の理解に本稿が少しでも参考になれば幸いである。

文 献

Bromberg PM（1998）Standing in the Spaces : Essays on Clinical Process, Trauma and Dissociation. Analytic Press.

Bromberg PM（2011）The Shadow of the Tsunami ; and the Growth of the Relational Mind. Routledge.（吾妻壮・岸本寛史・山愛美訳（2014）関係する心：外傷，癒し，成長の交わるところ．誠信書房）

Sullivan H（1950）The illusion of personal individuality. Psychiatry, 13 ; 317-332. Reprinted in : Sullivan H（1971）The Fusion of Psychiatry and Social Science. Norton.

スターンの出会いのモーメント

Sachiko Mori

森　さち子*

ダニエル・スターンの「出会いのモーメント moment of meeting」について述べるにあたって，スターンにおける治療プロセス理論，そこに展開される間主観的交流について触れておきたい。スターンは精神療法における変化は，二つの領域で起こってくると考えていた。その一つは，判然とした explicit な知識をめぐる，意識的，説明的，言語的解釈の領域である。もう一つは，暗黙の implicit な知識をめぐる，無意識的な，関係性をめぐる手順知識 procedural knowledge の領域である。乳児と母の交流を綿密に観察し研究していた彼の関心は，この implicit な間主観的な相互交流に向けられていた。

こうした間主観的コミュニケーションの領域に注目することにより，「出会いのモーメント」は浮き彫りになる。スターンらは，クライアントとの交流の中で治療者がどう反応したらよいか，一瞬戸惑ってしまうような“ホットな瞬間”，それを，「今のモーメント now moment」と名付けた。その瞬間，間主観的な場は，急激な変化を遂げる可能性を秘めている。治療者はそれに対し，技法通りに対処する術をもたないことが多い。この時，両者は，その“瞬間”へと引き込まれる。その今のモーメントにおいて，治療者が「自発的で，そのモーメントに特有な，いわば治療者の“サイン入り”の対応」をした時，すなわち，その瞬間の関係にふさわしいかかわりをした場合，「今のモーメント」は，「出会いのモーメント」へと展開し治療的に働く。言語的解釈の領域とは別な間主観的関係性，つまり言葉を伴わない関係性の領域で，治療的変化が生まれるのである。

そこでは，暗黙の内に伝達され体得される手順知識が重要な意味をもつ。クライアントの現在における他者とのかかわりを理解しようとすれば，知的洞察が伝えるような「内容」を越えて，それが「いかに行われるか」に関する暗黙の「手順知識」を理解する必要がある。そうした「手順知識の変化」が，「他者と共にあるあり方」に関しても起こるという。そしてその変化を起こす引き金として，スターンは「出会いのモーメント」を明確化した。それは，治療関係の中で治療者とクライアントが，それまでの関係を微妙にしかし確実に書き改めるような「出会い」をする「モーメント（瞬間）」であり，そこで起こる関係性の変化が，暗黙の「（他者と共にあるあり方に関する）手順知識」の変化として体得されることになる。そうした出会いのモーメントは，治療プロセスを通じ繰り返し起こってくるものであるが，場合によっては，何週間も何カ月もそうしたモーメントなしで治

＊慶應義塾大学総合政策学部／医学部精神・神経科学教室
〒252-0882　神奈川県藤沢市遠藤 5322

療が進むことがあるし，また逆に，1回限りのコンサルテーションがそうしたモーメントを生み，劇的に「(他者と共にあるあり方に関する）手順知識の変化」を生むこともある。

丸田（2002, p107, 108）によれば，スターンが講演などで好んで用いる例に次のようなものがある。

寝椅子を使っての治療を受けていた患者が，何度か「起きあがって治療者の顔を見てみたい」,「私の後ろで先生は，話を聞いているのか，夢想に耽っているのか，編み物をしているのかわからないし」というようなことを言っていた。そんな患者がある日，ガバっと寝椅子から起き上がり，治療者の方を向いた。それが今のモーメントである。このホットな今のモーメントが必ずしも治療的に働くとは限らない。たとえば，この患者の行動に対して，治療者が定石通り，表情も変えず，何も言わずに見つめていたり，「何が見えますか？」,「思った通りでしたか？」といったような，「技法からははずれない」応答をすれば，そのホットな感じは薄れ，またいつものプロセスに戻っているかもしれない。

ガバっと患者が起き上がり，治療者の方を向き，一瞬，互いに見つめ合った後，その治療者は，微かな笑みを浮かべた柔和な顔で，わずかながら身を乗り出し，ゆっくりと「ハロー」と言った。するとその患者は，しばらくして，また寝椅子に横になり，それまでとは違う，さらに深いレベルでの話を始めた。この「寝椅子に起きあがる」件に関して，その後，二人の間に会話はなかったが，治療終結間近になった患者が，会話の流れの一部として，「あのとき，先生を見て，『先生は私に対してオープンだし，私のことを分かっている』と感じました。自分の中に変化が起こり始めたのは，あの時からです」と報告した。

この例からもわかるように，ホットな今のモーメントが治療的に働き，出会いのモーメントとなったのは，治療者が“微かな笑みを浮かべた柔和な顔で，わずかながら身を乗り出し，「ハロー」と言った”，その瞬間である。

実は，「ハロー」と優しくチャーミングに応じた治療者は，スターンの妻，N. Brushweiler-Sternであると，生前スターンと親しかった丸田から筆者は聞いている。

また丸田自身も，米国でのグループセッションのエピソード（丸田，2002，p102）を「出会いのモーメント」の例として講演で語っている。参加者の一人，リンダさんに「Rinda……」と語りかけた時，コセラピストから，「Rindaではなくて，Linda」であると訂正された。その時，丸田は一瞬戸惑ってしまうが，RとLの発音の間違いに気づき，「Linda，ごめんなさい！」と即座に謝った。するとリンダさんは，急に大きな声で泣き出し，「私はこれまでみんなからLindaと呼ばれていた。Lindaの私は，ずっと理解してもらえなかった。でも，ここであなたに理解してもらっているRindaのほうがいい。これからもRindaと呼んでほしい」と訴えた。

リンダさんが本気で自分の治療に取り組み始めたのは，この時からだったという。それまでの丸田との交流の積み重ねが実を結ぶかのように，まさにこのモーメントをきっかけに，リンダさんの関係性をめぐる体験のしかたに劇的な変化が生じたと考えられる。

次に筆者の例を挙げたい。10代半ばのクライアントとの面談に先立ち，父親が娘のことで電話にて相談希望を伝えてきた。その際，「娘のリストカットは，アクセサリーのようなもの」と，父親は語った。その表現に，私は違和感を抱いた。初めて一対一で会ったクライアントはしっかりとした大人っぽい印象で，学校への不適応感を物怖じせずに話した。リストカットについては触れなかったので，しばらくして私から尋ねた。包帯を巻いている手首をさして，「どんな風なのかな？　ちょっと見せていただけるかな？」……そのように尋ねたのは，リストカットの傷が，クライアントの心の問題の深さを推し量る一つの指標になると思ったからである。彼女は「あ，これ？」と余裕のある表情をし，全く気にも留めていないという様子で包帯をいとも簡単にするするとほどいて，最後にひらりと取った。それからにっこりと私を見て「全然痛くないんですよー」と言いながら，その左腕を差し出した。白い肌には無数の傷が生々しく刻まれていた。幾本かはえぐるように深く，まだ血が滲んでいた。それらの傷を目の当たりにした私は，その痛みを鋭く生身に感じ，一瞬，息をのんだ。彼女の軽やかな態度と容赦のないむごい傷，そして父親の「アクセサリー」という言葉が，私の心の中でクラッシュを起こした。

思わず私は「あー……痛かったね」と，やわらかなイントネーションでとても静かに口にしていた。私の言葉に対して彼女は，変わらずにこにこしていた。そして，慣れた手つきで再び腕に包帯を巻いた。それからしばらくの間，リストカットのことは二人の間で話題にはならなかった。ところが一カ月ぐらいした頃，彼女は「痛くて切れなくなった」と報告した。それからさらに半年後には，残っている傷跡を消したいと思うまでに変化していた。彼女が痛みの実感を取り戻し，傷がなくてもやっていけると思うまでに変化した背景には，セラピーの中で経験した自己肯定感の回復があった。

後日，彼女が語ったことから，初回の交流がそれまでとは異なる体験を彼女にもたらしていたことが伝わってきた。それまで，腕の傷を見せると，親も含めて周囲の大人たちはただちにやめなさいとものすごく怒るか，見ないふりをしていたという。自らの心身に痛みを深く感じたような私のかかわりは，彼女に自身の痛みの実感を蘇らせる契機となった。それは，他者と共にあるあり方にも変化をもたらすと共に，彼女が自身の心の痛みも体験できることにつながっていた。

「あの瞬間，出会いのモーメントが起こっていた」，後に筆者はそう感じた。

文　献

丸田俊彦（2002）間主観的感性．岩崎学術出版社．

丸田俊彦・森さち子（2006）間主観性の軌跡．岩崎学術出版社．

Stern DN（The process of change study group）（1998）The process of therapeutic change involving implicit knowledge：Some implications of developmental observations for adult psychotherapy. Infant Mental Health Journal, 19；300-308.

Stern DN（The process of change study group).（1998）Non-interpretative mechanisms in psychoanalytic psychotherapy：The “something more” than interpretation. International Journal of Psycho-Analysis, 79；903-921.

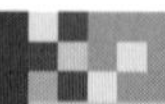

ボストン変化プロセス研究会の成果

▶より精緻な発達論・治療論の提示

Tomoko Matsumoto

松本 智子*

I ボストン変化プロセス研究会とは

ボストン変化プロセス研究会（The Boston Change Process Study Group, 以下 BCPSG）とは，その名が示す通り，治療的変化とは何か，それはいつ，どのように起きるのか，その変化プロセスについて探求するグループである。メンバーは5人の分析家（A. Morgan, J. Nahum, L. Sander, D.N. Stern, A. Harrison），2人の発達研究者（K. Lyons-Ruth, E. Tronick），1人の発達小児科医・小児精神科医（N. Bruschweiler-Stern）である。その中の一人，D.N. スターンは，母子の相互交流を詳細に観察することによって乳児の主観的体験を理論化してきた人であり，日本においても著名である。その D.N. スターンが，夫妻で乳児研究の盛んなボストンにサバティカルで訪れたことを契機として，1994年にグループが結成された。

D.N. スターンを中心として結成されたこのグループは，メンバーの顔ぶれからわかる通り，精神分析と乳児の発達研究を統合していくことになる。グループとして共同で思索を積み重ね，BCPSG の名前で最初に論文を発表したのが1998年である。以来，推敲を重ね，最新の発達心理学的な乳児観察研究と神経科学，哲学，ダイナミック・システム理論，間主観的視点などを統合し，精神分析における治療的変化の機序と結びつけて考察したものが，2010年「Change in Psychotherapy：A Unifying Paradigm」という一冊の著作に結実した（なお，本の出版時のメンバーは6人である）。狩野（2014）はこの本を，精神分析における「発達論の復権の書」であり，精神分析研修において「必読の書」の一つであるとしている。すなわち，BCPSG は乳児研究から得られた豊かな知見を，精神分析的臨床に還元し，臨床感覚にフィットする精緻で新しい発達論・治療論を提示している。

II 関係性をめぐる暗黙の知

BCPSG が提示する治療論のキーワードの一つは，「関係性をめぐる暗黙の知（implicit relational knowing）」である。BCPSG（2010）は治療的変化がどこで起きるのかを考察するにあたって，二つの領域における治療的変化に区別をつけている。一つは判然とした意識的言語的領域における治療的変化と，もう一つは暗黙の手順的・関係的領域における治療的変化である。この後者の領域において，他者との関わり方について意識することなく知っていることが「関係性をめぐる暗黙の知」である。それは，自転車の乗り方やテニスの打ち方のように，一度身につい

＊サイコセラピー・プロセス研究所
〒166-0016 東京都新宿区信濃町3 エスコート304

てしまえば，考えることも，言葉にすることもなく知っていることであり，人が人とともにあるにはどのようにすれば良いのか，意識することなく，瞬間瞬間に関係を調整し交流するそのあり方に関する知である。私たちは普段日常的に，この暗黙の知を通して人と関わっており，治療的変化は，この暗黙の領域における暗黙の知の変化が必要となる。

この暗黙の領域における交流について，近年の乳児観察研究は多くの知見を提示している。すなわち，乳児は，かつてマーラーが提示した自閉的で受身的な存在ではなく，生まれた時から活発に刺激に反応し，感情に導かれて関係性を求め，生き生きと相互交流している存在である（Lichtenberg, 1996；Stern, 2000；Beebe et al., 2002）。これは言語表象が使用可能となる前から，綿々と暗黙の知は集積されていることを示している。丸田（2013）は「暗黙の知は，意識化されたり，言葉化されることなしに，暗黙の内に変化を起こしてくる。この『関係性の持ち方』に関する知が，解釈を越えて治療的に働いていると考えられる」と述べている。治療的変化は，言語化されることなく起きえるのであり，言語的な解釈優位の従来の精神分析に対して，「解釈を越えた何か」の視座が必要となることを示している。

なお，BCPSG（2010）は解釈を否定しているわけではない。ただ，「解釈を越えた何か」として「関係性をめぐる暗黙の知」の重要性を強調している。そして，厳密な意味で解釈と呼ばれるものは，分析家が患者から収集した暗黙の知に関するデータの一部を利用して解釈しており，さらに良い解釈のほとんどは，「出会いのモーメント」と呼ばれる特異な関係性を含んでいるとしている。

また，近年の母子のマイクロアナリシス法による研究は，コンマ何秒の間にも，母子は相手の反応の先取りをし，読み取りあって相互交流をしていることを明らかにしている（Beebe et al., 2002）。これらの研究を基に，治療的二者関係においても時々刻々のやりとりのプロセスを「ローカルレベル」と呼び，そこに焦点を当てることをBCPSG（2002，2010）は主張している。「ローカルレベル」は象徴やファンタジーではなく，具体的で現実的な，非常に細やかなやりとりのプロセスである。さらに，非常に複雑で多層性を帯びており，「スロッピーネス（sloppiness）」，「曖昧さ」，「不確定性」，「理解不能性」に満ちている。同時に，このようにスロッピーネスであることが，治療的二者が創造的なやりとりに向かう可能性をもはらんでいる。そして，この二者が情緒的にフィットし，ともに何かを新生あるいは共創造する時を「出会いのモーメント」と呼び，治療的変化がそこに生じる。「出会いのモーメント」は，「患者にとっても治療者にとっても関係性をめぐる暗黙の知を整理し直すイベント」なのである（BCPSG, 2010）。なお，「出会いのモーメント」については別項があるので，詳細はそちらに譲る。

また，BCPSG（2010）は，治療的変化は出会いのモーメント以外においても生じることを明記している。出会いのモーメントのようにインパクトのある瞬間ではなく，穏やかな時においても，「相互交流が，新しい知や共にある在り方へと至ることがあるのは明らかである」。そして「他者とのやりとり次第で，人は，より自分らしくなることがある」のである。こうした関係性を考えると，分析家と患者は，人として対等で，真摯な出会いが求められる。

これから母子の観察研究は，より詳細に微細な面をすくい取りながら展開し，実証的に愛着行動や情緒交流に関する豊かな知見を明らかにしていくであろう。そして，BCPFGのように，それを精神分析臨床と精緻に照合しつつ還元していくことによって，今後もユニークで豊潤な知見を提供し続けてくれるに違いない。

文　献

Beebe B & Lachmann FM（2002）Infant Research and Adult Treatment：Coconstructing interactions. Analytic Press.

Boston Change Process Study Group（1988）Report 1. Non-interpretive mechanisms in psychoanalytic therapy：The "something more" than interpretation. International Journal of Psychoanalysis, 79；908-921.

Boston Change Process Study Group（2002）Report 3. Explicating the implicit：The local level and the microprocess of change in the analytic situation. International Journal of psychoanalysis, 83；1051-1062.

Boston Change Process Study Group（2010）Change in Psychotherapy：A Unifying Paradigm. W.W. Norton.（丸田俊彦訳（2011）解釈を越えて—サイコセラピーにおける治療的変化プロセス．岩崎学術出版社）

狩野力八郎（2014）書評：解釈を越えて—サイコセラピーにおける治療的変化プロセス．精神分析研究，58(4)；443-445.

Lichtenberg JD, Lachmann FM & Fosshage JL（1996）The Clinical Exchange：Techniques Derived from Self and Motivational Systems. Analytic Press.（角田豊監訳（2006）自己心理学の臨床と技法—臨床場面におけるやり取り．金剛出版）

丸田俊彦（2013）アクセプタンスと間主観性．精神療法，39(6)；873-878.

Stern DN（2000）The Interpersonal World of the Infant：A view from psychoanalysis and developmental psychology with a new introduction by the author Daniel N.Stern. Perseus Books.

カーンバーグのIPA訓練制度批判と提案

▶わが国での健全な発展のために

Tetsuya Iwasaki

岩崎　徹也*

I　はじめに

我が国の精神分析家訓練制度は，1993年のいわゆるアムステルダムショックの後，国際精神分析協会IPAの基準に合わせた分析頻度の実施をはじめ，今日までに相当の発展，充実を実現してきている。しかし，精神分析家の訓練が，このIPA基準に沿って実施されるに伴って，様々な葛藤や，解決すべき問題を必然的に伴う，という認識もまた必要であると思われる。そして実は，2000年前後からこのIPA訓練制度の現在の在り方をめぐる諸問題が，国際的に論議，検討されて，IPA誌などにもいくつかの論文が掲載されている。それらは，現在の訓練制度に単純に反対するものでなく，その弊害を認め，改善の道を追求しようとする建設的なものである。中でも1997年から4年間IPA会長を務めたOtto Kernbergによる諸論文は，内容，数ともそれらの中心的なものであり，わが国においても認識しておくことが望まれるので，ここにその要点を紹介したい。

II　IPA訓練制度批判

1．中立性Neutralityの放棄，消失

どの国のSocietyないしInstituteでも訓練分析家が，訓練分析を行いながら，その一方で組織の管理的，現実的な役割，具体的には運営委員会や，教育研修委員会，選考委員会などの委員の役割につくことが一般的である，という構造的な問題がある。精神分析を行う者は，その対象となる者の現実に影響を及ぼすことがない，という中立性の原則がある。しかし，訓練分析家は管理的な役割を有していることから，必然的に被分析者，すなわち候補生に対して現実的に影響を及ぼしてしまうという，矛盾した構造に発する問題である。

2．Reporting and Nonreporting Analysisの問題

候補生の進歩の様子を，教育委員会などに報告するという慣習がある。しかし，それも中立性からの逸脱であり，訓練分析を歪めるものである。その結果，候補生の不正直さを生んで，候補生がInstituteでの分析を終えたのちに，本当に自分のためにとして，第二の分析を受ける人も出ている。Kernbergが1986年にこのようにreporting analysisを批判した時には，多くのInstituteから反対の意見が出されたが，2000年には多くのInstituteにおいて，訓練分析の開始日，頻度，終了または中止日のみを報告し，それ以外のことを報告することはなくなっているとの事である。

3．訓練分析家の理想化

ほとんどのInstituteにおいて，訓練分析家

＊東海大学名誉教授
〒259-1193　神奈川県伊勢原市下糟屋143

なることは，同時にスーパーバイザーやセミナーリーダーそのほかの管理的な委員になることであり，結果的に少数の人間に権力を集中させることになる。そのため候補生は訓練分析家を理想化し，同一化するのみではcreativeになれない。

4．転移の未解決

精神分析の目標は転移の分析にあるのに，候補生が訓練分家への転移を解決できない事がある。

5．いわゆる筒抜け電話 Unhooked Telephone

候補生が訓練分析中に，教育委員会や訓練分析家について批判的な考えを連想すると，それがすぐに伝わってしまうので，本当に自由に連想することができない。また，候補生たちの間でも訓練分析家やlnstituteなどに対する批判を口にすると，それを聞いた人が自由連想の場で話して，結局訓練分析家やfacultyに伝わってしまうというparanoid atmosphereを生んでいる。自由連想をする限り必然的に生ずることであるが，問題は訓練分析家が管理的役割を担っていることである。

6．Burearocratization 官僚的ヒエラルキー構造の問題

precandidate，候補生，recent graduate，準会員，会員，訓練分析家でないfaculty member，訓練分析家，訓練分析家で教育委員会の一員などとなっているこの構造が訓練分析家への理想化を生む。

7．理論的立場の相違

Instituteにおける理論的な立場の違いが対立を生み，更にそれが特定の立場への従属や反抗を生み，ある訓練分析家への理想化を生む。

8．基準のあいまいさと政治的判断

訓練分析家や教育委員会メンバーの選考基準があいまいで，政治的な判断に左右されることがある。

9．フロイト一辺倒

フロイトを学ぶのに多くの時間を費やして，現代的な貢献は短時間しか学ばない。

Ⅲ 訓練制度問題の原因

この様な訓練制度の諸問題の基礎にある原因について，Kernbergはいくつかの要因を挙げているが，中でも訓練分析家達の権力意識，既存権益への固執，改革に対する抵抗，自己保存傾向を基本的な要因として指摘している。すなわち，力，権力への欲求は，人間に普遍的なもので訓練分析家といえども例外ではない。さらに訓練分析家の多くは中年期の終わりから老年期に差しかかる年代に属するため，生産性，創造性，生殖性などすべての領域で衰退する時期なので，一層権力への執着が生じやすい。また，経済的，安定性や老化に伴う様々な不安定さからの逃げもあろう，という。

Ⅳ 解決のための提案

KernbergはIPAの会長として行った仕事の一つとして，精神分析家訓練の改革につとめた。そして，上に述べた諸問題を解決するためにいくつかの提案をしている。

1．まずはこれらの問題を訓練分析家やInstituteが認識自覚して，解決の努力を始めるのが，先決である。
2．訓練分析家による個人分析に関する報告やコミュニケーションは，すべて倫理に反することであると認識することによって，はじめて個人分析を保護して，十分な退行と，転移の深い分析が可能になる。
3．訓練分析家の幅を広げて，正会員ならばその役割を担えるようにする。
4．精神分析家の官僚的階層付けの廃止。特に正会員と準会員の分類を廃止し，Instituteを卒業すれば正会員にする。
5．Instituteの運営委員会や教育委員会が，訓練分析家のみによって構成されることなく，正，準会員それに候補生の代表も入れて構成する。
6．Reporting analysisの廃止。報告の範囲は訓練分析の開始日，頻度，終了または中止

の日，に限る。

7. 訓練分析家は自分が訓練した人に関する諸決定から完全に距離を保つ。
8. スーパービジョンは教育であって，治療や個人分析と混同しないこと。
9. Institute の運営委員会や教育委員会は訓練分析家のみでなく，スーパービジョン部門，セミナー部門，研究部門の正会員，候補生からも選ばれるべきである。

V　おわりに

筆者は，上に述べたような，精神分析家至上主義や理想化は，これまでの精神分析の歴史上，様々な領域で，再三反復されてきた現象でもあると思う。例えば，スーパービジョンをめぐっても，1930 年代にハンガリーのブタペスト学派とウィーン学派との間で激しい論争があった。

ブタペスト学派はスーパービジョンの目的は，治療者であるバイジーの逆転移の解決にあり，従ってバイジーの無意識的防衛，抵抗等をバイザーが解釈することを介して解決することにある，と主張した。この立場では，バイザーはバイジーの内的な問題を十分に知っている人物，すなわち訓練分析家が務めるべきとされた。これに対してウィーン学派は，訓練分析とスーパービジョンは別の目的と機能を持つもので，スーパービジョンの目的は，バイジーを分析することにあるのではなく，教育することにあるのであり，従って訓練分析家とは別の人間が行うのが望ましいとされた。この両者の論争は，次第にウィーン学派の考え方にまとまっていって，現在では，スーパービジョンの目的はバイジーの教育にあるという考え方に至っている。この様な経過にも，精神分析学界において訓練分析を絶対化，理想化する傾向が認められる。また精神分析的病院精神医学の歴史においても，はじめは，看護師，作業療法士などの病院スタッフを，精神分析家の付属感覚運動器官との位置づけをしたものから，次第に，その主体的，現実的な役割を認識して現在に至っているなど，精神分析家絶対視から次第に抜け出している歴史がある。このような精神分析学界の歴史に見られる精神分析家絶対化から，より現実的な視点の獲得への流れは，精神分析家訓練制度にも当てはまるものと考えられるのである。

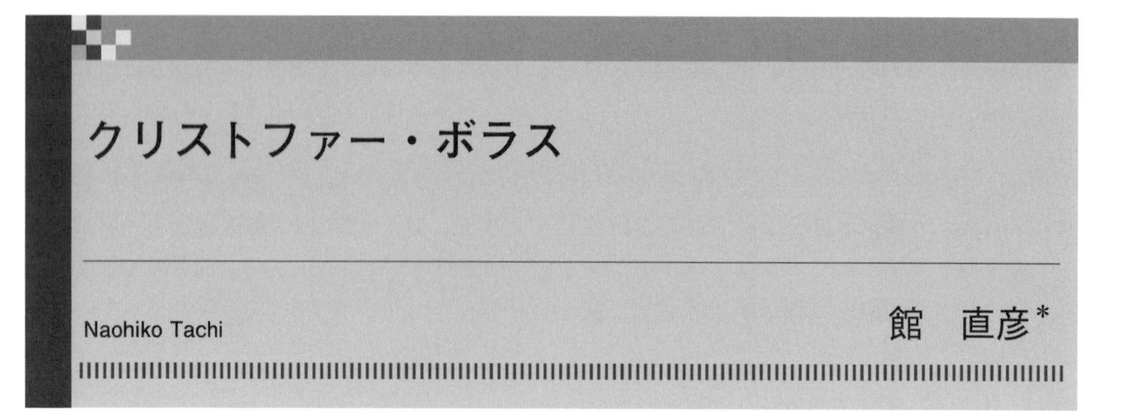

クリストファー・ボラス

Naohiko Tachi

館　直彦*

クリストファー・ボラスはアメリカ在住の独立学派の精神分析家だが，現存の分析家の中で，ボラスほど世界中でその著作が読まれている人，何冊も研究書が出されている人はあまりいない。これはボラスの精神分析が，何か吸引力があるから起こっていることであろう。しかも，彼の本の読者は臨床家に限定されないのが一つの特徴であるが，ボラスはなぜそんなに広く読まれるのだろうか。

それは端的に言うと，彼の文章が面白いからだろうが，その一つの理由として，ボラスが大学院で文学を専攻し，英文学で教鞭をとった経歴や，小説を書いたり，絵を描いたり，音楽を愛好することなどといった美に対する鋭い感性を持っていることが挙げられるだろう。しかし，それだけが理由ではなく，ボラスの理論が，創造的であり，喚起的であることがより大きな理由だろう。そのことには，彼の「書き方」も関係しているように思われる。それはどのようなものだろうか。

創造性について述べている分析家はボラスだけではない。フロイト以降，多くの分析家がそれについて述べているが，ボラスの理論は，無意識がいかに創造的であるかに着目したものと言うことができるだろう。これはフロイトの夢の理論を展開させたものと言うことができるだろうが，無意識はその本来のあり方として創造的なものであり，それは変形 transformation を通して審美性を追求する，という形で発揮される，とボラスは主張する。彼の見解では，あらゆる創造的な活動は，つまるところこの変形を目指したものであるが，その原点は，母親と赤ん坊の関係に辿ることができる。赤ん坊を美しいと思う母親は赤ん坊を変形していくのだが，このとき，母親は赤ん坊の変形性対象 transformational object と呼ばれ，そのときの経験の質は審美的なもの aesthetic である。このとき，赤ん坊は母親に一方的に変形されるのではなく，母親が赤ん坊に変形されるということも同時に起こることを忘れてはならないだろう。すなわち，相互的なプロセスであるが，こうした変形はあらゆるところで現れる。

それでは彼の書き方はどのように創造的なのだろうか。ボラスは自分の書いたものは論文ではなくエッセイであると述べているが，彼の書き方は，良い意味で系統的ではないと言えるだろう。彼のエッセイにはしばしば見慣れない概念や用語が導入されてくる。それらは精神分析の隣接領域，例えば哲学や文学などから導入されてくるものであるが，それらが明確に定義されることなく，曖昧なままに用いられ，時には全くの新造語も見られる。読者である私たちは

*たちメンタルクリニック
〒543-0001　大阪府大阪市天王寺区上本町 6-6-26-601

一体これは何なのかと考えさせられる。するとそれが私たちの中で対話dialogueを呼び覚まし，ときに新しい考えが喚起されることになる。フロイトと同じように，彼もしばしば好んで二項対立を用いるが，これも私たちを対話へと誘い込む手立てとなる。ボラスの念頭にあるのは，論文を通して自分の考えを広める，ということではなく，読者の思考を賦活するということであろう。そういう点で，ボラスの書き方は，精神分析セッションでの経験と彼が考えるものに類似するものを目指していると言える。それを読むことを通して私たちには何が賦活され，どのような経験できるかが問題である。ボラスもその一員である現代の独立学派精神分析は対話の精神分析であると言えるだろうが，ボラスは書き方においても，それを体現しているということである。

それではボラスは精神分析をどのようなものと考えているのだろうか。彼は自分の精神分析理論を声高に主張したりはしないが，それを一言でいうなら，ウィニコットの言う本当の自己true selfの精神分析である。これは従来の精神分析が，偽りの自己false selfによる精神病理を中心に論じていたのに対して，病理ではない現象にも目を向けようとするものである。そして，そこから自己や対象，あるいはパーソナリティや気分などについて，新しい理解を導こうとするものである。そういうことの背景にあるごく普通の心のあり方，しかし，豊かで無限の広がりを持つ心のあり方が「無意識」ということになるのだろう。しかし，彼の理論からメタサイコロジーを導き出して，まとめようとすることにほとんど意味はないように思える。彼が頻繁に使う重要な概念を語彙集のように集めることは可能ではあるが，そのようにまとめられたものは無味乾燥なものとなる運命にある。

最近，刊行された『太陽が破裂するとき：統合失調症の謎』は，統合失調症患者に対する精神分析的なアプローチの意義を中心に語ったものではあるが，その中で，彼は自分自身のキャリアを振り返って，どのような経験を通して，自分の理論が生成されたかを述べている。この本を読むと，彼が若い頃から，自閉スペクトラム症の子どもたちや，統合失調症やその他の精神病患者との交流を通して，自分の考えを練り上げていったかを知ることができる。彼は，統合失調症そのものは文字通り謎であるとしても，彼らとコミュニケートすることは困難ではあっても可能であり，コミュニケーションが成り立つことはとても意義深いものであると述べている。

彼は，共感的に他者に語り掛けることには治癒力があることを強調する。コミュニケーションが行われるのに，構造化された精神分析的なセッションは必要ではない。また，やり取りされる内容も何ら特別なことではなく，治療者と患者の二人で日々のありふれたことを語っていく作業なのだが，それが重要なことであり，その中で必然的に出てくる過去の出来事を二人で検討していくことで，統合失調症患者の場合には，時間性が回復する可能性があると言う。これは読み替えの作業ということもできるだろうが，そうすることで発病のプロセスを逆戻りすることが可能となり，死んでいる状態から多少なりとも回復することができる，というのが彼の主張であり，患者にそのように働きかけることこそが精神分析のエッセンスである，というのがボラスの考えである。それゆえ，精神分析的な技法は柔軟であって構わない。

彼は，『終わりのない質問』の中で，何も知らない子どもが「どうして」と尋ねるように，私たちの無意識は常に質問を繰り出す。しかし，子どもである私たちの無意識が問うのは，「私はどこから来たのか」といった答えようのない質問であり，答えようのない質問の答えを考えているうちに，また別の質問に結びついて次々に質問が生まれてくるために，これは終わりのない質問となる。無意識はそのように終わりのない質問で構造化されているのだが，そのように質問を繰り返していく中で，私たちは考えを深めていくのであり，時にはそうしているうちに，発見の瞬間，創造の瞬間が顕現すると主張する。

そういった対話を促進する最適な方法が自由連想であると言って，ボラスは自由連想の意義を強調する。私たちは日頃，一人であれこれ考えるという自由思考 free thinking を行っているが，それを対話の場に持ち込み，分析家と患者の二人の間で起こることへと展開させたのがフロイトの創見である，とボラスは述べている。精神分析において大事なのは無意識に身を任せることであるというのが彼の考え方であり，そうすることで私たちは本当の自己と出会う可能性が拓かれることになる。自由連想は，無意識の複雑さを反映するものなので，実はとても複雑なものであり，多様なものが含みこまれているとボラスは考える。その一方で，転移解釈はセッションの中で起こるさまざまな現象の一つに過ぎない治療者患者関係のみに焦点を当てようとすることなので，治療の側面から考えるならば有用な場合があるとしても，無意識の豊かさを見失う恐れがあると警鐘をならしている。

精神分析を人間本来の活動と位置づけて，その可能性を信じる点にこそボラスの精神分析に対する姿勢を見ることができるだろう。精神分析とは何かについて考えたいと思う人は，ボラスの著作を読むことは特にお勧めである。

文　献

Bollas C (1999) The Mystery of Things. Routledge.（館直彦・横井公一監訳（2004）精神分析という経験—事物のミステリー．岩崎学術出版社）

Bollas C (2008) The Infinite Question. Routledge.（館直彦訳（2011）終わりのない質問：臨床における無意識の作業．誠信書房）

Bollas C (2015) When the Sun Bursts：The enigma of schizophrenia. Yale University Press.（館直彦監訳（2017）太陽が破裂するとき—統合失調症の謎．創元社）

ブリトンの思考の発展

Yasuhiro Koga
古賀　靖彦*

ロナルド・ブリトンは英国の現代クライン派を代表する分析家であるが，彼の思考の源泉は彼自身の臨床経験とフロイト，クラインおよびビオンらの著作といった精神分析の領域を越えて，哲学，文学，言語学，神学，科学などにまで及ぶ。ここで私は，およそ30年にわたる彼の思考の発展を概説したい。

ブリトンは，論文「欠けている連結」(1989) における，それまでのクライン派があまり探求してこなかった，エディプス状況を巡る思考で，一躍脚光を浴びた。彼によると，原家族が作る三角形は，子どもに，自分自身とそれぞれの親とを別々に結びつける二つの連結をもたらすとともに，自分を閉め出す両親間の連結にも直面させる。子どものこころに，愛と憎しみのうちに知覚された連結が持ちこたえられると，自分が目撃者であって参加者ではないという，第三種の対象関係の原型を子どもにもたらす。それで第三の立場が存在するようになり，そこからさまざまな対象関係を観察できるようになる。

これは私たちに，他者と交流している自分自身を見て，自分の見解を保ちながら異なった見解を楽しむ能力——つまり，自分自身でありながら自分自身を観察する能力——をもたらす。この過程によってもたらされる心の自由をブリトンは三角空間と呼ぶ。これは，分析において，分析家が保持し患者の中に見出したい能力である。

このエディプス状況を巡るブリトンの思考は，第一著書『信念と想像』(1998) に発展した。そこでは，抑うつポジション，フィクション，想像などが論じられ，ブリトンは，信念についても考察した。すなわち彼は，空想の内容よりもその地位に注目し，信じる行為はもともと無意識のものであるとみなした。また，知覚が物質的なものに現実の地位を与えて物質的現実を創り出すのと同じように，信じることを，空想や考えなどの心的なものに現実の地位を与えて心的現実を作り出す機能とした。

その結果，信念にはさまざまな結果が伴い，ある考えを信じることはある対象と関係することに匹敵し，それゆえ，最も深い信念が放棄されるのは，最も深い対象関係が放棄されるのと同様に，喪の過程を通してのみだと考えた。ここでのエッセンスは，信じていること（あるいは信念）が知っていること（あるいは知識や事実）とは異なることに気づくのは，解放の行為だということである。しかし，信念は初め，それが無意識であればなおさら，事実（知識）として取り扱われる。これが信念に過ぎないと気づくためには，自己がこの信念と関係を持っている（信じる行為にいる）ことを観察できるよ

＊油山病院
〒814-0171　福岡県福岡市早良区野芥 5-6-37

うな第三の立場を必要とする。そして，これには，エディプス状況に持ちこたえられた結果として生ずる，三角空間を要するのである。

ブリトンは，ビオンの定式・Ps←→Dを，クラインの妄想分裂ポジションと抑うつポジションの概念について，正常と病理の区別をつけるものとして理解した。そして，ビオンの定式を解いて，Ps(n)→D(n)→Ps(n+)→......D(n+1)と読むことを提案した。これは人のこころが，統合，崩壊，再統合を周期的に繰り返しながら，発達することを示している。ここでブリトンは，D(n)→Ps(n+1)の重要性，つまり，安全でまとまりのある抑うつポジションを去り，迫害的で断片化された不確かな妄想分裂ポジションへと進むことが発達のためには欠かせないことを強調した。また彼は，妄想分裂ポジションと抑うつポジションの病理を表すために，過去を繰り返し未来を回避するスタイナーの病理組織の概念を用い，退行という用語を病理組織への退避に限定した。そして，こころの発達（正常）と退行（病理）の図式を作りあげた（図1）。ブリトンはまた，リルケやワーズワースなどの詩人の作品にもこの図式を適用し，その過程を詳述している。

『信念と想像』での論文「公表の不安」によって，権威から批判されたり同僚から仲間はずれにされたりする不安をワークスルーしたブリトンは，第二著書『生，死，超自我』(2003)において，自らの経験に基づいた，よりオリジナルな思考を発展させた。フロイトは1925年以降，娘・アンナの分析を通して，女性のセクシュアリティについて，エディプス・コンプレックス理論を脇に置き，新たな理論・去勢コンプレックスを採用した。これに対してブリトンは，女性の去勢不安をアテナ・アンティゴネ・コンプレックスと名付けて，その病理性を詳細に検討し，最大の権威を恐れることなく，フロイトの考えを自分自身で判断し，修正した。

ブリトンは，自己愛の病理を巡って，ローゼンフェルドが破壊的自己愛から区別し概念化した，しかしながら，ブリトンの元スーパーヴァイザーであるスィーガルや同僚・スタイナーを始め多くのクライン派が異議を唱える，リビドー的自己愛を採用した。そして，自己愛障害はコンテインメントの失敗によって起こり，すべての自己愛障害の病理組織は自我と敵対的超自我との直接の関係に代わる物を提供するために生み出され，リビドー的自己愛はコンテインメントの失敗が親の側にある場合に生ずることを追加した。ブリトンはさらに，心的・外的空間の共有に関する転移・逆転移の経験に基づいて，自己愛障害を次のように分類した：分析家のこころが患者に植民地化されるボーダーライン（薄皮の）・パーソナリティ，分析家が患者のこころから排除されるスキゾイド（厚皮の）・パーソナリティ，患者が移行空間（ウィニコット）に逃れるアズイフ・パーソナリティ。

ブリトンは，第三著書『こころと脳の間』(2015）において，『想像と信念』での思考の発生についての考察をさらに深めて，モデルの概念を発達させた。そして，そのエッセンス・「精神のモデル」の講演を日本精神分析学会第

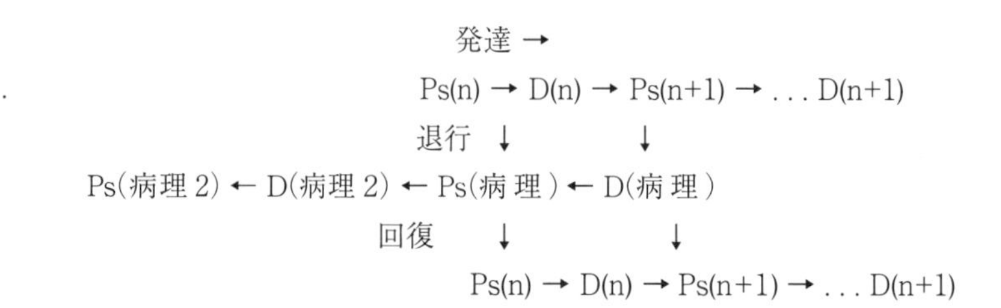

図1 こころの発達と退行

62回大会（2016）にて行った。彼は，私たちの日々の精神生活が，実態がなく論理的には正しくない，感覚や感情，そして直観に関係する自然な信念（ヒューム）基づいていると述べる。そして，ビオンからその用語を採用した，モデルの概念を次のように定義した：体験をこころの中のすでに存在する形に組織化する，人間の想像の産物；一般的で想像された，自己を含む対象関係の構造；信念体系を中核に持つ心的組織。ブリトンによると，精神のモデルの中核をなす無意識の信念を明らかにすることが精神分析の課題である。モデルには，科学者や分析家が理論形成のために作り出す客観的なものと，乳幼児期以降，個人としての私たちが気づかないうちに，とにかく考えるために使う主観的なものがあり，これらの両極が出会う場所が精神分析の面接室である。ブリトンは，客観的な理論モデルとして，エディプス状況，陰性治療反応，ローゼンフェルドの自己愛組織，スタイナーの病理組織などを挙げ，分析家の潜在的な理論モデルが患者の個人的なモデルのためのコンテイナーであらねばならないこと（ビオン）を強調した。さらに彼は，私たちがうまく機能している時には選択可能な複数のモデルがあるが，反復強迫が特徴的な神経症では単一のモデルしかないことを示唆した。

以上，長年留まるところを知らないブリトンの思考の発展を概説した。これは，Ps(n)→D(n)→Ps(n+1)→……D(n+1)を彼が体現していることばかりでなく，これからの精神分析の可能性も示していると私は考える。

文　献

Britton R（1989）The missing link：Parental sexuality in the Oedipus complex. In：J Steiner(Ed.)The Oedipus Complex Today. Karnac.

Britton R（1998）Belief and Imagination. Routledge.

Britton R（2003）Sex, Death, and the Superego. Karnac.

Britton R（2015）Between Mind and Brain. Karnac.

Britton R（2016）Mental Models. 日本精神分析学会第62回大会における講演.

現代学派の精神分析：精神分析家の資格をめぐる葛藤

Junichi Torigoe

鳥越 淳一*

精神分析家の資格をめぐる問題には長い歴史がある。「誰が訓練を受けるべきなのか？ Who shall be trained ？（Margolis，1978）」「精神分析は誰のものか？ Who owns psychoanalysis ？（Casement，2004）」など，精神分析や精神分析家の定義をめぐる論争は後を絶たない。近年では2006年に法制化されたNY州が認定する精神分析家の資格をめぐって，伝統的精神分析コミュニティであるIPA（国際精神分析協会）やAPsaA（米国精神分析協会）と，非医師（サイコロジストやソーシャルワーカーなど）の教育・訓練を行ってきたNAAP（全米精神分析発展協会）との間で大きな論争が生じた。

この論争は，新しくて古い。資格問題が大きく取り上げられたのは，1926年，心理学者であったテオドール・ライクが，医師ではないことを理由に訴訟を起こされたことに遡る。その際，フロイトは異例の早さで『素人による精神分析の問題』を執筆し，ライクを精力的に擁護した。フロイトにとって精神分析は明らかに医学とは異なる学問であり，異なる訓練を必要とするものであったからである。しかし，このようなフロイトの見解には，アーネスト・ジョーンズをはじめ，多くの分析家が懸念を示すとともに，より実務的問題を考慮して，精神分析家は医師であるべきとの立場をとっていた。

IPAでは，1927年および1938年に，非医師による精神分析の実践に関して大規模な議論が行われ，その際，APsaAは医師資格を有さない者を精神分析家とは認めない方針を表明した。それは，ナチスから逃れ米国に移住したライクに対しても適用された。ライクは，長くフロイトと共に働き，精神分析の発展に貢献してきたにも関わらず，移住した米国（ニューヨーク精神分析研究所）でも精神分析家として認められなかったのである。ライクはそのときの困難や，非医師に向けられる敵意をフロイトに綴り，フロイトは返信として励ましの手紙を3通送っている。

その後，ライクは，IPAには認められないが，フロイトには認められていたことを心の支えに，ニューヨーク精神分析研究所との対立を深めていく。1948年，NPAP（National Psychological Association for Psychoanalysis）を創設し，サイコロジストやソーシャルワーカーといった非医師の精神分析の教育・訓練を行うようになった。さらに，当時，すでにWAWI（William Alanson White Institute）がPh.D.を有する心理学者を候補生として受け入れ始めていたため，ここに医師を対象に週5回の分析を行うIPA・APsaAと，非医師を受け入れ，週3回の分析

＊開智国際大学国際教養学部
〒277-0005 千葉県柏市柏1225-6

を行うWAWIおよびNPAPの対立構造が生まれることになった。分析家になりうるのは医師のみかどうか，週に何回面接を行えば“精神分析”と呼べるのか（精神分析と精神分析的心理療法との違いは何か）といった論争が繰り広げられることになった。

1970年代に入ると，NPAPからハイマン・スポトニッツを中心としたグループがmodern psychoanalysis（以下，現代学派）として分派し，CMPS（Center for Modern Psychoanalytic Studies）を創設した。スポトニッツは統合失調症の治療と研究を専門としていた神経科医であり精神科医であった。ニューヨーク精神分析研究所で伝統的な精神分析の訓練を受けていたが，当時，精神分析治療の対象外であった統合失調症の事例を最終プレゼンテーションに選んだため，ほぼトレーニングを終えておりながらも認められることなく，研究所を去っている。

その後，NPAPで講師として働くようになり，非医師への教育・訓練に勤しむようになった。スポトニッツは，伝統的なやり方で精神分析を行うことにはさほど興味がなかったため，NPAPに移った後も，自身が精神分析家かどうかは問題ではなく，自分自身を精神分析家とも呼んでいなかった。

しかし，無意識に焦点を当て，抵抗に取り組むという精神分析のアプローチは，人を深く理解し，重度の情緒的障害の治療に効果的であると，非常に高く評価していた。ニューヨーク精神分析研究所での体験も相まって，スポトニッツは精神分析の教条化を問題としていたため，創設した現代学派でも，目の前の患者に効果があるか――抵抗を解決するのに役に立つか――が，実践や訓練では重視されるようになり，あらゆるアプローチに対してopen mindの姿勢が貫かれている。事実，「患者は苦痛をどうにかしたくて来ているのであって，“精神分析”を受けに来ているのではない」「患者は最高の教師であり，治療者は生徒である。治療者は患者から学ばなければならない」といった教えは今でも現代学派の訓練の中で耳にする。また，現代学派は多くの事例で週1～2回の面接を行っているため，時折，頻度が低いことを問題視されてきた。しかし，それも週4回以上でなければならないといった，関わり方の固定化（教義化）に対して異論を唱えているのであって，決して週4～5回の面接頻度を否定しているわけではない。

1972年，そのような考えに立った現代学派の創設メンバー（フィリス・メドウら）は，点在していた非IPAの精神分析研究所（自我心理学派，対象関係論学派，ユング派，アドラー派，コフート派，フロム派，ネオ・フロイト派，実存主義派など）をまとめ，NAAPを結成させた。NAAPは，そのメンバーが非医師中心であり，多種多様の学派から構成されているところに特徴がある。

学派の多様性は，治療的アプローチの多様性だけではなく，それに伴った教育・訓練の多様性も必然的に含むことになった（例えば，NPAPは週3回の分析を原則としているが，現代学派は，上記のように，被分析者のニーズに合わせた頻度設定を推奨している，など）。そのため，NAAPは，トレーニングにおける候補生の個人分析に関して，必要最低時間数を決めているだけで，頻度を設定していない。しかし，このような実践や訓練の在り方は，主流派コミュニティから見れば“低基準low standard”であり，精神分析の質の低下を招くとの批判がなされた。冒頭に紹介したニューヨーク州認定の精神分析家の資格は，そのNAAPが中心になって法制化した資格であったため，IPAやAPsaAが強く反発したのは想像に難くない。

こうした論争は，形は変われど，本質的には100年前と同じである。ウォーラーステインら(1982)は，精神分析の衰退とNAAPに見られるような非医師の動きを踏まえ，分析家たちは，科学という点では精神分析に参与する人数を増やしたいが，専門家という点では増えることに慎重になり，職業（生業を立てる）という点では競争相手を少なくしたいという葛藤を抱えていると指摘している。まさにこの種の論争が解決されない理由である。その意味では，主流派から外れていったライクやスポトニッツは，主流派の分析家から見れば，葛藤の具現化であり厄介なものと映っていたかもしれない。ライクやスポトニッツ，さらに彼らの遺産の一つであるNAAPや，そのNAAPが作ったニューヨーク州認定の資格は，精神分析という文化の"症状"や"病理"なのだろうか。それとも，"成長"なのだろうか。

米国では，10年以上も前に精神分析のブランド化は，もはや精神分析の発展に役に立たないと指摘されている。いや，そもそも精神分析は，ブランド化できるものだったのだろうかと疑問ではあるが，精神分析の未来を考える際，必ずといってよいほど「精神分析家とは？」「精神分析とは？」というブランドへの問いかけが，主に内部向けに繰り返されてきた。日本ではどうだろう？　ブランド化できないのであれば，この問いは，誰が，誰に，何を目的として向けられ，どのように答える必要があるのか，今，日本でも再考する時期に来ているのかもしれない。

文　献

Casement A（2004）Who Owns Psychoanalysis? Karnac.

Margolis D（1978）Who shall be trained? Modern Psychoanalysis, 3(1)；59-72.

Wallerstein R & Fischer N（1982）Beyond lay analysis：Pathways to a psychoanalytic career. Journal of the American Psychoanalytic Association, 30；701-715.

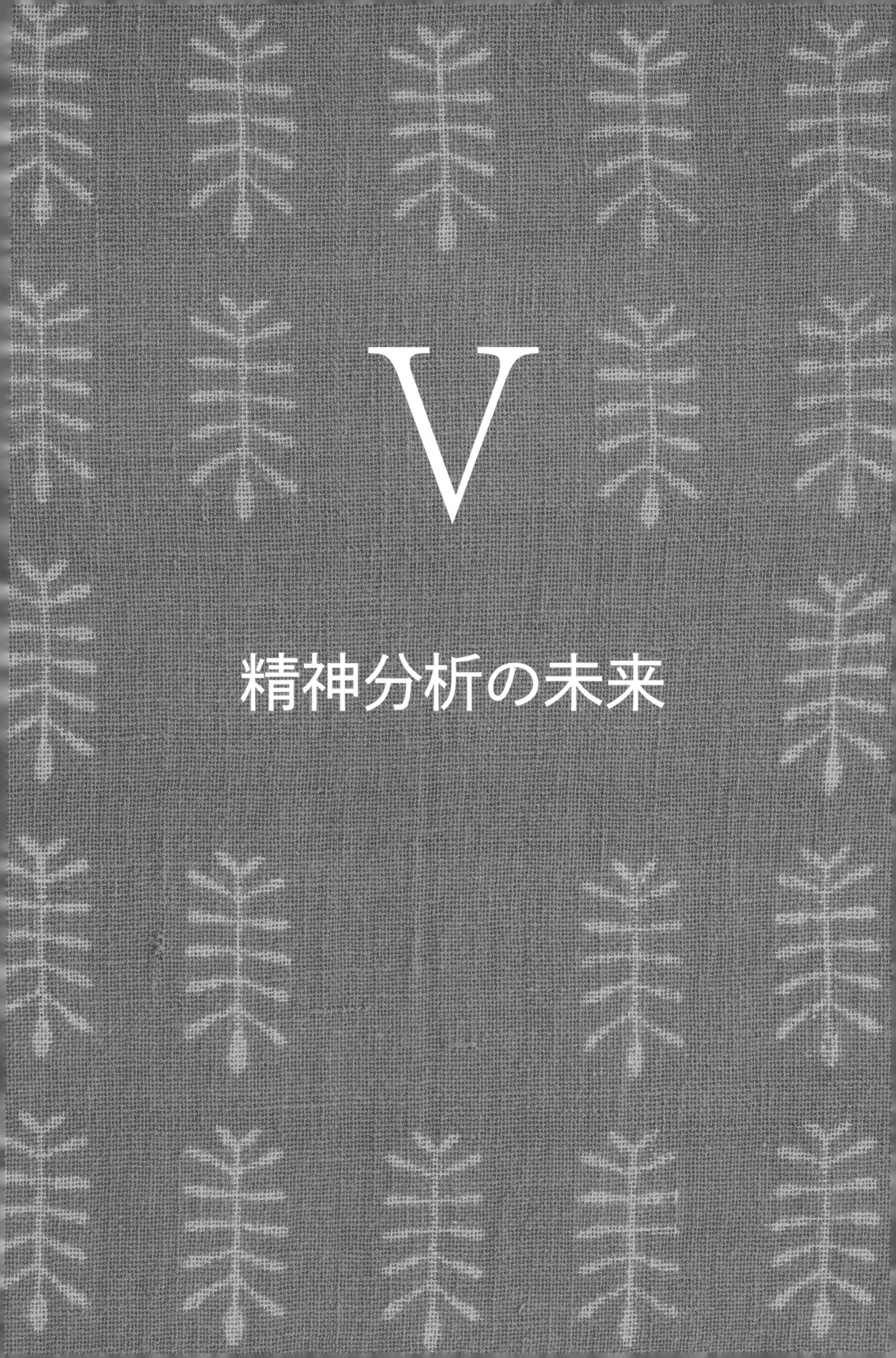

V

精神分析の未来

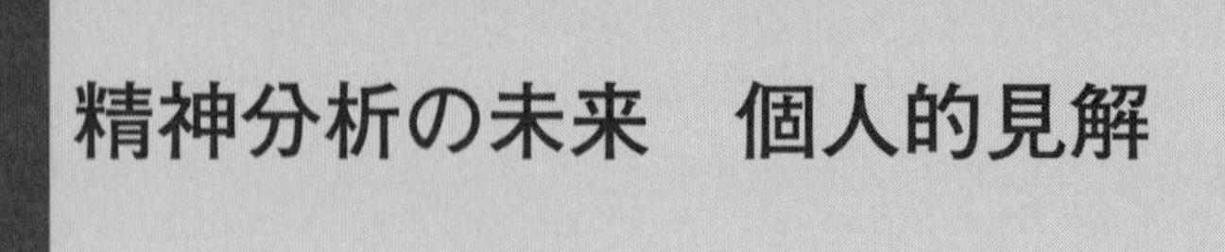

精神分析の未来　個人的見解

Naoki Fujiyama

藤山　直樹*

I　はじめに

未来が取り沙汰されるということ自体，未来が危ぶまれていることを意味する。精神分析がいまそういう立場にあることは，本特集の企画意図の中心に位置する問題であろう。エッセイという枠組みでこの問題に発言する機会を与えられた。ごくパーソナルなスタンスでこの問題について考えることを試みたいと思う。

精神分析という実践の有用性，信頼性に対して，私は微塵も疑いを抱いていない。

一言で言えばそうなる。だから，私は死ぬまでこれをやるだろう。デメンチアや高度の難聴にならない限り，体力の許すまでやるだろう。だから「精神分析の未来」という問題は，私個人にとっては解決済みである。

一方，私個人を離れてこの問題を語るなら，私が「精神分析の未来」に危惧を感じていることは疑いない。とはいえ，それは精神分析の有用性や信頼性に関する危惧ではない。精神分析が精神医学や臨床心理学といった隣接領域で挙げている成果から見ても，その有用性と信頼性は揺るぎない。たとえば，2015年にWorld Psychiaty誌に掲載されたタビストッククリニックでの効果研究（Fonagy et al., 2015），いわゆるTADS（Tavistock Adult Depression Study）というプロジェクトの成果をみてみよう。インパクトファクターが世界で三番目である，権威ある精神医学雑誌に掲載されたこの論文において，精神分析的精神療法が難治性鬱病に対して，ランダム割り付けで（分析治療が向いているかどうかを問わずに割り付けられているということである）分析的に扱われた群は，分析的実践を含まないコントロール群に比べて治療終了時の完全寛解率，治療終了後2年，2年半における部分寛解率において大きな優位を示している。通常の治療で治療困難と考えられた症例の長期精神分析的精神療法が，意義ある持続的成果を生みだすことが，確実なエビデンスをもったことは，精神分析実践が治療終了後も効果を発揮し続けるタイプの実践であることを裏書きしている。この結果は，私からすると精神分析の本質から言って当然のように思えるが，ともかくも精神分析実践が精神医学の領域に応用されたときの力を十分に示しているものだと思わせる。

だから，「精神分析の未来」への危惧はすなわち，これほどに意義のある実践が存続しえないのではないか，という危惧である。この危惧を明確化するには，上述のTADSの結果に日本にいる私たちが喜んでいるわけにもいかないことを確認することが出発点になる。この研究

＊個人開業／上智大学
〒102-8554　東京都千代田区紀尾井町7-1

プロジェクトに参加した分析的セラピストは十分に訓練を受けた人々である。研究のためにこの水準に訓練された十分な数のセラピストを集めることが可能かということを考えると，日本で同じようなデザインの研究をしても同様な結果が得られるかどうか，甚だ疑問である。精神分析という実践の恩恵を市民が享受するには，訓練された一定数のセラピストが必要である。そうでなければ精神分析はほとんどの市民にとって無縁のものとなり，社会では何の力もないものとなる。日本の状況はそうした状況である。精神分析が1930年代に日本に入って来て以来，ずっとそうした状況が続いてきた。

「精神分析の未来」に対する私の危惧はこの治療者供給の問題である。現在のところ，ヨーロッパ，北米，南米の多くの国では人口比からみて日本と数十倍程度の，はるかに潤沢な治療者のリソースが存在しているので，その問題は単に日本における問題に過ぎないと思われるかもしれない。しかし，私は今後，治療リソースの問題が単に日本の問題にとどまるのか，ということに真剣な危惧をもつ。

上述のように私は精神分析そのものの力について何の危惧も持っていない。潤沢な治療者のリソースが存在し，市民が分析家や分析的セラピストを利用できるのであれば，それは必ず意義のある成果をもたらすだろう。それには確信がある。しかし，たとえ欧米においてでさえ，今後潤沢な治療者のリソースは確保できるのだろうか。言い換えれば，精神分析的実践が訓練を受けた精神分析家もしくは精神分析的セラピストの存在を前提としているという事実こそ，精神分析の未来にとってきわめて大きな困難を孕む可能性を帯びているのである。それは精神分析的臨床家の養成についての危惧である。そのことが私にとっては気にかかることなのである。

II　研修・訓練・修業

ここで，少し原理的問題を考えてみよう。人が何らかの専門的な仕事をこなせるようになるためには，当然何らかの学びの過程が必要である。こうした学びを表現する言葉として私がすぐに思いつくのは，研修，訓練，修業の三つである。精神分析家の養成ではしばしばtrainingの訳語として「訓練」という言葉が用いられているが，この訳語はその内実を示しているのだろうか。

まず「研修」という言葉で私が思いつくのは，新入社員の研修である。それは短期間のうちに社会人としての基本的なスキルや構えを身につけさせるようなものである。一方，医療の領域には「研修医」という言葉もあるが，これが英語では本来レジデント（住人）であることには，彼が受けているものが単なる「研修」でないことが暗示されている。そこには生活を捧げているというニュアンスがあり，この点からすると「研修」医という言葉はある意味では誤訳と言えるかもしれない。次に，「訓練」という言葉で思い浮かんでくるのは，スポーツだったり，軍隊だったりのイメージである。研修よりも長期なプログラムのなかでスキルを向上させるための取り組みを指導者の下で行うこと，とでも言えるだろう。

これら，「研修」「訓練」が共通しているのは，その人の職業的専門的スキルを向上させることであり，その人のパーソナルな人生が巻き込まれるとしてもごく部分的なものでしかないという含みである。すなわち，その個人の内面，もしくは主体は変化することもあるかもしれないが，それは副次的であり，もともとのその人のありように専門家としてのスキルや知識やスタンスが付け加わるというモデルで事態が捉えられていると言ってよいだろう。つまり，「研修」や「訓練」は基本的に足し算である。だが私の考えでは，「修業」は違う。

私の視点からすると，「修業」とは単純な足し算ではない。それは確実に引き算の要素を含む。というより，単なる足し算や引き算では片付かない何かを主体に対して及ぼすものである。私はこの問題を落語家の修業を素材にして考えたことがある（藤山，2012）。

落語家の修業において，修業の最初に弟子（「前座」と呼ばれる）がやらねばならないのは，落語のスキルを身につけること，すなわち落語のネタを覚えたり，人前で語る稽古をしたりすることではない。修業の最初にやることは，通常師匠の家に住み込み（まさにレジデントである）師匠の身の回りの仕事をすること，寄席で雑用（前座仕事）をすること，師匠が寄席や他の高座に上がるときに鞄をもって同行して着替えを手伝ったり，着物を畳んだりすることといった，落語を語ることとは基本的に無関係なことである。こうしたことに一日の大半が拘束される。つまり，彼はいままでの生き方を放棄して，ある生き方をすることから修業を始める。そうしたことをこなしているうちに，師匠やその他の落語家のところに行って稽古をつけてもらうことが始まる。つまり，スキルの獲得より落語家の前座としての人生の開始の方が先なのである。前座としての生き方をこなしていない前座に師匠たちは稽古をつけないだろう。やがて，いろいろなつながりが同じ師匠を持つ前座とのあいだに，あるいは違う師匠の弟子の前座とのあいだにも徐々にできてくる。前座の修業生活はきわめて拘束時間が長いから，遊び相手もそうした仲間に限られてくる。こうして彼らは「前座」としての人生をまるごと生きることになる。それは，私の表現では一般の社会とはいくぶん隔絶したコミュニティをなした「落語の国」の一員となることなのである。

こうして前座は，それまで属していたコミュニティから幾分切り離されて生きるという意味で，そしてさまざまな自分の余暇や趣味といったもともとのパーソナルな時間を徐々に奪われるという意味で，何より，落語家という生き方以外の生き方が難しくなるという意味で，大きな引き算にさらされていく。彼らのパーソナルな「自分」は修業開始して以来，不断に変形される。やがて，彼らは「二つ目」という地位に上がり，自分で好きなネタで好きな場所で高座に上がることが許されることになり，独立した落語家と目されるようになる。二つ目のうちで寄席でトリを取れる立場が「真打ち」であり，寄席のマネジメントを委ねられるようになる。こうして一人前の落語家が生まれるわけだが，そのときには独特の落語家らしい話し方，暮らし方をする人間，落語の国に棲みついている人間となっている。

こうした過程で落語家というものになった人が落語家である。落語が上手な人が落語家ではない。素人でも落語がやたらに上手な人がいるが，いくらうまくても彼は落語家ではない。そして，本来の落語は落語家によって語られるものである。そうでない落語はいくらうまくても，やはり素人の落語である。

以上，落語家を例に挙げてみた。「修業」というものはこのように主体の変容というものを含んでおり，もともとのその人のパーソナルな一部が変形することを前提としているといえるだろう。それはたとえば，鮨職人でもそうだと思う。彼らは修業のはじめに坊主頭になって来なければならない。これまた，鮨を握る技術とまるで関係ないところから修業が始まり，結局鮨屋らしい人間になっていく。そして私の考えでは，精神分析家，精神分析的セラピストもそうなのである。

Ⅲ　修業としての精神分析訓練

分析家の養成，訓練の過程を「修業」と捉えることには，いくぶん疑問の向きも少なくないだろう。それが極めて前近代的な響きを帯びた言葉だからである。しかし，私は精神分析的訓練を「修業」の文脈で捉えることは正確であり，生産的であると考える。

精神分析的な訓練の基礎は本人が精神分析もしくは精神分析的セラピーを受けることである。これは世界中の精神分析的な訓練組織が共有する認識である。すべての訓練組織で，分析家やセラピストの候補生はまず精神分析もしくはセラピー（いちいちこう書くのがめんどうなので以下では精神分析，分析と表現する）を受けるところから訓練が開始する。候補生であるあいだじゅう，それが続くこともある。患者を分析的に扱うスキルからスタートするのではなく，自分のパーソナルな人生，パーソナルな人間性を差し出すところからスタートするのは，落語家や鮨屋の場合と同じである。

パーソナルな自分を差し出すところから始まる。つまり，自分をそのままにして，技術や知識を足し算するのではなく，まず自分自身を差し出す。そしてその結果，一人前になるまでに，自分自身から何かが決定的に喪われ，自分自身に大きな変形が生まれる。それが精神分析訓練を修業であるという所以である。精神分析を受けるのであるから，自分が変わらないわけはない。それを承知で訓練を受けるのである。

そうしたパーソナルなものを相手にする結果，誰にも共通する養成期間を定めることができない。分析が3年で終わる人もいれば10年で終わる人もいる。さらに重要なことは，分析を受けた結果，精神分析家やセラピストになる道を放棄したり，断念したりする人も出てくるということである。精神分析を受けて精神分析家になろうとすることのパーソナルな意味付けが決定的に変わるのであるから当然である。それは，単位さえとれば卒業，とか，これだけのミニマルリクワイヤメントを達成すれば修了，とかいうような直線的，リニアな過程ではない。落語家も鮨屋も修業に入って途中でやめる人は数知れない。修業というものの特徴は，一人前になることがそれほど確実ではないということである。たとえ一人前にならなかったとしても，修業の過程で人間としての大きなものを揺すぶられる結果，何かを掴む可能性もあるということでもある。

候補生が精神分析家になる過程は，落語家でもそうであったように，訓練組織において訓練分析家やスーパーバイザーをともにしたり，別であったりするような候補生たちとの交流，教員団との交流といった，重層的でるとともに境界づけられ構造化された人間的な交わりのなかにある。単に訓練分析のなかだけで変化するだけでなく，そうした交わりのなかでも変化が生まれる。

さらに精神分析家の修業には落語家の場合と違っている事情もある。精神分析家になる訓練はたいていの場合，別の臨床の専門家，精神科医や心理臨床家としての人生を送りながら受けることになる。つまり，同じこころの臨床でありながら，精神分析的でない臨床を絶えず行いながら，精神分析的な訓練の日々を送るのである。このことは，絶えず自分の専門家としてのありようを揺すぶられる機会にさらされるということである。

どこの訓練組織でもこのような体験を経ながら，精神分析家や精神分析的セラピストは資格を得ていく。日本にも，精神分析の訓練組織（日本精神分析協会精神分析インスティチュート），分析的セラピストの訓練組織（IPPOなど）が存在しており，そこで資格を得ていくのである。こうして一人前になった者が精神分析家であり，精神分析的セラピストである。落語家が語る落語こそが本来の落語であったように，精神分析家が行う精神分析が精神分析であり，精神分析的セラピストが行うものが精神分析的セラピーである。

このように，修業と表現してよいような，パーソナルな自分の変化をともなう過程こそが精神分析家や精神分析的セラピストが育つ過程である。精神分析で言えば，IPAに属する12,000人あまりの精神分析家がみな，このような過程を経て精神分析家になったのである。

Ⅳ　理不尽ということ

現在IPAの認定する精神分析家は，北米，南米，ヨーロッパにそれぞれ3,000人，4,000人という規模で存在するのに対し，アジアには300人に満たない分析家が存在するに過ぎない。分析家を養成しているソサエティも，インド，日本，オーストラリアの三つしかない。

それにしても，日本というアジアのなかでもきわめて早く西欧化，近代化に成功し，20世紀前半には欧米列強と並んで帝国主義的な挙動をアジアに対して行ったような国が，なぜ精神分析だけは取り入れず，欧米諸国のようにそれを市民の生活文化の一部としなかったのか。これは考えるに値する問題である。おそらく，日本の精神分析の未来を考えるとき，この問題の解答を求めることはとても重要な意味を帯びるだろう。しかし，ここではこの問題には踏み込まない。

ここで考えたいのは，より精神分析にとって本質的な問題，つまり，その養成の持つ「修業」的特質が及ぼす影響である。そのときに私がキーワードにしたいのは「理不尽」という言葉である。たとえば鮨屋の親方や落語の真打が，自分の修業時代に師匠や親方がどれほど「理不尽」であったか，という話をすることがある。師匠や親方がどれほど自分勝手としか思えず，なぜそんなことをしないといけないのかわからないことをさせられ，どれほど納得のいかないことで逆鱗に触れたか。共通して言えることは，彼らがそういうことを語るとき，何とも言えず幸せそうな顔をすることである。これはいったい何なのだろう。

いま若い人たちはおびただしい情報をもっている。インターネットという情報源がきわめて網羅的で大量な情報を含んでいることもある。ひとりひとりがもつ情報量はたとえば20年前とは比べ物にならない。このことは，情報を十分に得た上で自分の人生の選択をする，ということが以前より可能になったことを意味する。本質的には不可知であるはずの，未来や他者をある程度知ることが可能であるという想定の下に，そのうえで何かを選択することが可能になったように感じられる。そこには理不尽というものがない。現代は，理不尽というものがないことがよいことだ考えられる時代である。

したがって，ものを学ぶことも，「わかりやすい」かどうか，教えられた時点でわかる（正確に言えばわかった気になれる）かどうかが問題になる。そして，努力をするにしても，ちゃんと理由がわかる努力をすることがよいことだとされる。ところが修業は本質的に理不尽なものである。なぜ，候補生は分析を受けなければならないのか，なぜ前座は師匠の着物を迅速に畳むことを要求されるのか，なぜ鮨屋見習いは坊主刈りになるのか。それは説明されないし，ほんとうになぜそれが必要なのかがわかるのがずっと後だという意味で，きわめて理不尽である。大学で仕事をしている私は，わかりやすい講義がいい講義だと思ったことはない。わからない，という感覚を十分に体験しながら，興味や学ぶ希望を支持できる講義がよい講義だろうと思う。わかりやすいとは，自分の予測を超えないということであり，驚きも衝撃もないということである。それでは真に人が何かを学ぶきっかけにはならない。しかし，私も大学の授業アンケートでは「わかりやすさ」を評価されることに甘んじるしかない。

たとえば医療の領域でインフォームド・コンセントという概念が当然のこととして用いられるようになったことは，この「知ったうえで選択する」存在としての人間，理不尽をできるだけ回避することをよいことだとする価値観を前提としているだろう。たしかに，この先起こることについての情報を与えられてものを決めることは民主的だし，いいことのように思われる。しかし，医療の営みのなかで患者に起きることの情報をまるごと与えることが可能だろうか。そもそもそれを医者は知っているだろうか。治療が患者に及ぼす変化は，単に臓器がどう変化する，病気がどうよくなる，というような目で見えるものだけではない。そういったものはある程度告知できる。だが，病気を経験し治療を受けることは，生きることやこの世界の感触の全体的な変化を生む。いままでの議論の延長で言えば，主体，パーソナルな自分が変化するのであり，そのときその変化の前に考えていたこととはまったく違った視点で人はものを考えはじめる。その視点からみて必要な情報を前もって医療が与えることはできないし，患者自身も求めることはできない。患者は自分も世界も本質的に変わってしまったことを体験したことを後になって知る。そうした変化を受け入れることはたいへんであり，そのおさまりがたさは多くの身体化症状を生み出す。つまり，やはり，究極的には医療は理不尽なものであるし，インフォームド・コンセントは厳密な意味では不可能である。それでも社会はそちらに動いている。

いま世の中は躍起になって理不尽を世界から追い出そうとしているように見える。すべての情報を得て，そのうえで判断することに夢中である。臨床家もマニュアルやガイドラインという目に見えるものに頼り，自分の臨床から理不尽を排除しようとする。このような世の中では，本質的に理不尽の内在する「修業」という営みはとても時代遅れにみえる。修業受難の時代と言ってよい。努力する理由がわかった上で努力して技術や知識を身につける研修や訓練とは逆に，修業ではわけもわからず始まり，わけもわからず巻き込まれ，そのなかで徐々に想像していなかったような自分がかたちづくられてくる。そうした理不尽な営みに入ってくる若い人はこれからどんどん減るのではないだろうか。彼らは理不尽を持ちこたえることの意味を気づくこともなく，年老いていくのだろう。精神分析家の養成の過程に入ろうとする人は，この社会の趨勢とは逆行することを選び取った人だということになる。そんなに多くいるとも思えない。

V　そして精神分析の未来

いま述べたように，精神分析が社会で意味を持つに必要な潤沢な治療者のリソースが（人口の減少といったより大きな文脈とは別に）これから減ってゆくのではないか，という危惧は，精神分析の訓練の持つ「修業」的本質が社会で受け入れられにくくなるという予測による。そうなれば，欧米の市民生活のなかでも精神分析の存在感は薄れ，現在の日本と同じような状況になるのかもしれない。

かといって，人間性のもつ理不尽，主体というもののとらまえ難さがなくなるわけではない。私たちは理不尽にも，インフォームド・コンセントなくこの世に生まれてくる。理不尽を扱い，それをもちこたえ，そこから何かを生み出す実践としての精神分析を求める人間がいなくなるとも思えない。ひとつのユニークな臨床実践としての意義を保ち続けつつ，精神分析は細々とではあっても生き延びていくのではないだろうか。

というより，世の中から理不尽が一掃されていけばいくほど，人間のもつ本質的な理不尽をもてあます人は増えてくるのではないだろうか。そういう人々の受け皿としての精神分析は，おそらく一定の地位を保ち続けるのではないかと思っている。

文　献

Fonagy P, Rost F, Carlyle J, McPherson S, Thomas R, Fearon RMP, Goldberg D, Taylor D（2015）Pragmatic randomized controlled trial of long-term psychoanalytic psychotherapy for treatment-resistant depression：The Tavistock Adult Depresion Study. World Psychiatry, 14；312-321.

藤山直樹（2012）落語の国の精神分析．みすず書房．

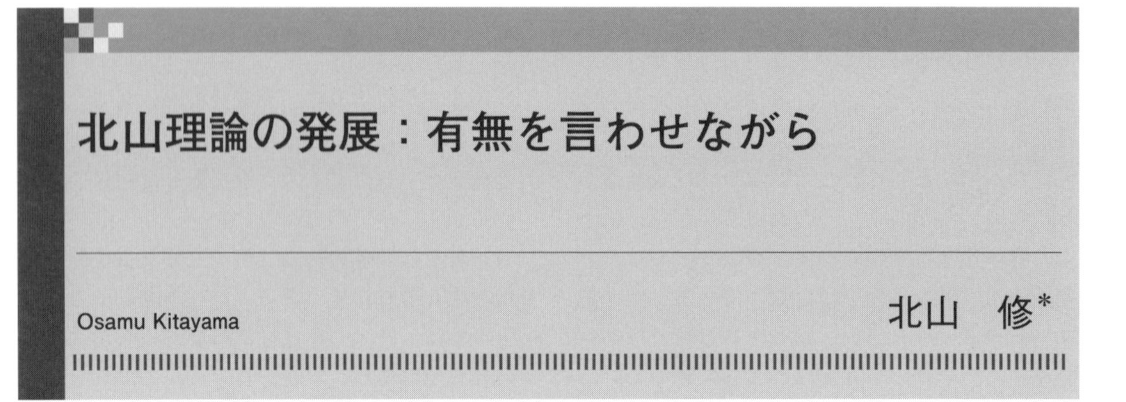

北山理論の発展：有無を言わせながら

Osamu Kitayama
北山　修*

I　はじめに

とくに北山理論と言われるようなものはない。あるとしたら，極めて個人的な特性によって偏るものだろうが，そこは幅広く単純化すれば「日本の精神分析」となりそうである。我が国では，その共通項はフロイトと精神分析であり，「精神分析」という名称は幅広い意味と結びついて，中身と緩い関係にあったと思う。

しかし，髙野（2017）が示したように，この20年間で学会発表が均質化され，「週一サイコセラピー」に絞り込まれた。発表の多様性は減じられ，今や八割が週一であって，精神分析の名の下で週一の精神療法を語るという独特さがますます際立ってきた。髙野は，日本の精神療法は精神分析と「近似」という仮定が基本にあったと言うが，私は週一に収斂してきているという観察に対して，言葉が中身に対し緩いという背景を考えたい。そして，それが「精神分析を薄めたもの」というよりも，我らの精神療法は「週一」に収斂して意味が濃くなるところを描出してみたい。「日本の精神分析」はそういう，拡散してきた意味の濃縮が起きているが，その結果は基本的に「予測不能」と見ている。

＊北山精神分析室
〒107-0062　東京都港区南青山4-16-13

II　未分化な二重性

1．「精神病」や「境界例」

最近の精神分析学会から消えたもの，その一つが「外的なマネージメント」である。例えば1994年の大会の抄録号を読むなら，発表では多くの精神科医が（おそらく今で言う「発達障害」を含む）「精神病」や「境界例」に取り組んでいて，それはさまざまな面で「力動精神医学」だったことが分かる。当時の私個人は，心の「壁」の脆弱な重症例について，その適当な防衛としての意義を理解し，居場所確保を心がけ，保存的に「覆いをつくり・つける」マネージメントは不可欠だと思っていた。つまり，外的な「つながり」を扱う環境調整や母親面接を行い，それを統合するための入退院の管理や投薬を行う主治医の仕事が重要視された。学会における私自身の初期の活動を振り返るなら，マネージメントと精神分析の両立という課題があり，ちなみに1994年の私の発表は「薬物の象徴性とその比喩」であり，その立場は主治医であり精神療法家の両方であった。

「境界例」は文字通り「精神病／神経症」の境界を意味し，行動化も激しく，治療者は一人で環境と心的世界の両方を扱わねばならない。相手は分割できない人間であり，「あれかこれか」のどちらかではなく，両方をさばいて紡ぎ合わせ「覆い」や身の置き場を作るのが自然な考え方だった。外的環境や文化が直に取り囲んでおり，内外双方を見据えて，環境問題の見立てとマネージメントを行い，複雑な絡み合い状態を「つなぎ直し」て，落ち着いたらその後は「週一」を円環的に繰り返すこともまた自然だと感じていた。

対して，その治療構造を分化させる実践が，「A-T スプリット」という，主治医（administrator）と治療者（therapist）の役割と連携を考えることだった（岩崎，1990）。それで外の主治医と内なるセラピストという分担では，チームにおける秘密の取り扱い，それに伴う裏切りや幻滅，不信感（つまり，裏のつながり）が問題となりやすいことを先達は示してきた。それで，医師－精神療法家－患者から成る三角形（北山，2001）の運営は煩雑さを伴うので，反動的に，収まりの良い対象に限定した静的な設定が目指されるようになったと思う。

我が国の精神分析の未分化さが露呈したアムステルダムショックから20年，純化や深化が要請され，二重性と不純を引き受けない治療者も増えて，医者が環境調整も身体管理や投薬にも興味のない場合も目立つ。もちろん私は管理と並行して，また外的環境から切り離して，本人の内心の話を個人精神療法として聞くことも大事なことで，その価値は十分に認める。ただ，週に1回会って，外部がマネージされないままで心（ウラ）が取り扱えるというのであれば，それですまされる対象は少なく，本当にマーケットは小さなものとなると思うのだ。

2．居場所や蓋をつくる方法

今も心の「壁」の脆弱な例については，精神分析の知恵を生かした，未分化な実践が有用だと思っている。つまり，回数の少ないセッションで，患者の居場所確保を心がけ自我の防衛の意義を尊重する，「覆いをつくり・つける」方法である。私は分析的治療者であっても，特にセッティング（設定）では外的環境も心的世界も，内外の両方を扱うことになる。問題は家族か個人かではなく，外的現実か内的現実かのどちらかでもない。環境調整を行う精神療法例として拙著（北山，2009）の症例Hを挙げたいが，当時の学会報告にはそういう議論が溢れていた。

別の患者Eは，比喩を使用しながら，同音連想（語呂合せ）を無限に誘い出しその意味の渦の中でのたうちまわっていた。当時の治療報告で強調したのは，文字通りに聞こえてくる幻聴を「放送」という比喩で指し示し共有したことに代表される，文字通りの意味と比喩的な意味と二重の交流だった。

別の症例では「ジャイアント馬場の蹴り」や「風が泣いている」というような，妄想や幻聴を示す比喩を介したやりとりには手応えがあった。相手となって交流することと，それを「抱える」という環境の支持機能という，未分化な二重性は，これらの治療では欠かせないものだった。

Ⅲ　日本語という防衛と抵抗

1．言語の段階論

さて事態は割り切れないままだが，症例が居場所を得，「話に」なったとして，中身に入ろう。精神分析と精神分析的精神療法の共通基盤は，治療関係論および無意識の意識化とエディプスコンプレックスをこなすようになるという目的だと思う。そしてこの方法が劇化と言語化なので，精神分析はこの国の言語について学ばねばならないし，日本の精神分析が国際化するのであればこれを自己紹介せねばならない。

言葉は思考の道具だが，その在り方は個人の思考を相当に決定する。そして洞察を目指す言語的思考は，どのような精神分析的な実践でも，価値的に上位に置かれる。言語使用の目標の一つは「分かること」にあり，分類や構造化を強いるので，「分からないもの」や「割り切れないもの」はその「分かる」ところから排除されていることになる。「言葉はひとつのことしか言えない」と書いたが（北山，2010），言いたいことが言えない，話したいことが話せない，この構造と逸脱の問題を私はタブー（見るなの禁止）とその犯禁として提示した。Lacan J や Winnicott DW から学んで，段階論で言うなら，早期母子関係においては言葉（言＝コト）が事実（事＝コト）を意味して直裁的につながるという「言事一致」の錯覚は，言葉は事実を意味していないという幻滅や脱錯覚を味わうことになる（『岩波古語辞典』を参照)。また，日本語「意味」が味で表現されることが興味深い)。

話者，対象，そして文法という言語の構造が明確化や直線化，そして分類を通して，ありのままの心から曖昧さや荒唐無稽を内外に排除していく。これを「前言語的」を「言語的」と区別して段階論とするなら，その間を分ける「壁」が確実にあると私は思う。意味されたもの不在や，記号に対する意味の裏切りこそが「切断」なのである。心や思いはその奥で，あるいはその底であらゆること，とんでもない荒唐無稽なことを思いつくが，対して言葉では，すべてのことが言えないという構造，あるいは制限を有している。しかし，詩的表現，文学的な表現，さらには非言語的な表現活動とは，排除されたものや抑圧されたものの表出を求める「エディプス」の反抗であり，当然そこには恐怖や不安が伴うものである。

ここで排除された考え方や言い方の運命が重要であり，詩的思考は強迫的思考から排除されやすいので，精神分析の解釈にもまた，解釈者の曖昧表現や詩的な表現が求められる。逆に，排除内容を曖昧にするヒステリー者には，解釈者は言葉ではっきりと切り込まねばならないことになる。また，母子関係（二者言語）においては二者だけに「通じる」表現が主流で，三者言語においては第三者にも「分かる」言葉が中心となり，その意味で，曖昧な表現と明確な解釈のどちらもが，解釈者において重要なのである。ゆえに，明確なものだけを解釈の特徴とする傾向があるとすれば，それは未分化な二重性を割り切れないまま展開しようとする私のものではない。

2．日本語の「つながり」の多義性

加えて，精神分析の方法に関わる重要問題なので，日本語の二重性という防衛を把握したい。その理由は，先達は国内外の境界に立ってこれを提示し，二重性がクリエイティブな場所であることを証言してきたからだ。つまり，古澤平作がフロイトに理解されなかったという「阿闍世コンプレックス」や，訓練分析に挫折した土居健郎の「甘え」論は，両義性や二重性が「言葉の壁」に出会い外国で分かってもらおうとし，自らも分かろうとしたところを示す。それは，私たちの「外国」との出会いが生み出した理論だと言える。

つまり両義的な日本語を生かし，味覚という身体感覚と依存という受身的心理の，二重のつながりを一語で提示したのが「甘え」だ。それは二者関係，母子関係の強調であるし，日常における一時的で退行的な依存を想定するものである。

私自身の思考も二重だ。日本語を使う限り，話し言葉と書き言葉，横書きと縦書きを使い分け，本音と建前，裏と表などの二重性を生きており，この瞬間もやや意味優位の漢字とやや記号優位の平仮名を使い分けている。記号が意味と結びつき，同音（同形）異義語が多くて冗談が言いやすく，ここに健常者の遊びや楽しみも生み出す緩くて広い「緩衝壁」がある。この特徴は二重性あるいは両義性，曖昧さとして議論してきたが，これを英語の“ambiguity”で行うならその未分化や曖昧さが否定的に扱われやすい。そこで曖昧評価あるいは両義性評価という肯定的な概念を私が必要とするのは，私たちの楽しみと，自他未分化な患者の「覆いをつくり・つける方法」で内外を分けて身を守る「壁」の強化が考慮されるべきだからである。私はこれを，「前エディプス」と「エディプス」の二段階として考え，その間に「分水嶺（Abraham K)」を置く古典的な発達理論に対応させてきた。

日本語のレトリックの特徴は曖昧さあるいは多義性にあるが，この議論を“ambiguity”で行うなら両義性が強調され，意味の未分化な（分からない）ところが見えなくなるので，曖昧という言葉が必要である。日本語における具体的な曖昧さは，同音異義語が多く比喩や冗談や合成語を作りやすいということ，主語が明確にならないことなどに表れている。また，心理体験と身体体験が未分化で，両義的に体験されることが際立っている。例えば日本の母子像（図１）は，言語習得の基本となる「ジョイントアテンション」で，実に裏（後ろ）の身体的な「つながり」「通じること」を視覚化する，わが国における無数の例の一つである（北山，2017a）。

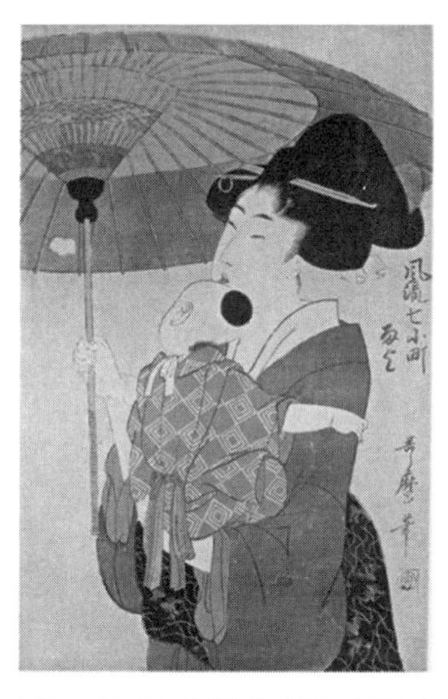

図１　歌麿『風流七小町　雨乞』

３．「つながり」の切断

他方わが国の春画は，母子関係と夫婦関係の二重性の実在を見事に可視化してくれるし，それが広く笑い飛ばされていることを証言する。また五木寛之の小説『青春の門』では，母親を父子で犯す際の「きずな」の興奮は祭りのようだと言われ，母は父ともつながり，子とも同時につながる。これに対して，この二者的な心身の「つながり」が三角関係化され，「原光景」が突然の幻滅や裏切りの契機となることを示すのが「阿闍世コンプレックス」論である。古澤平作の引用した阿闍世物語の悲劇性は，父親が母子関係を切るのではなく，母親が裏で父親と「通じていた」ことを子である阿闍世が発見し，「裏切った」と怒るところにある（北山，2017b）。

以上のように濃厚な「つながり」と，その原光景トラウマや幻滅という問題は日本語や日本文化で共有され，すぐそこにある。ただ，私たち自身の問題として言葉にして語り合う際，裏にあるものを表に出すので，例えば「恥抵抗」に出会うはずである。裏を表に出せる精神分析学では語りやすいとしても，表では語りにくいということを思い知るべきであり，それを私は「日本人の抵抗」として問題にしてきた。特にそれが外部で言語化される際は先の構造，「言葉の壁」に出会う。また「見るなの禁止」の物語では，覗いてみたら，自然・豊穣の母神イザナミは死にかけていたし，異類女房は多産でありながら傷ついた鶴で，裏と表は衝突して「混乱」や「切断」に直面する。

「つながり」は「和」として理想化されるが，臨床的にはこの裏の「つながり」は排除的で不気味である。だからと言って日本人の多くが微妙な「つながり」優位の状況から簡単には逃れられないし，裏表や二重性問題を無視するのは建前だけの議論になるだろう。こうした二重性を自己の二重性として体験しながら議論する言語論は，『言葉の橋渡し機能－およびその壁』（1993）以来の問題意識である。

我らは「自然との対話」を行い，桜や紅葉を愛で，自然な円環的時間を頼りにながら，台風，津波，震災，洪水，地球温暖化，異常気象という，思いがけない喪失，想像を絶する破壊，急激な切断を体験していく。天災は忘れた頃にやってくるので，「予測不能」であり，「仕方ない」ので「あきらめ」て，「適当」にやっていくしかない。

我が国における，汚いものや醜いものを，水や大地という自然に委ねるという古くからある儀礼や様式は「大自然」という浄化装置の存在を実感させる。自然の成り行きに多くを任せる

「週一」は，国際的に見て中途半端で，なかなか居場所の得られない葛藤的な地位にあり，外国語でなかなか分かってもらえないのは仕方のないことである。しかし，このことは紹介してゆかねばならない。「週一」がどれだけ中途半端でも，また精神分析に対する抵抗やアンビヴァレンスがどれだけ強くとも，日本の精神分析家は評価の分かれるところに立って，その意義を主張し，潔く去っていかないことが肝要だと思う。

Ⅳ 「言葉の壁」に出会う

1．筆舌に尽くしがたいもの

ここで精神療法と精神分析との違いを単純化する。私の臨床経験から言うなら，頻度の少ないサイコセラピーでは，自己限定的に言語化の時空を人工的に制限する。とくに「週一」では岡田（2017）の言う「リズム性」を得，円環的な時間を頼りにして，「つながり」の切断に向けて準備しなければならない。同時に，中身を流出させる重い患者のケースでは「覆いをつくる」ための保護的なマネージメントと連動させることも多い。ところが頻度の多い（つまり1週に4回以上の）精神分析では，断続的で直線的な時間経過の中で待っていればすぐに，あるいは何年もかけるなら，饒舌な個人が言いたいことを言いつくして，微妙な陰翳や痛切の場所に「言葉の壁」がぬうっと立ちはだかる。

探しているものを見つけようとする「追試」学派が，向こうにあるものを去勢，原光景，死んだ母，迫害的対象，そして解体，空虚，と予測するのは簡単かもしれないが，「壁」にぶち当たって分かる「筆舌に尽くしがたいもの」や，それまで言葉にならなかったものとは，大抵が思ってもみなかった事柄なのである。言葉を失って始めて想定外の領域が見えることがあり，そこでこそ「筆舌に尽くしがたい」「夢にも見たことがない」という「反言語的」な言語が必要だと思う。

2．言葉の洪水の中で

我が国の「週一」は，もともと悩みをうまく喋れない人たちを相手にしてきたために，最初から「言葉の壁」そのものがそこにあって，最初から大問題だったように思う。ケースが寡黙であったり，恥抵抗が旺盛であったり，重症例では言語に表れた思考の異常がすでに問題化していた。そこで焦点づけられる治療（focal psychotherapy）が有用だったし，そのようなケースでは今も「週一」が役立っていると思う。しかし，無意識を迂回する他の心理学的方法や，饒舌な患者が増え，内なる言語の習得というメリットが説得力を失いつつある。現代の言葉と情報の洪水の中で，非精神病な思考が私たちと共に言葉を失なうことは本当に難しい。

内なる思いと外から提供される言葉の間で，「言葉の壁」にぶつかるなら，うまく言えない，どう言っていいのか分からないと私たちはもがき，あきらめて，言うに言えない沈黙の時間も増える。言葉を失い，この「壁」について語り合うことも必要となるだろう。言葉にできるというのは，言葉にできなくなることでもある。言葉で自らを知り，自らの思いを分かってもらうためには，内心と外界との接点で「言葉の壁」にぶつかる機会を増やすしかない（北山，2017c）。そこでセッション数の増加が有用なのだが，無口だと言われた日本人が，頻度の多い治療で得られるもの，それは思いを言葉で喋れるようになるというよりも，「言葉の壁」にぶつかってむしろ言葉を失なうことである。そしてそこに，「言葉にならない」「言葉で通じない」領域が広がる。

3．有無を言わせる

それでも我らは，「有無」を言って言葉を探し，言葉を創ることは諦めない。その中で私が提唱してきた“making terms”（Kitayama, 1987）という作業は，もっぱら「折り合いをつける」の意味だが，適当な言葉を創るとか接点をつくるという意味合いも含ませている。

「蓋をとる」と「蓋をつける」の間で，私は「蓋をつくる」という言い方をするのだが，これを最近では“ambiguity appreciation”として発表した（Kitayama, 2017）。知的にはこの曖昧を幾つかに分解して「あれかこれか」と二分法で納得しようとするが，「あれとこれと」の二重性あるいは曖昧さを私たちの日本語では一つのまとまりとして味わうところを随所に発見できる。

谷崎潤一郎の言う「陰翳」は明暗の入り混じった美しさ，あるいは瀬川巴水が版画で描く暗さは，この文化では公共性の高い美学と言っても良く，それは照明をつけると消える。この陰翳を言語的に描出する欧米の分析家の例としてWinnicott DWの書き方を論じ，それに倣うには「評価の分かれるところに立つ」という言い方をした。また画家なら，同じ陰翳を英国のGrimshaw JAが描いているようにも思うので，文化的対比は意味がない。注目したいのは，陰翳が照明がつくと消えるように，曖昧は恐怖や不安，美の受け皿ともなりながら，言葉で明確に名付けると消えるという現象である。その，消えた場所に意味が蟠る。いや，ここでは有無を言わせながらも，大地がいい加減に「遊ぶ」と言うべきか。

V　おわりに

かなり個人的な特性として，私には男性性と女性性の両方が存在し，そのどっちつかずの両性具有性，あるいは二重性に関しあまり違和感がない。そのためだけではないが，多義性や曖昧について親近感があり，これが二分法の好きなフロイディアンの中で私の立場に特異な個人差をつくらせていると思う。しかし，環境破壊は止まるところを知らず，「内なる自然」と「外なる自然」の連なりを無視した精神分析はあり得ないだろう。大げさに言うなら，一寸先は闇であり，そもそも人間が，そして大自然が生き残れるかどうかだが。

文　献

Abraham K（1921）肛門性格の理論のための補遺.（下坂幸三・前野光弘・大野美都子訳）(1995) アーブラハム論文集―抑うつ・強迫・去勢の精神分析．岩崎学術出版社.

岩崎徹也他編（1990）治療構造論．岩崎学術出版社.

Kitayama O（1987）Metaphorization-making terms. International Journal of Psycho-Analysis, 68(4)；499-509.

北山修（2001）精神分析理論と臨床．誠信書房.

北山修（2009）覆いをとること・つくること―〈わたし〉の治療報告と「その後」．岩崎学術出版社.

北山修（2010）最後の授業―心をみる人たちへ．みすず書房.

北山修（2017a）定本 見るなの禁止―日本語臨床の深層．岩崎学術出版社.

北山修（2017b）週一回精神療法―日本人の抵抗として.（髙野晶編著）週一回サイコセラピー序説―精神分析からの贈り物．創元社.

北山修編著（2017c）「内なる外国人」―A病院症例記録．みすず書房.

Kitayama O（2017）Ambiguity Appreciation. Presented at IPA Asia Pacific Psychoanalytic Conference（Taipei).

岡田暁宜（2017）週一回の精神分析的精神療法におけるリズム性について.（髙野晶編著）週一回サイコセラピー序説―精神分析からの贈り物．創元社.

髙野晶編著（2017）週一回サイコセラピー序説―精神分析からの贈り物．創元社.

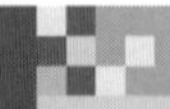

精神分析の未来地図のために

Hiroyuki Myouki

妙木　浩之*

I　はじめに

最後にこの特集の企画意図についてお話しして，精神分析が最近どのように変化してきたのか，私なりに現状をまとめることで特集を終えたいと思う。特集の論者が描いたさまざまな未来のスケッチを，今一度現状に戻って見直してみたいからである。もちろんそれはきわめてパーソナルな意見なので，精神分析に関わる大多数の人々がそう思っているわけではない。Kernberg（2001）が『岐路に立つ精神分析訓練』で書いたように，精神分析の訓練は長期的なものなので，それは蛸壺的なバイアスに陥りやすく，自分が受けた指導を紋切り型に信じやすいという教育伝達上の欠陥がある。受けた訓練が，自分の学習モデルとなって，周囲に教えるようになってしまえば，それでしかものを見ないようになってしまう。

けれども臨床や人の文脈だけ，理論があるようになると，それは共通の学問と呼べなくなる可能性から共通基盤を求める作業はだいぶ長い間続けられている（例えばWallerstein, 1992）。しかし，国際精神分析学会から年6回ほど刊行されている精神分析研究の毎年の動向を見てみると，依然として学派の色彩は強く，書いている論考の引用文献を見れば，その論文がどこの学派の流れでどの地域の論者なのか，一目瞭然であることが多い。

今回の特集では，現状を踏まえたうえでの未来予想を論者にお願いしたが，結果から見てパーソナルな意味で自分の実践を深めつつ，ワークスルーしながら，それぞれの学派によって現代のパラダイムを相対化することこそ，現状で求められている作業だという実感を強くしている。後は読者がその各々の力動に巻き込まれていく中で，楽しめればそれが一番だろう。

II　最近のパラダイム

今日，精神分析の世界で比較的流布しているパラダイムは，こんな形になる。転移－逆転移マトリックスと呼ばれる治療関係を基盤にして，被分析者が転移を治療者との関係に持ち込み，行き詰まりや陰性の関係，あるいはエナクトメント（実演）と呼ばれるある種の関係が生み出される。その関係は明確な画像を見るまでには時間がかかるが，それに耐えるとか，それを抱えるといったことが治療者に求められて，時間とともに，その濃密な関係が深まっていくと，治療者がそこでの関係性のなかで逆転移としか呼ばれないような関係性に陥り，それをどうやって理解していくのか，一種の実演のなかで逆転移を解読していくプロセスが求められる。そ

*東京国際大学人間社会学部
〒350-1198　埼玉県川越市的場2509

表１　最近の分析関係モデル（以後標準モデル）

①転移が投影や同一化を通して（従来のモデルでは転移神経症に近い形で）治療関係に無意識的に影響を及ぼす。 ②その関係から生み出される転移－逆転移マトリックスを通して，転移（理想的にはこれが優先される）が影響を与え，分析者と被分析者の治療関係がエナクトメント（実演）の形をとる。 ③分析的関係が治療者に投影の受け皿（コンテイナー）という役割をもたすので，その役割に対して反応する形で逆転移が生み出される。つまり治療者がどのような形でさまざまな思いを取り扱うかが，分析的な聞き方，受け取り方，そして書き方にも反映する。 ④だから分析的報告の多くは，分析家が自分のなかで感じたさまざまな感覚のうちで，自分のなかの相互作用の結果，あるいは消化や解毒などの面をもっている。

して治療関係の極端に相互的，間主観的な強さは，内的にも外的にも治療を左右する局面を生み出しやすい。だから治療者の内的な空間での仕事，つまり逆転移への事後的な気づきは治療者が被分析者を抱え続けるという意味でも重要な洞察（自己観察や自己分析の結果）と見なされるようになった。モデルを単純化するなら表１のようになる。

精神分析のこのモデルの出発点は，おそらく二つあるだろう。一つは，精神分析が転移分析から治療関係の理解を深めたこと，そして転移は過去と現在とをつなぐ架け橋，反復をこの場に持ち込むメカニズムなので，さまざまな転移の理解が深まり，治療関係が長期化していくにしたがって分析者と被分析者の関係性，つまり相互作用に注目が集まるようになった。このモデルの完成には，実践と同様に長い時間，少なくとも50年ぐらいの数世代の累積が必要だったのだろう。

もう一つはFreudが最初「レイアナリスト」の問題，末期には「終わりなき分析」の問題で提起したような分析家の問題が持ち込まれるようになったことが影響している。つまり，分析に終わりがないとして，結果として分析者とは誰で，患者および分析者の人生は精神分析にどのようにかかわるのかという点である。おそらくこの二つ目は治療の長期化と逆転移という点で，前者の転移の理解と治療関係の深化に連動しているのだろう。

すでに別のところで指摘したように，精神分析の最初のパラダイムチェンジは，フロイトが生きていた時代の1934年を分岐点として，一つはKleinの「抑うつポジション」の発見，一つはStracheyの「治療行為」モデルの提案，そしてもう一つはSterbaの「自我の乖離」論文の提示によって象徴される形で起きた。そしてその三つがその後クライン学派と対象関係論，そして自我心理学の分枝へとつながっていく（妙木，2016）。

では表に示したモデルのパラダイムが明確な形をとった，大きな変動の分岐点はどこだろうか。私見では出発点は1950年代後半から60年代に起きている。Loewald（1960）はこの変動の予感を，Strachey論文と同じ「治療行為」という名前の論文で次のように述べている。

> 精神分析の探索と実践が開始されてから50年以上の月日が流れた今日，私たちは，環境との相互作用が，形成と発達においてはたす役割について，よりよく理解する立場にはいないかもしれないが，正しく評価する立場にはいる。そして，私たちは，心的装置の統合を続けてきたのだった。

Loewald論文は意識と無意識，自我と対象関係，そして治療行為のなかでの転移を含めてすべてを相互作用として考えていくものだが，この相互作用は治療関係のなかで何が生じているかを考える視点ということができる。Loewald論文は米国の精神分析家に大きな影響を与えたものだが，そのほぼ40年後に描かれたGill（1994）の次の言葉と比較すると，その連続性がよくわかる。Gillは次のように言っている。

> 私が言いたいのは分析家が行ったことも行

わなかったこともすべて対人的な意味をもつ活動であり，分析家には，その意味を探しだし，その意味を解釈するなかで分析家の反応（ここでは沈黙も反応である）が被分析者の側の反応を引き起こす刺激となることを認識するという大きな責任があるということ，そしてこの原則を治療者たる者は知っているべきだということである。そして被分析者の反応は，現在起こっている相互作用にまったくもとづかないような不合理な反応などではないということである。

このGillの指摘は，精神分析の間に生じる沈黙についての記述だが，治療関係の相互作用の理解が進んできた結果，分析家が寝椅子の後ろのブランクスクリーンであるという存在は全くと言っていいほどなくなった。自我心理学，自己心理学，そして対人関係論を巻き込んだ現在の関係論的精神分析の基本的な認識だろう。

同様のことはクライン学派と対象関係論でも起きている。英国ではLoewaldの論文が書かれた1960年にKleinが亡くなったが，同時期（正確には1962年）にBetty Josephが臨床セミナーを始めている。Josephの技法はクライン学派の，そして結果として対象関係論の基本的な技法となっていった。上で述べた標準モデルの後半は投影とその受け皿という発想なので，対象関係論の立場にたつ臨床家には後半の③④のプロセスを強調する。その意味で多かれ少なかれBionとJosephの影響を受けている。

ちなみにこの5年前にHeimannの「逆転移」論文が書かれている。Heimannの論文は逆転移の利用という発想の基盤になったものだが，彼女は次のように言っている。

私の強調している点からすると，分析家の逆転移というものは，分析関係において不可欠な部分であるに留まらず，それは患者による創造であり，患者のパーソナリティの一部である。

Bionの『再考』がまとめられたのが1967年なので，分裂妄想ポジションから導かれる母子関係の「もの想い」モデルは，ほぼクライン学派の共有するところとなっており，投影同一化とその逆転移が，臨床モデルになっていく準備はできていたのだろう。Josephのセミナーはこのモデルを完成するプロセスそのものだと言っても良い。Joseph（1987）は次のように言っている。

患者がその関係のなかに持ち込むすべてのもの。患者が持ち込むものは……患者が言っていることと同時に，そしてそれを超えて関係のなかで何が起こっているのか，患者が分析家をどう使用しているのかに私たちの注意を集中させることによって最も正確に判断されうる。（転移の理解は）……乳幼児期から作り上げられ——小児期と成人期に精巧に作られた——患者の内なる世界，しばしば言葉の使用を超えた体験を，彼らがどのように伝えるのかという理解である。その体験は，しばしば私たちのなかに生じた感情を通してのみ，つまり，その言葉の広い意味で用いられる私たちの逆転移を通してのみ捉えることができる

（Hargreaves & Varchevker, 2004より引用）

治療者が自分の逆転移を基盤にして分析を行うということは，分析の記録のほとんどが「もの想い」のようなスタイルになることを意味している。だから語り手としての精神分析家は，報告する事例がどれだけナラティブとして完成しているのか，という問いに晒されることになるだろう（Ferro, 1999）。事例記述の累積は，これまた一世代の理解では不可能だし，長期の臨床はその記録にも，そしてその発表にも整理の時間が必要で，同時にその記述には訓練が求められるので，パーソナルな時間も長期化しやすい（因子すべてが長期化しやすい）。この累積にかかった時間がLoewaldの「50年」という言い方に反映された時間だろう。

そのため転移と逆転移の相互性の理解が累積

されていくには，当然のことながら，訓練を受けた精神分析家の数が増えていく必要がある。初期の Freud の周辺には 10 人程度のコアグループがあっただけなので，治療関係に巻き込まれた分析家が，これまた分析家同志の確執や嫉妬，不和に巻き込まれてしまって，グループの維持そのものの危機が生じたことが多かった。だが 1925 年にフロイトが倒れたのちに制度化された訓練制度「アイティンゴン・モデル」（訓練分析，指導分析，セミナーの三本柱の長期訓練モデル）は，その後 100 年ほど維持されてきた。インスティテュートと呼ばれる訓練制度は，もともとドイツの職人制度の延長ではあるが，高度成長期の経済拡張の影響もあって，少なくとも米国，英国，そして南米で累積がはじまって，60 年代に登場したのが表の標準モデルなのである。

Ⅲ　問題の所在

標準モデルの可能性と限界を考えてみよう。限界は，分析家が語る逆転移が，その人自身に由来する盲点としての逆転移と治療空間の，つまり間主観性の結果としての逆転移とは原理的に区別できないことからくる。Heimann は先の逆転移論文で，次のように分析家の側の「危険性」について述べている。

> それ（逆転移）は分析家の欠点を隠すスクリーンを意味してはいない。分析家は自らの分析において幼児期の葛藤や（妄想性と抑うつ性の）不安をワースルーしているから，自分の無意識に触れようとするのは容易であり，自分に属しているものを患者に被せることはない。彼は，患者が自身の葛藤を分析関係においてドラマ化するとき，患者が分析家に割りあてる患者のエス，自我，超自我，外界対象の役割を担えるような信頼できるこころの平静をつくり上げているだろう。

ここで語られている分析家の要件は，逆転移を利用できるようなセラピストが「平静」な精神分析家だということなのであり，精神分析の訓練を受けた人にとってもかなり難しい像なのである。精神分析家であることが逆転移として自分の感情を取り扱うことであり，その人は十分に自分の問題をワークスルーしている。だからこの困難は Freud が危惧したような方法論的ナルシシズムから自由ではない。自分が自分の感情をワークスルーしていると考える結論は，どこに分析の「終わりがある」のかという疑問と対になっている。精神分析家は平静な聖者なのだろうか。より敏感で感受性の高い人が，だからこそ喜怒哀楽の激しい分析家はいないだろうか。

同じような文脈だが Winnicott（1971）は短期療法の一つとして「精神療法的コンサルテーション」を考案したが，それが実際に運用できるセラピストは，精神分析の訓練を受けていることが望ましいと語っていた。精神分析家がやるなら週一回であろうと，オンディマンドであろうと，精神分析的なのだ，という資格ありきの議論なのである。結局訓練や資格以外に還元する領域がない議論……。なんと貧困な科学性だろうか。

だがいくら考えたところで分析家が語るナラティブの根拠は，その物語の一貫性ぐらいしかないのである。資格を持つ人が何でもやっていいなら，記述の関連性そのものが記述の外にあって，根拠からは導かれない。方法論的な限界は明らかだろう。そもそも資格を根拠にして物語の優越，あるいは人の体験の多さを根拠にして物語の優劣を測るというのは，資格さえあれば，何を言ってもいい，何をやってもいいと言っているのと同じだろう。資格を持っている人が優れた実践を行っている根拠はほとんど脆弱である。まして体験や資格は主観的な体験，せいぜい取得単位のようなもので，科学的な実践の根拠にも，ましてやエヴィデンスの基準にもならない。偉い人がりっぱなことをしているというのを，権威による重みづけと見なすことは可能だが，エヴィデンスがもっとも低い。

だがこの限界は，同時に「語る」「書く」「物語」の可能性を開く。精神分析が主観性の科学だとすれば，物語の一貫性だけではなく，優れたナラティブの構成や文章記述，あるいは整合性のある，誰が読んでも（第三者性のもと），何度読んでも（反射性のある）説得力のある文と物語こそ，精神分析が依拠する物語ベースドな実践であり，質的，探索的な研究の可能性なのである。おそらく最終的な産物であるナラティブのほとんどは，分析家の主観性と分析空間の被分析者と分析者の間主観性によってもたらされる。だとすれば，この記述はテキスト分析に耐えるだけの物語を作り出す潜在的な可能性がある。もちろん虚偽性や捏造の可能性は無視できないが，記述外の体験に準拠しなくても，テキストだけから，過剰装飾やうそを見出す余地は残されているし，記述の詳細を読み込むことで反駁可能性は担保されるだろう。だから逆転移を自分の人生由来のものなのか，分析空間由来のものなのかを区別するのは，その記述力なのである。Lacanの言葉に近いかどうか，私にはまったくわからないにしても，私たちが住んでいる世界は，言語のように構造化されているのである。

Ⅳ おわりに

精神分析の衰弱が語られるようになって，かなりの時間がたつ。米国における精神分析の衰退は，マネージドケアシステムのなかでの，力動精神医学の費用対効果の敗北であることはすでに多くの人が指摘している（Hale, 1995）。

だが，精神分析は本当に死んでしまったのだろうか。確かに精神分析の訓練も，実践も，個人的な体験として，週一回の事例と週四回の事例では，開始も持続も終結も，セッションの管理，経済的な配慮のすべてにおいて，分析家のほうが「過重」を強いられる。だから訓練と実践を連続させていくにしても，資格取得の段階で過重の投資が必要になり，同時に臨床場面でも過重を強いられるとなれば，どうしても多くのセラピストが，安価に流れるのは致し方がないのかもしれない。米国ですら，投資回収率が優れていた60年代から70年代の米国経済の黄金期，セレブに対する臨床を中心に精神科医が分析を行っていた時代以外は，この実践はそもそも原理的に難しかったのだろう。だとすれば，長期化と資格訓練を前提にしている標準モデルは，多かれ少なかれ，新しいパラダイムにシフトせざるをえないのではないか。そう実感している。

しかし，このモデルに未来の可能性があるとすれば，それは私たちの実践を語るときに，過重だからこそ，その荷の重さがゆえに私たちが巻き込まれている力動をできる限り，豊かな広がりのある物語として書き言葉にしていけるなら，精神分析の実践の価値は，決して下がることはないだろう。長期の実践でしか出会えない分析的な出会いは，確かにここにあるからである。

文献

Ferro A（2006）Psychoanalysis as Therapy and Storytelling. Routledge.

Gill M（1994）Psychoanalysis in Transition. Routledge.（成田善弘監訳（2008）精神分析の変遷—私の見解．金剛出版）

Green A（1999［1973］）The Fabric of Affect in the Psychoanalytic Discourse. Routelidge.

Hargreaves E & Varchevker A（2004）In Pursuit of Psychic Change：The Betty Joseph workshop. Routledge（松木邦裕監訳（2017）心的変化を求めて：ベティ・ジョセフ精神分析ワークショップの軌跡．創元社）

Heimann P（1955）「逆転移について」In：松木邦裕編（2003）対象関係論の基礎—クライニアン・クラシックス．創元社．

Kerberg O（2016）Psychoanalytic Education at the Crossroads：Reformation, change and the future of psychoanalytic training. Routeldge

Loewald HW（1960）On the therapeutic action of psycho-analysis. International Journal of Psycho-Analysis 41；16-33.

妙木浩之（2016）現代精神分析の航路図：特集に寄せて．精神療法，42(3)；309-314．

Wallerstein RS（1992）Common Ground in Psychoanalysis. Aronson.

Winnicott DWW（1971）Therapeutic Consultations in Child Psychiatry. Routledge.（橋本雅雄・大矢泰士監訳（2015）子どもの治療相談面接．岩崎学術出版社）

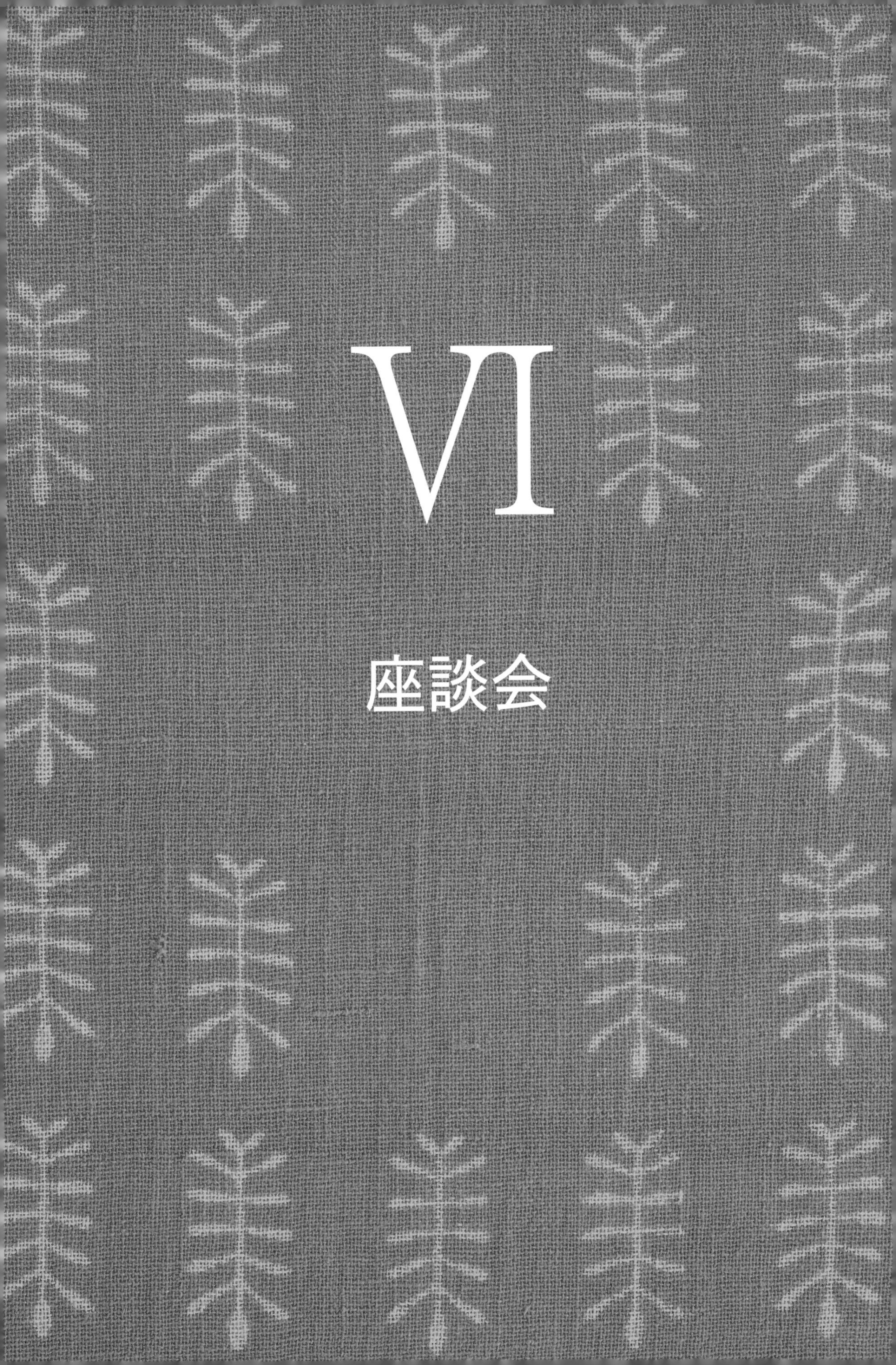

Ⅵ

座談会

精神分析の未来地図

Hiroyuiki Myoki
Tomomi Suzuki
Shinichi Yoshizawa
Katsuhisa Ueda
Takaaki Yamazaki

司会：妙木 浩之＊1，
鈴木 智美＊2，吉沢 伸一＊3，
上田 勝久＊4，山崎 孝明＊5

妙木（司会）：それでは，座談会を始めます。

この会の意図は，いま精神分析の歴史的な変化を全体を見渡したときに，世界的に，そして日本でもちょうど1980年代ぐらいから2000年ぐらいまでの間に起きた大きな出来事があって，その大きな出来事以降，精神分析全体がちょっと変わりつつあるのではないかと思っているのです。その上で，これから精神分析がどんな方向にいくのか？ 若い先生方に考えていただきたいと思って，今回の座談会を企画しました。

大きな流れの一つは，日本においてはアムステルダム・ショック[注1)]というものがあって，IPAから日本の精神分析協会に対して，つまり日本の精神分析文化に対してですね，結構決定的なひと言というか，IPA基準で訓練をしていない日本に対して，「しなさい」という話があって，1990年代後半頃から訓練が平準化して，分析家を創出するようになったという歴史的な経緯があります。

逆に，そのことがあるからこそなのですが，日本の精神分析は非常に歴史が古いので，1950年代からほぼ半世紀以上たっているこの日本の精神分析の文化をどう考えるかということを基盤にして，若い人たちはどう見ているのか，逆に教わろうというのが今回の趣旨です。

順番として，まず鈴木先生にお話をいただいて，皆さんの精神分析実践について，現在どのような精神分析的なアプローチを行っているかあるいは訓練についてお聞きしてから，これからについて考えたいと思います。鈴木先生から，お願いします。

アムステルダム・ショックから考える精神分析実践

鈴木：私は病院臨床と，自分のオフィスでの臨床というかたちで，精神分析と関わっています。もともと福岡大学で，たぶん妙木先生が図式されるかと思いますが，精神分析を基盤とした力動的精神医学の医局に入り，ずっとそこで研さんしてきているので，精神分析と力動的精神療法というものが，自分の中でごちゃごちゃになっていたという時代がずっと

＊1 東京国際大学人間社会学部
〒350-1198 埼玉県川越市的場2509
＊2 精神分析キャビネ
〒810-0055 福岡県福岡市中央区黒門9-14-605
＊3 ファミリーメンタルクリニック まつたに
〒158-0097 東京都世田谷区用賀4-4-8 第二福島ビル5階
＊4 さくら心理オフィス
〒662-0045 兵庫県西宮市安井町2-11 サウザンド15 107号
＊5 こども・思春期メンタルクリニック
〒162-0845 東京都新宿区市谷本村町3-22 ナカバビル9A

注1）アムステルダム・ショック
1993年のIPAアムステルダム大会時，日本の精神分析実践が，頻度の上で国際基準に満たないものであるということが明らかになった出来事。

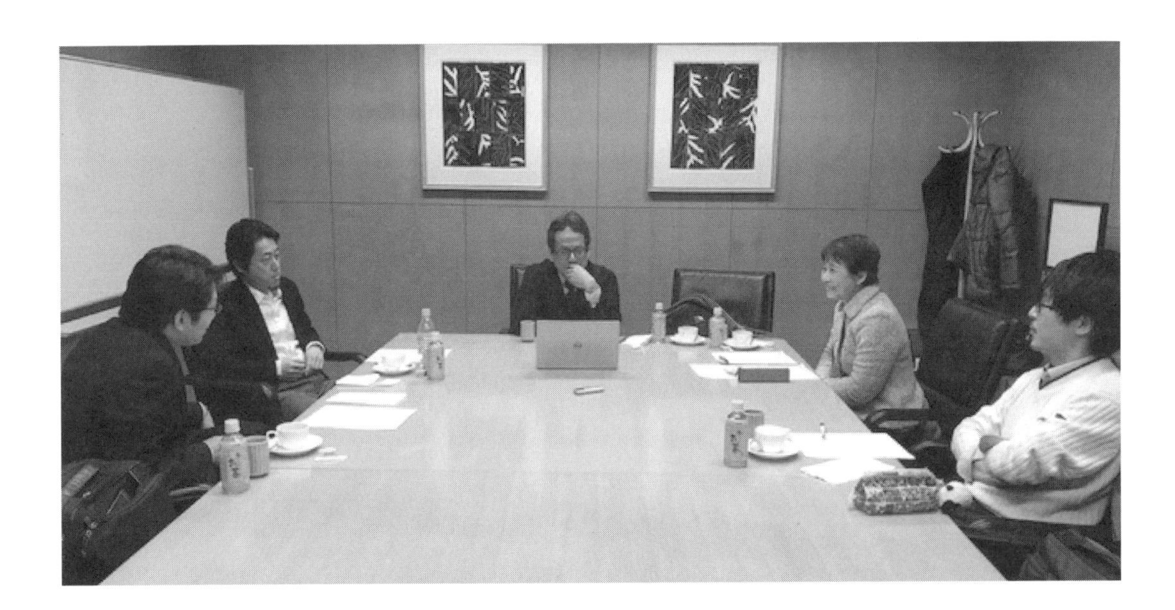

ありました。

分析協会に入って，力動的精神医学と精神分析臨床が違うものだということが，だんだんに分かってきた，そういう流れの中で今は両方をやっております。私は精神分析というところに基盤を置いて，一般臨床の中でもそれを応用するかたちで，今はいます。

病院臨床の中では，精神的な不調であるとか，症状による困難を抱えた人たちに対して分析的なアプローチをしていますし，オフィスに来られる方たちには，心理的な困難や訓練に関わる方を対象に分析を行っております。

妙木：先生と僕はたぶん同年代で，アムステルダム・ショックを知っているという理由でお話をもらいたいと思って。正直言って，アムステルダム・ショックの前は，力動精神医学だったと思うのですね，流れとしてはね。

鈴木：そうですね。

妙木：だから，先生はその前半の部分の経験もあって，アムステルダム・ショックがあって以降は，分析プラクティスも増やしているという現状ですかね。

鈴木：はい。私が協会に入ったのが1992年なんですね。

妙木：ショックの前だ。

鈴木：ショックの一年前。ただ，力動的な精神医学と分析というものの区別というのが自分でもつかない状況の中で，フランスに留学して，アムステルダム・ショックの波及がきたということですね。

私のフランス留学は分析を勉強しに行ったのではなくて，摂食障害の治療ということでの留学だったのですけれども，フランスにいるときに，「もう研修生は解散します」という手紙が突然やってきて。なので，これから分析を続けていくのか，力動的な流れの中でやっていくのかという選択肢を，かなり迫られたという状況がありますね。

そんな中で，でも，やっぱり分析をしたいなと思ったので，旧研修生として残るという決断をしました。

妙木：で，３人の年代的には，誰がいちばん上ですか。

吉沢：僕ですかね。

妙木：では，吉沢先生から何か今までの臨床，今の臨床実践からお聞きすればいいのかな。ここから若手ですね（笑）。

吉沢：はい，若手です。アムステルダム・ショックは，うわさでしか知らない世代ですね。

いま僕が実践しているのは，基本的には児

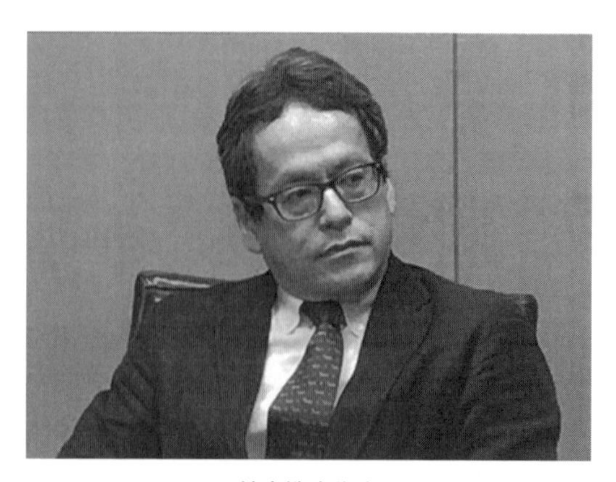

妙木浩之先生

童精神科のクリニックです。僕が行っている臨床は，児童・思春期が3分の2，大人が3分の1という割合でやっています。勤務しているクリニックが精神療法を重視しているクリニックなので，ほとんどのケースは構造化して分析的できるようなかたちでやらせてもらっている状況です。

大学院のときから，偶然にも分析の先生に習ったこともあって，その後も現場に出て，スーパーヴィジョン等の訓練もほとんど分析の先生に関わっているので，ほぼ分析的臨床の世界で生きてきた，それしか知らないということになります。

他にはこれまで教育相談やスクールカウンセラーとか，デイケアとか，いろいろな領域で働いてきた経験の中でも，力動的な考えというものが，集団精神療法の考えも含めて，応用できると思っています。

これが先ほどいっていた，精神分析なのか，力動精神医学なのか，混乱もあったかもしれないけれど，僕はその混乱の，そこで培った，ある種，英知みたいなものを逆に利用させてもらっています。だから，精神分析を受けて，それを応用というわけではなく，精神分析的な心理療法を学ぶ中で同時に応用しながら，分析的な考えを学んできているというのが現状です。

妙木：僕らの分析文化は，アムステルダム・ショックのことを知らない世代から見たら，どう見えるの？　それを知りたいよね。どう見えるものなの？　この，上の世代の歴史的な混乱を，あなた方はどう見てるのだろうかと。

吉沢：二つ，僕は考えが思い浮かぶのですが，一つは，なぜ日本の中に精神分析が根づかなかったのか，日本の文化に何かがあるのかということです。

妙木：週1セラピーについて？

吉沢：というのもありますね。その一方で，二つ目ですが，分析を行ってきた人たちがゆがめてしまったんじゃないのかっていう考えも持っています。

妙木：そうですか。

吉沢：恐らく，先達の精神科医がよりしっかりとした臨床をするために，その探求のために精神分析を学んで帰ってきた経緯があったと思うので，どうしても，力動的な精神医学が主流になるというのも，わからなくはないですね。

でも，その後，フロイトがやった分析とごちゃごちゃになっていったというのは，これは，申し訳ないけれども，先達たちの責任も一定程度あると僕は思っています。

だけど，そうならざるを得なかった現状も日本にはあると思いますね。例えば，いま分析協会が国際基準でやっているけれども，「精神分析を受けたい」というニーズがどれだけあるのかといったら，もしかしたらそこまではなくて，むしろ分析的心理療法とか，分析的カウンセリングのほうが実用性があるし，幅広く役に立つかもしれない。そういう現状があるかもしれない。この辺はリサーチを得意とする専門の方に解明してもらいたいと思っていますけど。

それなので，すべてを先達の責任とも言えない。ただ，僕らの世代からすると，アムステルダム・ショックがあってよかったんだと思いますよ。それで国際基準できちんとやろうっていう動きが出て。それで，分析協会と

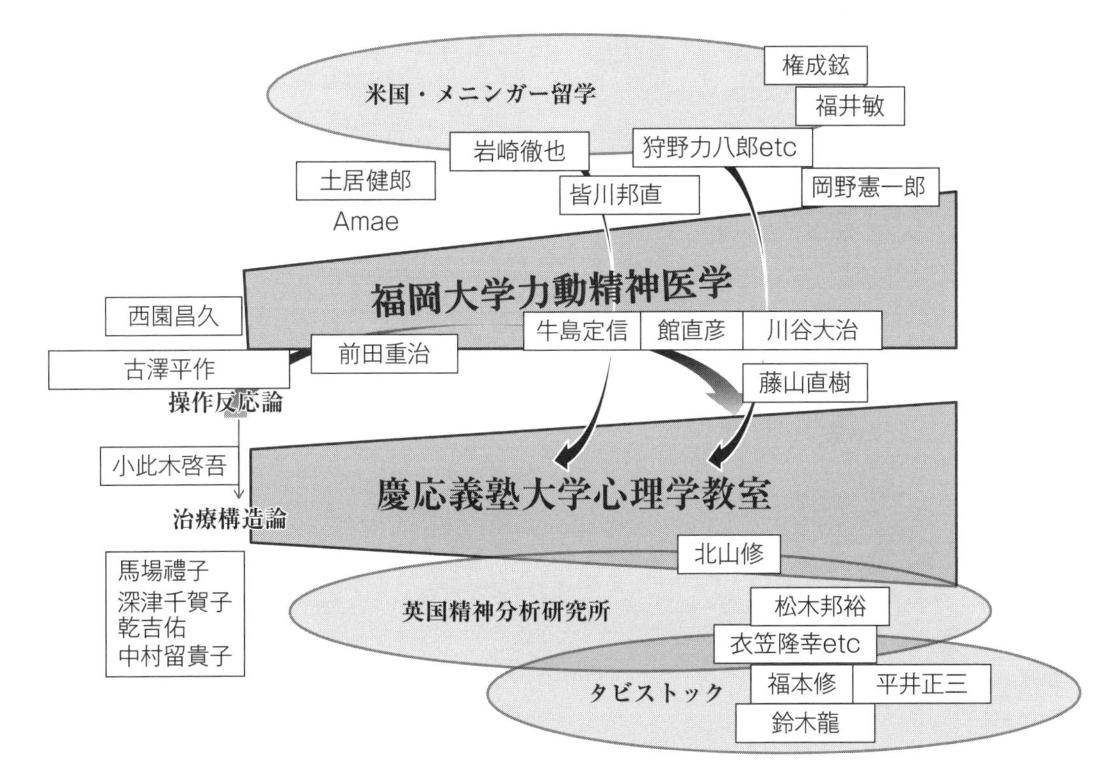

日本の精神分析の発展

分析学会である種，二極化してしまいましたけど。といっても，そんなにきれいに二極化しているわけじゃなくて，いま日本の問題って，精神分析と精神分析的心理療法が本当に実践できる人たちの層が，少ない，薄いというところが問題だと思っています。

日本の中に分析学会があって，分析風土は何か浸透させたかもしれないけれども，本当にその力を持った実践的なできる人たちがどれだけ育ったのかということは，疑問があります。僕自身は，まだまだ半人前なので，そうはなりたくないなというような思いで，「日々研さんしなきゃ」と思っています。

妙木：どう？　あなたがどう訓練を行ってきて，どうやって訓練を行いたいかといったら，今の若い人たちはどう考えているの？

吉沢：僕は，基本は最近よく言われるように，セラピーを受けるのが，まず重要ではないかと思います。週１回・週２回の精神分析的心理療法ですね。週４，週５の精神分析でなくても，最低週１，週２でもセラピーを受ける必要があると思います。

妙木：個人分析を受けて？

吉沢：そうですね。

妙木：スーパーヴィジョンを受けて，英語を勉強して，みたいな。

吉沢：まずは個人セラピーとスーパーヴィジョン。乳幼児観察みたいなのができれば，それはもっといいと思います。

妙木：IPA モデル[注2] も，この間，聞いてびっ

注2）IPA モデル
フロイト存命中にできたIPA（国際精神分析協会）は，訓練において①毎日分析，つまり週４以上の訓練分析，②同じ頻度の事例に対するスーパーヴィジョン，③長時間の集中セミナーという３つを柱とするようになった。週４以上，長期的な訓練を要するこの教育モデルはしばしば「アイティンゴンモデル」と呼ばれるが，日本精神分析協会は，アムステルダム・ショック（AS）までこの訓練を行っていなかった。ASつまり1993年以後，日本精神分析協会はIPAモデル，日本精神分析学会は従来のスーパーヴィジョン中心のモデルと分かれている。

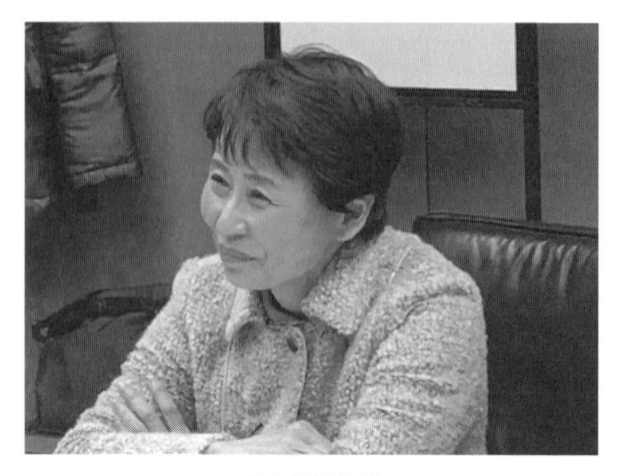

鈴木智美先生

くりしたけれども，3でも6でもいいみたいな，国際的にはIPAモデルそのものを修正しようという動きがあるんだよね。

吉沢：「3でも6でも」って，どういう意味ですか。

妙木：週3でもいいって。

吉沢：そうすると，さっき言った日本の文化の問題じゃなくて，もしかしたら精神分析が世界の中でぶつかってる問題と関係しているかもしれない。

妙木：そうだよね。かなり，だからトレーニングにも時間がかかるし，分析を受けなきゃいけないしといって，いま資格化しようという流れがある。

そのように学会は見えるので，それがはたして日本の文化に合っているかどうかって，結構深刻な問題もあるんだよね。日本には根づいてこなかったわけだね，少なくともね。

吉沢：精神分析が？

妙木：うん。

鈴木：でも根づかせようという動きが，今あるということですね。

吉沢：精神分析的心理療法は，根づく可能性は残されていると思いますね，個人的には。認知行動療法の発展にもつながってくると思いますが，分析的なものが追いやられているような流れがあるけれども，僕は逆にチャンスというか，逆に僕らの仕事が明確化できる，より独自性を打ち出せる時代がくるかもしれないという期待がないわけでもありません。そのために，個人レベルでの研鑽とコミュニティレベルでの訓練組織の整備など，できることを今やっていかなければいけないと思っていますね。

妙木：上田先生，いかがですか。

上田：よろしくお願いします。いま座談会が始まって，どうもしっくりこないんですね。私がなぜ今ここにいるんだろうかという疑問がなかなか拭い去れないんですが。

妙木：それはみんな持ってるんだと思うよ。

上田：私は今の吉沢先生みたいな精神分析というもの自体に重きを置いてる感じが，実はあまりないところもあるんですね。何でかというと，自分が厳密な意味で精神分析というものに触れたことがあるのかって考えると，実際にはなくて。精神分析家の話は研修などで聞いたりはしてますけど。

妙木：学会奨励賞まで取ってるのに。

上田：そこにはやはり葛藤があります。いずれにせよ精神分析という営みを受けたこともないし，自分がやったことも当然ないわけで。

妙木：スーパーヴィジョンはありますよね。

上田：スーパーヴィジョンは，もちろんあります。

妙木：ちょっと解説すると，今までの精神分析医学界のやってきたのは，トレーニングがスーパーヴィジョンオンリーなんですよ。70年代に決めてから，今もそうですが。

鈴木：今もそうですね。

妙木：スーパーヴィジョンだけでトレーニングしていこうという考え方だと極論に見えちゃうんですよ。3,000人の人たちから見ると，30人ぐらいしかいないですものね，いま資格を取っている人も。でも，その資格を取っている人も，必ずしも自己分析は受けてきていない。

鈴木：でも，先生がおっしゃる精神分析に触れてないというのは，週4，週5の毎日分析に触れていないという意味ですよね。

上田：そうです。厳密な意味での精神分析には触れたことがないので。

妙木：IPA 的な意味だよね。

上田：そうですね。だから，それを，よいものなのかどうかということも判断できない。だから私は精神分析とどうコミットしているかというと，結局，私にとって必要なことは，要は「心」というものを知っていくであるとか，あるいはそこに付き添っていくであるとか，あるいはもうちょっと言うと，最近はやはり心理療法というのは患者の人生に付き合っていくものだなという感じがしていて……。

妙木：心理療法って，広い意味でね。

上田：広い意味でですね。

そのときに精神分析の知というものは，すごく役立つなとは思っています。

で，さっきアムステルダム・ショックの話がありましたけど，私はあれは日本精神分析学会でも，同じようなことがつい最近，起きたのだと考えています。

妙木：深刻だねぇ。どういうこと？　つい最近って，いつのこと？

上田：それは……，これ，言っていいのかな。

妙木：いいよ。

上田：藤山直樹先生の並行移動仮説という話が出てきましたよね。つまり，みんな分析学会の中で精神分析的な理解でもって，いろいろ発表してるんだけど，それを本当に活用することができるのかという，してよいものなのだろうかという，その妥当性の問題が，たぶん言われているのだと思うのですけど。

私はあれを聞いたときに，いや，本当にそうだと思ったんですよ。外国の文献で書かれていることは，全部精神分析的な臨床から生み出された知であって，自分がやっていることは全然違うじゃないかと。週 1 回の心理療法をやっているわけですからね。同じ言葉では，原理的に言って語れないんじゃないかという感じがして，すごくショックを受けたん

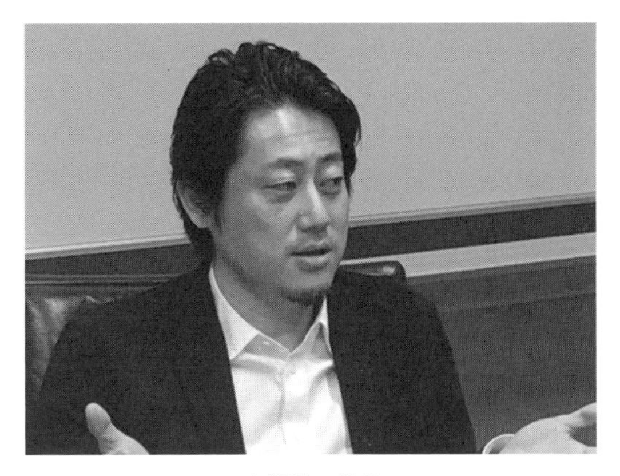

吉沢伸一先生

ですよ，ある意味。そして，多くの人が同様のショックを受けているんじゃないかなと思うんですけど。

そう考えたときに，さっき吉沢先生がアムステルダム・ショックって，ゆがんでいたものが正しいものになったとおっしゃっていたんだけど，私はあまりそうとらえていなくて。やっぱりこのショックというのは，自分がやっていることは何なのかということを突き付けられた体験であって，まあ，吉沢さんと結論は同じなんですが，それ自体はやはり生産的なことが何か起こっているんじゃないかとは思っているんですね。だけど，それはショックなのだと思います。

今までそんな，その内容については考えていても，その営み自体についてはとりわけ考えていなかった，自分がやっていることは何なのか？ ということを突然突き付けられたわけなので。アムステルダム・ショックというのは，歪みの訂正というよりは，皆さんがやっていたことが何なのかということを突き付けられた体験だったのではないかと。で，それは，私はいま学会で，それを突き付けられてきている感じがしています。

吉沢：途中で口をはさんでもいいですか。

妙木：いいよ。

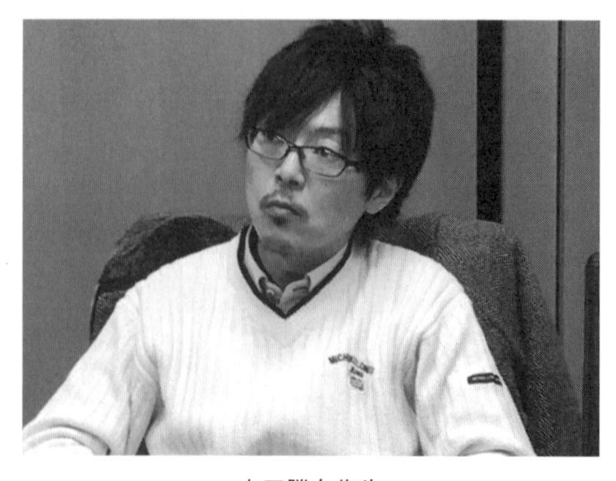

上田勝久先生

精神分析と精神分析的心理療法の違い

吉沢：今の話もまさにそうだと思うんですけど，たぶん日本の場合，協会があって，学会があってという状態で，何が足りないかというと，日本の土壌に精神分析，あるいは分析的心理療法というものがあまり根づいてこなかった，それにはある種の厚みというか，深みがなかったということなんだと思います。

例えば，ヨーロッパだったら，分析協会と，ヨーロッパ精神分析心理療法連盟という，精神分析ではない，週1，週2，週3でやるような心理療法が実践されていて，そういう団体があって，それがヨーロッパ全体でカンファレンスをしているわけですよね。

日本はそういう間がなくて，週1なのか，週4なのかみたいな話の中で，治療機序が同じなのかといっても，それは違うに決まってますよね。そこの間の議論が全然されていなかったということが日本の問題であって，だいぶ遅れていますよね。だから日本が受けた「精神分析とは何なのか！」というアムステルダム・ショックの余波として協会の建て直しだけじゃなくて精神分析的心理療法の底上げの必要性を議論することにもつながっていく，それがようやく顕在化してきているのだと思います。

妙木：今の学会の話にどうしてもつながっちゃうんだけど，資格をきちんと設定しているのがヨーロッパでは，英国なんだけどね，その資格を日本でもちゃんと輸入すべきなんだって，それは精神分析心理療法家を育てるということなんだ，という考え方があるよね。つまり資格化の話だけど。

吉沢：結果的にはそうしないと，誰が誰だか，わからなくなってしまう。

妙木：そうでしょう。つまり，やる人，セラピストを育てるというか，セラピストを標準化するというか，規格化するかという話と，もう一つは，彼がちょっと話しているのは，今までの精神分析文化みたいなものの中で，精神分析という，海外で行ってきたものと日本で行ってきたものが違うとすれば，日本の精神分析は何なのかと問われているという話でしょ？

上田：そうですね。さっき深みがなかったとか，遅れていたという話が出てましたけど，私には，それって精神分析のほうが深くて，進んでいて，そうではない心理療法というものは遅れていて，深みがないという価値観があるような気がするんですけど，ただ私自身はその価値観をまだ判断できないなあっと，厳密には精神分析をやってないから。

妙木：僕らも判断できない。判断できないから，今回のような悩みがあるわけだけどね。

上田：ただ，方法論が厳密に違うので，科学的に考えたら，違うものから出ている結論をミックスさせて何かを論じるというのは話が違う気がします。

吉沢：ちょっと待って。先ほど「深み」といったのは，分析に深みがあるといったのではなくて，日本における分析と分析的心理療法の，この門の幅というか，厚みというか，分析的なものを生かしたセラピーの，幅や厚み，層というか，そういうことを言いたかったのです。分析に深みがあって分析的心理療法や他の心理療法がそうではない，ということではなくて。

上田：そうではない？
吉沢：はい。

精神分析家の資格について

妙木：でもね，これって，結構根本的な対立の一つで，今の学会でも対立しているものなのかもしれないね。表面化はしてないんだけども，資格化して，日本精神分析学会，300人になったほうがいいって案は一つあるんでね。ヨーロッパはそうだから。サイコセラピストの資格があって，その資格を持っている人たちが集団になっているという形なのね。

日本はね，3,000人もいるんだよね。これはもう歴史的にもおかしなことなのかもしれない，ヨーロッパから見れば。でも，3,000人はみんな精神分析が好きで，精神分析文化みたいなものもおもしろそうだと思っている人たちが集まっていて。それで精神分析っぽいのがどういうことなのか，関心があって集まっている人たちなわけ。そういう人たちをどう考えるかというのが，先生の言った提案の一つなんだよね。

上田：そうですね。
妙木：それが何なのかということでしょう？
上田：ええ。私もその一員ですけど。
妙木：ひょっとしたら，僕もその一員かもしれないけどさ。「精神分析がおもしろそうじゃん」っていうので，あまりそこからずっと変わってない感じがしますけどね。だから，それだと3,000人も集まるんだよね。やっぱりアソシエーションをつくらなきゃいけないし，資格化しなきゃいけないとかって問題も出てくるし。
吉沢：だから，この3,000人のグループが別にいけないわけじゃなくて，これはこれですごく重要な，いろんな議論とか何かを生み出しているものもあると思うけれども。
妙木：何をやっている人たちだと思う？　先生は。3,000人って。

週1のセラピーができる3,000人なんて，

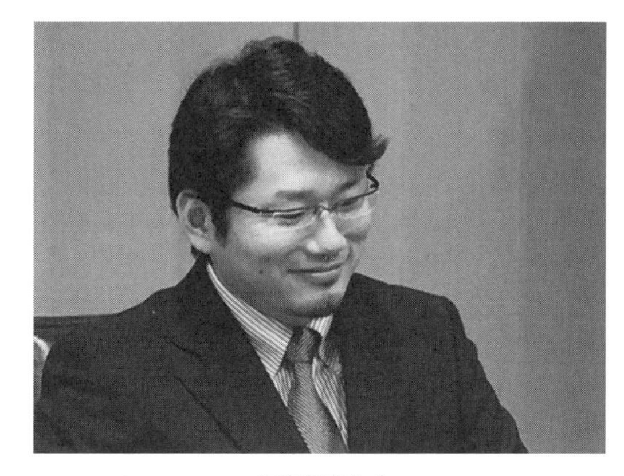

山崎孝明先生

考えられないじゃん，日本では。何をやっている感じがする？
吉沢：だから，たぶん，さっきおっしゃっていた普通のカウンセリングやいろいろな臨床場面の中に，力動的なもの，エッセンスを入れて，どう考えられるかっていうことじゃないかな。そういう意味ではすごい重要な組織であることは確かですね。
鈴木：もともと輸入してきたときの発想と同じなわけですよね。臨床の中にどれだけ分析的なエッセンスを入れるかということ，つまり力動的に理解するかということですね。
妙木：精神科医は精神科医だし。
鈴木：そうですね。
妙木：心理はたまたま臨床心理士ができたから，それに乗っただけであって，まあ，そんなメジャーだと思ってもいないし，分析的なことに関心がある人たちが集まって学会をつくったときにそうなった。

だから，それを資格化するかどうかというのは，すごく大きな決断だよね。

吉沢：学会の中でじゃなくて，学会との関連を持ったインスティテュートを，別に設立するということのほうが，もしかすると現実的なんだと思うんですよね。だけど，そのインスティテュートと学会が有機的につながっていくというような，そういう発想もあってもいいのかなとは思います。

妙木：まあ，結論を急ぐのはやめよう（笑）。山崎先生はどう？

理論と実践を分けること

山崎：僕はいまカウンセリングルームとクリニックと，あとスクールカウンセラーをやっていて，形としては精神分析的なアプローチを行っていて，スタンスとしても常に精神分析的にやっているつもりで。

だから，理論と実践は，分けて考えたほうがいいんだと思うんですが，さっき上田さんがおっしゃっていた，精神分析に触れていないというのは，実践としては確かに，僕もそうですけど，触れてない。

妙木：毎日分析ってこと？

山崎：そうですね。「精神分析」と言うときは，たぶん上田さんもそういう使い方をされてるんでしょうけど，毎日分析のことを言って，「精神分析的心理療法」と言っているときは，恐らくもっとその頻度が少なかったりするときのことを言っていると思うんですけど。

見立てとしては分析的に考えてるので，そういう意味では，常に分析的に考えていると思いますというのが，私の立場で。

今まで話されたことについて，たくさん思うことはあるのですが……。

妙木：そうだよね。

山崎：歴史的なことを考えればですね，だから，私がここによばれたのは，恐らくこの間の，政治的な論考を書いてるからだと思いますけど。

妙木：『精神分析研究』（61巻4号，2017）の「日本精神分析学会における「見て見ぬふり」」だよね？

山崎：そうそう。確かにアムステルダム・ショックについては，僕は最初，どちらかというと吉沢さんみたいな感じで，上の人たちが何か，適当なことをしたから，その負の遺産があんな形で現れたみたいに思っていた。

でも，それは，彼らのことをよく知らない状態で，今の現状を見ると，確かに精神分析というものに，「正規」の方法があるとすれば，それから外れたことを精神分析と言ってきたと。羊頭狗肉だということになるので，何でそんなことをしたんだと思ってたのですが。

確かに，だから当時の経済状況だとか，精神医学がどういう状況だったかとか，例えば，それは丸井がドイツの精神医学の一辺倒だった中で，アメリカに留学して帰ってきて，その中でどうこれを広めていくかということを考えたときに，そんな，いきなり「精神分析はこうだから」とかいったって，まあ無理だろうとか，そういういろんな現実的な状況を知っていくと，まあ……。

妙木：うまいことやったと。

山崎：妥当……，そういうふうにいわせようとしてません？（笑）

妙木：別に，どういう言い方でもいいですよ。

山崎：うまいことやったかはわからないですけど，いや，でも，必要だったんだろうと。この変更ですよね，週1回，背面椅子法に代表される変更は，必要だったと。さっき，吉沢さんは主にイギリスのことを念頭に置かれて話されてると思うんですけど，やはりとにかく大きさが違うというのがあるので。文化ももちろん違いますし。あっちはNHS（イギリスの国民保健サービス）があって，こっちは保険文化には入っていないわけですし。

だから，そういう前提を抜きにしては，やはりこの話は話せないだろうなと思いました。その違いもあって，アムステルダム・ショックというできごとが起こって，私の評価としては，結果的にはよかったと思います。

われわれの世代は，恩恵だけいただいている身からすれば，それはよかったと思いますが，でも，あれがもっと最初からきちんと「週4」こそが分析だとなっていたら，分析学会の東京支部はできていなかった。矢部八重吉の東京支部がありましたけど，あれは消滅したわけですよね。

何でかというと，西見奈子さんが書いてま

すけど，後継者を育てられなかったから。やっぱりハードルを上げてメンバーを絞れば絞るほど，どうしても存続は難しくなるので。僕は小此木の最大の功績は，いろんな立場の人を一つのグループとしたことだと思います。それで日本の精神分析文化というのは育ってきたと。今後どう進むかというのはいろいろ問題がありますけど，現時点では，アムステルダム・ショックとか，古澤だとか，小此木とか，西園とか，その先生方がやってこられたことについては，そう捉えました。そういう過去を基盤として，これからのことは考えていかないといけないと。

妙木：これからのことは後でしゃべろうね。

IPAの教育モデルについて

妙木：IPAの教育モデルはどうなったほうがいいと思う？　今の視点から考えると。

山崎：それはだから誰に求めるかということ，でしょうか。3,000人の方にですか，300人の方にですか。

妙木：それはやっぱり分けたほうがいい？

山崎：個人分析を受けなさいといったら，3,000人は無理だと思いますね。

妙木：スーパーヴィジョンも無理だよね。スーパーヴィジョンが無理だというのは，心理，精神療法家の数を見ればわかるわけで。あの数がきっと，正規でできる数だと，ちょうどね，30人ぐらい。

山崎：僕は，もともとは対象関係論寄りだったと思うんですが，最近，自我心理学とかを学んでいます。それはなぜかというと，自我心理学は，もともとアメリカでそうだったという事情との関係があると思うんですけど，一般心理学と寄せようとしているところがあると思うので，やはり使いやすいと。

　対象関係論モデルになると，いきなり飛び道具で，投影同一化を使おうと，それはそれでとても魅力的なんですけど，難しいと思うんです。訓練も非常に濃厚なものが求められると思うので，そこを考えたときに，分析学会の何となく関心がある3,000人に浸透するとは思いません。僕がどっちがいいとは思わないですけど，使いやすいかどうか，ということは考えていかなくてはいけないと思います。

妙木：先生が言うように，確かにいろいろな選択肢が増えたというメリットはあるわけだけど，その選択肢を，さっきの3,000人にするか，300人にするかという案も含めて，どういう訓練が理想的だと考えるか，それぞれコメントいただけますか。

　僕はトレーニングが前提になっているから，それがバイアスになって見えちゃう。逆に若い人たちのほうがおもしろいのかもしれない。先生はIPAの教育モデルに則ったトレーニングを受けたほうがいいと思ってるんでしょ？

鈴木：いいえ，3,000人には，私はそれは無理だと思ってます。

妙木：では300人では？

鈴木：300人も難しいんじゃないでしょうか。

　私も対象関係論的な立場でずっとものを見ているんですね。やっぱり内的な対象関係がいま現在の状況のご本人の生き方であるとか，行動だとかに影響していると考えているので，そういう立場でものを見ていくという治療ができるようになるためには，もっと濃厚な自分の訓練というのが必要になるだろうとは思います。

　それが，じゃあ300人の方たちにできるかというと，300人であっても，今の現状では難しいだろうと思います。

　それから逆転移をどれだけ自分が理解できているか，私自身もまだまだ十分じゃないと思っていますが，非常に難しいので，日々の中で自分自身が研さんしていかないとできないことだと思います。それを週1，週2の治療がメインの中でやっていくのは，厳しいですよね。

妙木：これは分析協会のコンセンサスになっていることの一つなんだよね。これって，みんなでずっと，海外でやっていたことをちょっとすり替えて，幻想を持って，分析というのはおもしろいというところで，この60年ぐらいの何か不思議な錯覚があって。その錯覚から覚めた側からすれば，やっぱりトレーニングを受けたほうがいいっていう話に，絶対なっちゃうでしょ。

鈴木：そうだと思います。トレーニングを受けないと，そういうことはなかなか論じられないし，自分の中でも情緒的な動きというのを把握することができないと思うので。クライエントの情緒的な動きもそうですし，自分自身の情緒的な動きを見るっていうことは難しい。

妙木：でも，この2人に聞きたいと思うんだけど，その錯覚をカウンセリングに応用するって考え方もありますよね。投影同一化を精査すれば，何らかの，錯覚でもいいので，ある程度，カウンセリングの中で逆転移の問題とか，投影同一化の問題を逆転移として取り扱う可能性を考えたい人たちがいますよね。ハイマンが言っていますが，これは分析家が「分析家」であることが前提になっています。

でも，それを考えると，分析家じゃないと言えば，逆転移は利用できない。歴史的な，世界的な歴史の話は僕が書くんだけど，60年代以降，つまりベティ・ジョセフがセミナーを始めて以降だよね，クラインが死んでから。クライン派は少なくとも，その方向に走っていったわけで。

訓練とは何か？

吉沢：ちょっと趣旨が違ってもいいですか。

妙木：いいよ。

吉沢：僕は，日本の流れかもしれないけれど，もともと自我心理学の人たちが対象関係論も含めて学んできた，そういう先生方に最初は習っていて。

鈴木：みんながそうだと思うんです。

吉沢：そうですね。僕の臨床が半分は子どもなので，そうしたときに，やっぱりクライン派の理解や体験がないと，どうしても手が届かないというところが，自分の感覚としてありました。そこから自分の臨床歴の半分ぐらいはクライン派を中心に学んできています。

投影同一化の話が出てますけど，10年前の子どもと今の子どもじゃ，全然違いますね。持ってる力が違う。自我が脆弱で，自己感が弱い子たちが増えている。だから，投影同一化があって，それをこちらが受け取って，変容させて返すという明確なモデルも，もしかすると，もう通用しないかもしれない。

マインドレスとか，無思考とか，具象レベルでの表現が多くをしめていて，投影が弱いとか，微弱な投影しかできない子が多くなってきている。そういう子どもたちが必ずしも発達障害じゃない。そういう人たちも，視野に入れて臨床をやる必要があると思っているので，投影同一化っていうのは，今まさにこの瞬間に，ここで何が起きているのかということを考えるということにつながる。もちろん，それが逆転移との関連になるのですが。逆転移がしっかりと扱えているかどうかで，分析家かそうでないかということが，何か大きな分かれ道のように聞こえるけれど，僕は，そこは中心点ではないような気もしているんですね。

妙木：じゃあ，訓練は何？　何が訓練だって感じ？　個人分析は明らかにその方向なんだよ。

吉沢：ですね。たぶん，これは乳幼児観察でしょうね。

妙木：乳幼児観察？

吉沢：例えば乳幼児観察じゃなくても，観察するトレーニングですね。

妙木：結構，学派的なことを言ってるね（笑）。

鈴木：でも，観察で，何が起こっているかというのを見るのは，表面的な行動レベルで見るわけではなくて，情緒的な動きを見るわけですよね。

吉沢：そうそう，自分の中で何が起きているのか。

鈴木：そうですよね。

吉沢：まさに逆転移。

鈴木：逆転移だと思います。

吉沢：逆転移は，セラピーだと，これを使うか使わないかとかあるけど，観察の場合は，一切使わない。だから見ている現象を把握するのと，自分の中で何が起きているかというのを，両方モニタリングする必要があるわけですけど，そういう意味では訓練になるんだと思うんです。

妙木：それは訓練？　それを総じて，「セラピストの心を使う」と言おうか，ね。「セラピストの心を使う観察」でもいいや，「セラピストの心を使う治療」でもいいや。そういう訓練っていうこと？

吉沢：そう思います。それはもしかしたら集団精神療法でも培われるかもしれないし，あるいは，グループ・スーパーヴィジョンを実践したり，参加することかもしれない。何よりも訓練を多層的に密度を濃くして行っていくことが決定的に重要だと思います。そういう意味では，今までと変わらないと思うのですね。いろいろな理論も勉強をするし，個人セラピーやスーパービジョンも受けるし，グループセラピー，グループ・スーパーヴィジョンもあるし，セミナーも受けるという訓練の厚みや密度の問題だと思います。

妙木：それで，そういうことができるようになった人たちが，セラピストとなる，と。

吉沢：それで僕が思っているのは「精神分析がすごい」みたいなのは，ちょっとおかしい。精神分析，精神分析的心理療法，力動的観点のカウンセリングや臨床実践って，ちゃんと分ければいいと思います。

妙木：分けたいのね。

吉沢：個人的には別にいいですよ。自分の中で分かれていれば。より巨視的にみて職能集団として捉えたときに。例えば僕の臨床の中で，いま４，５人は週２以上でやっていて，この人たちは分析的心理療法のセッションだと思ってやってます。だけど，週１の人たちに関して，僕は分析的カウンセリングだと思ってやっているので。

妙木：分析的カウンセリング？

吉沢：はい。

妙木：カウンセリングに分析的な知識，理解を使っている。

吉沢：そうですね。それは思春期，青年期の人も多いからかもしれないですけど。

あとは子どもですね。子どもは，また若干違う話になりますけど，僕の個人的な考えだと，子どもの行動面だけじゃなくて，心の中で何が起きているのかといったときに，分析の考えがすごい役に立つ。いまいった訓練に身を投じれば投じるほど，子どもの心の世界が見えてくるので，子どもの臨床をやっているという立場からすると，訓練しなければ何も見えてこない。

そうじゃなければ，セラピストじゃなくて，ちょっとセンスのあるお兄さんが子どもを見て理解するのと変わらない。思いがあって一所懸命理解しようとしているけれど，でも見ている次元や水準が違うじゃないですか。次元が低いとか，高いとかじゃなくて，やはり子どもが持っている不安の性質とか問題って，目に見えないところにあるから，目に見えているのは，そのひずみで起きている問題なので，その目に見えないものをすくい取るのに，やっぱり分析っていうのは，すごい体験的な英知が積み重なっている。

妙木：結論は「すごい」になってるけど。精神分析はすごいって（笑）。

吉沢：だから，そこが日本とヨーロッパの違いで，「精神分析」って言ったとたんに，週４になるでしょう，なりますよね。

妙木：ならなくてもいい。

吉沢：分析的な考えとか体験が，臨床の中で幅広く応用できるし，意味があるということを言いたかったのです。

妙木：どう？　この意見に対して。

上田：私ですか？

妙木：やっぱり訓練の話なんだよ。その辺，僕らと齟齬はないんだよね，この話って。やっぱりセラピストが自己分析や観察できる訓練が必要だっていう話なわけ。

でもさ，違う考え方も確かにある。違う考えで70年間やってきたので。70年かな，正確に70年？

鈴木：60年。

妙木：今もやっているといえば60年か。アムステルダム・ショックからちょっと変わったといったら40年ぐらいかな。

訓練を受けることによって何が変わるのか？

上田：吉沢さんと，僕はこういうまともな会話をしたことがなかったですね。

すごいこと考えてるんだなと思って。さっきのところと重なるんですけど，私は自分自身が，いちばん，今この中で分析というか，その議論の外側にいる人間だなということを，ものすごくいま突きつけられている感じで，寂しい？　いや寂しくはないけれども……（笑）。

妙木：いやいや，僕がいるから大丈夫，大丈夫。

上田：大丈夫（笑）。

というのは，私はずっとロジャーズ派でやってきて，そこから患者さん対応に苦慮して，役に立たねばと思って，行動療法であるとか，ブリーフセラピーとかを勉強して。

私は学部を出てからすぐに働いたんですよ。院に行くお金がなかったので。で，数年働いて夜間の大学院に行ってから，そこで精神分析の講義に出会って，「おっ」という驚き。今までやってきた苦労をものすごく言葉にしてもらった感じがあったんですね。という形で，最初から何かこう，分析という中に入っていたわけじゃないので，やっぱり「外側から見てるな，自分は」と思ったんですけど。

例えば，逆転移を生かすというのも，私はあまりよくわかっていなくて。生かして，どうするんですか。どうすればいいのでしょう？

妙木：それは誰に聞いたんですか。吉沢先生に対して聞いたの？

上田：皆さんにです。

妙木：先生は逆転移だけじゃなくて，いろいろな分析，『セラピストの心を使う』というモデルのことを言っていたんですよね。

上田：たとえば，こちら側が体験してることがある種の理解となって，それを返すことで患者さんの方の理解が深まっていくということになってるわけですよ，きっと，逆転移って。

吉沢：少し違いますね。

上田：違うんだ。

吉沢：そこは最終段階であって，やっぱり保持しておくっていうことが大事で，そのまま保持しておける，心の中に置いておけるかどうかさらに吟味していく，というのはこれは訓練しないと難しいですよ。

上田：私は何か，ちょっとまだ，逆転移を生かすといわれると，私の臨床感覚からすると，何か，こっちがいろいろ感じて思っていることがありますよね，ある人とともに時間を過ごしていて。

でも，あるとき，こちらが思いもしなかったことを，患者が突然ボーンといったり，したり。何かが突然立ち現れるわけですね。だから，何ていうのかな，こちらの体験に「なかったもの」を患者が出してきたときに，すごく大きな出会いの感覚があって。そういう意味で，逆転移を生かすという考え方が，あまり私は分かってなくて。

妙木：これはどう？　セラピストの心を育てる訓練が必要だという視点に関してはどう？

上田：で，そう考えたときに，例えば投影同一化の処理をどうするかとか，逆転移を生かすために訓練が必要であるという発想になるのかもしれないんですけど，むしろ，何ていうのかな，ある変化の局面は，もうこちら側の能動的なものが関与しないというかな，完全に何か受動的に，ただその体験を享受しているだけ，というようなときに大きな変化があって。で，その後に，「こういうことだったのね」っていうふうに能動的に理解していくっていう，そういうモデルがあるんですね，私の中で。

そう考えると，訓練，個人セラピーを受ける，スーパーヴィジョンを受けるという中で何かをこちらが「獲得」していくという発想が，正直あんまりなくて。「逆転移を生かせるようになる」とか，「投影同一化の処理ができるようになる」という発想が，分析を受けていない人よりも分析を受けた人のほうが，よりそういうことができるようになるという発想が，私の中にあまりない。

妙木：最初に個人分析を受けて，いつも，われわれのモデルだとさ，われわれのといおうか，「IPA モデル」といおうか，個人の心は分析をまず受けるのが先だと。人を分析する前に個人の心を育てるのが先だという，そうすると何か偉い人なるか？　みたいな疑問を君は持っているのね。「何をつくるの」みたいな疑問があるんでしょ。

上田：まあ，そうなのかな，そうかもしれません。疑問があるっていうことなんですね。

妙木：わかる，わかる。じゃあ，続いて反対に思っていること，先生がいおうとしたモデルは何？

上田：何なんでしょうね。だから私は，その「訓練を受ける」っていうことが，何を獲得するのか，何で受けているのだろうと素朴に思うのだけれども。

吉沢：獲得するという感じとはちょっと違って，むしろ手放していくという作業なんじゃないかなと思います。こちらの防衛過程を。その結果，自分の情緒性というか，心を使える幅を獲得するといえばそういえるかもしれない。

さっき先生が言っていた，自分は何もしてないけど変わったというのは，たぶん先生の中でいろいろな体験を，２人の中で共有して，その相互作用があったから変わったわけで，それは別に，理論的には投影同一化したものを，ある種ずっと心の中で考え続けていた結果かもしれないし。何も投影同一化って別に，「はい，きました」「はい，返します」とか，「はい，変形します」って，そういうものじゃないし，やはりアルファ機能って，もうちょっと原始的で複雑なものではないか，と。

妙木：ちょっと待って。難しいことをいってるよ，２人とも。

吉沢：理論的になっちゃいましたね。要するに，そんなに別のことを言ってるような感じはしないですね。

妙木：読者は精神分析オタクじゃないからね。

鈴木：上田先生が，「突然，違う，自分の思っていないことが患者さんの中で起こってる」って言っていたその時にはきっと２人の間で何か起こってるんだと思うんですよ。自分が訓練を受けていれば，何が起こっているのかなっていうのを，もの思う時間というのがこちらが持てる，あるいは知的な理解ができるということだと思うのですね。

妙木：それは今までの訓練モデル。それはわかるよね。

上田：それはわかります。

妙木：そうじゃない，訓練が必要かという議論に関しては，特に必要じゃないんじゃないかっていってもいいの？（笑）どうもね，ちょっとそれに近いことを考えているので。僕も訓練を一応受けたんだけど，本当に訓練でいい人になるわけじゃないし。

鈴木：いい人にはならないと思いますよ，訓練して。

妙木：セラピストとしても優れるわけでもないし。

鈴木：優れているとか，優れていないとかじゃなくて，自分の中に何が起こっているのかっていう，あるいは患者さんとの間で何が生じているのかというのを理解できるような志向性が持てるっていうだけの話で，いい人にも，偉い人にもなれないと思います。

妙木：でも，確かに分析を受けた人しかいえないものもあると思うし。

上田：いや，そこを，だから，私は分析ではないですけど，パーソナルセラピーを結構受けてきたんですね。受けてきて，最初，その動機は何かというと，さっきいったように，私は学部を出てすぐ臨床家になっちゃったから，先達がどんなふうに臨床をやっているのかということを，自分が受ければわかるじゃないかと思ったんですね。

妙木：わかる，わかる。

上田：実際，自分が受ければいいじゃんと。だから「自分を材料にして技術を学んでやれ」と思ったんですけど，結局，それを受けて何が起こったかというと，「もう臨床家，辞めたほうがいいな，自分は。どうしよう」で終わったんです。

技術，いや，技術云々というよりは，結局，さっき，先生が志向性といわれたんですが，その志向性みたいなものを考えるようになるのだと思うんですけどね。

妙木：何によって？

上田：パーソナルセラピーを受けることで。

妙木：ああ，訓練で，ということ？

上田：ええ。あるいはスーパーヴィジョンもそうかもしれないんですけど。ただ，何かができるようになるっていう，たぶん，吉沢さんもそう，何かができるようになるという発想では語っていないと思うんですけど。

「そのために訓練をやっているんじゃないな」という感じがずっとありますね。それをたぶん明確にしたかったんだけど。

妙木：まあ，そんな違ったことはいってないね。

上田：違ったことはいってないと思います。

吉沢：実際に臨床をやっていて，1日何人も患者さんに会い続けたら，もうつらくて，つらくてしょうがなくて，自分はセラピーみたいなことはやってられない，それでセラピーを受けるしかない，もっと訓練するしかない，それが現状であったりもします。

資格が必要であることの意味

妙木：でも，一歩踏み出して，資格が必要かどうか？　っていう話につなげようか。

吉沢：それは必要だと思っていて「やりたい」って言う人がやればいいし，必要じゃなくて，今まででいいって言うんだったら，今まででいいっていう，それでは駄目ですかね？

妙木：駄目ですかねって，あなた方，一応論客なんだから，あなた方の意見がまわりにすごく影響を与えますよ，今後。

吉沢：では，こちらが発信していかないといけませんね。

上田：訓練は必要だっていう話にした方がよいのか，やはり。(笑)

吉沢：じゃあ，そうしましょう。

鈴木：でも，訓練が必要かもしれないけど，それを資格化するかどうかということに関しては。

吉沢：資格化は必要です。

鈴木：必要なんだ……。

吉沢：必要です。だけど，この3,000人とか300人とか，あまりにも多くの人を資格化しなくてもまずはいいと思っていて，別にそこは無理にしなくてもよくて，その制度をつくって，それでやりたい，そういう臨床家になりたいという人で，20人でも，30人でも，小さい団体で軌道にのれればいいと僕は思っているので。

妙木：30人になるんだよ，だいたいそれだと。たぶんね。協会の規模も，運営委員の規模も，全部そうなので。それでやっていけばいいという考え方が一つ。

吉沢：はい，そうです。

妙木：どう？

山崎：僕も資格は必要だと思いますね。

妙木：分析？　心理療法家？

山崎：そうですね。というのも，心理療法家自体は臨床心理士や公認心理師の問題とも重なるわけですが，名称独占はないわけですよね，医師と違って。心理療法的な行為というのは，誰がやってもいいわけですよね。

となると，「精神分析的にやってます」といっても，プロパーの人から見たら，「いや，それは違うでしょう」みたいなものも，ユーザーが見たら「あ，これが精神分析なんだな」と思うわけですよね。ということを考えると，それによって，ただでさえ分析の旗色が悪いのに，さらに怪しくなりませんか。

妙木：訓練に時間かかるからね。

山崎：そうです。だから，そこはきちんと資格化をしたほうが結果的にはいいと思います。

僕はこういう力動的分析的な立場の心理療法が絶対に残っていくべきだと思っているので，その観点からすると，やはり資格化は大事で，その訓練は必要なことだと思います。

さっき吉沢さんがいってたように，学会はあのままがいいと思うんです，僕は。形としては。

妙木：学会は？

鈴木：資格なしでということ？

山崎：そうです。インスティテュートのモデルになるのかはわからないですけど。

妙木：学会が，別にインスティテュートを作った方がいいんじゃないんじゃないか，という案もあるよね。

山崎：その辺はやっぱりいろいろ，それこそ学会内でも議論されてますけど，非常に難しいと思います。誰が訓練をするのかとか，誰がマネジメントするのかとか，学会に関しては，生き残ることを考えていくと，なぜ，この力動的な心理療法が今こういう立場に置かれてるか？　それは，宣伝が下手なんだと思いますね。

宣伝の問題

妙木：宣伝の問題？

山崎：いや，このみなさんの怪訝そうな反応がそうなんですけど，あまりにも考えてなさすぎると思います，やっぱり。

妙木：広報活動が悪い？　なかなかおもしろい視点だよね。

山崎：いや，本当に冗談じゃなくて。僕は声を大にしていいたいんですよ。とにかくね，一番駄目なのは，インターネットを使ってないことです。

今はやっぱり，とにかくアクセシビリティが大事なわけですよ。いくら，どんなに大事なことをいっていようが，正しいことをいっていようが，効果があることをいっていようが，それにアクセスする前に何かにブロックされたら，もう絶対届かないわけですから。分析の人はSCなのに密室にこもっていて出てこない。とかそういう批判があったりしますよね。でも，もともとたぶんそういう心性のある人が選択しやすい文化だとは思うんですけど（笑）。

というのもあって，だからこそ発信，です。昔とは時代が違うということですよね。対抗勢力がない状態で，内輪だけでこれだけやっていれば，結果を出していれば安泰という話ではなくて，「こっちにもっといいものがあるよ」「もっといいものがあるよ」と世間でいわれている中で，殿様商売をやってたら，沈没していきますよね。

鈴木：フロイトだって，ものすごく広報活動をしたわけですしね。

妙木：そうだよね，それはそうだ。

山崎：しないと！　特に，今はインターネットだと思います。

妙木：インターネット上に出るような『精神分析入門』以降のフロイトの本のようなものを書く。

鈴木：妙木先生は，ホームページも作って，いっぱい書いていますよね。

山崎：開業してる人で，すごいブログをやったりとか，Twitterをやったりとか。それって，われわれの視点からすると，自己開示っていうのがどうしても頭をかすめて，非常にやりづらいと思うんですが，でもそれをしないと，アクセスできないユーザーがたくさんいる。

やっぱりアクセスしやすい方にいくわけですよね。という問題が常にあると僕は思っていて。それに，名称とか資格の問題というのはついて回ると思うんですけど。

妙木：資格をつくって，そういう広報活動を積極的にすべきだと。

山崎：逆に言うと，別に資格も特にないので，「私，精神分析専門です」っていっている，ただ，それこそIPAモデルで考えれば，「ちょっと訓練はどうなの？」みたいな人でも名乗れる状況で，その人にユーザーが最初にアクセスしたら，「精神分析って，こういうもんなんだな」となって，誤解を生むかもしれない。それは修正されずにどうなっていくのか……，その先はどうなるの？　と思うと，情報発信は重要だと思います。資格も。

妙木：資格が必要か。

山崎：資格も，必要です。

妙木：ちょっと難しい問題があって，この資格の問題。

実はほら，この時代の中で育まれた文化の一つは，芸人文化というか。

山崎：芸人？

妙木：アメリカではマスターセラピストって言うのですが，彼らが芸＝アートのマスターセラピストを育てた，という文化があるわけ。その中で代表的なのがマスターセラピストになる。これまでの分析の世界は，その人の名前のおかげで，精神分析の文化的な知名度が上がった。

でもね，資格問題は実は微妙な問題があって，資格を作ってしまうと，芸人＝マスターセラピストが作れない，突出した人を作らないという問題があるのよ。資格問題から，その意識は生まれない。つまり芸人は育たないという問題があるのね。わかるかな。日本人は資格が結構縛るので，その人がいいか悪いかみたいな問題が起きちゃって，代表的にマスコミなんかに出たら，まあ，それでその人は関係なく，たたかれる可能性がある。

山崎：はい。

妙木：広報活動の，今までやってきた芸人文化的な良さをどう育てるかというのは，確かに君たちがこれから考えなければいけないんだけど。われわれは，それに乗っかってやってきたわけで。

吉沢：分かれればいいですね，芸が得意な人は芸でいって，プラクティスだけやって，別に目立ちたくないという人はそれをやる。両方が得意なら両方やる。

山崎：僕はその考えはよくないと思います。それ，ひきこもるって話でしょう，だって。

吉沢：ひきこもるっていうことじゃないよ。

山崎：いや，プラクティスしか，俺はやらないよと言ってる……。

吉沢：いやいや，だからアクセシビリティはあり得る。だけど芸はしない。

山崎：だからそうでしょって。いまのこの座談会の状況がこの現状を生んでいると僕は思うという話。

鈴木：でも，精神分析っていうのは，本来，個人と個人の，本当に密室の中で，情緒的な関わりを持っていくというのが基本だと思うんですね，本人の無意識を扱わなきゃいけないのでね。

そうすると，それは公共化できるものではないと思うんですよ。政治的なところとはちょっと離れて，文化論とか何とかというのが得意な方は，そちらをやってもらっていいんだけれども，そうじゃなくて，プラクティスを中心にということであれば，やっぱり「ひきこもる」といういい方をすれば「ひきこもる」ことになるのかもしれない。

妙木：セラピストはね。

鈴木：個人の中での体験を大切にしていくという方向性というのは，やっぱり私は必要だと思ってますけどね。

妙木：あまり結論を出したくないのですがね，でも昔はそうだったということだけお話ししたいんだけど，福岡大学で西園門下の先生たちが精神医学的なプラクティスをちゃんとやっている。そして慶應大学，つまり小此木啓吾先生だけど，マスコミに出て，積極的に広報活動をしているという分業体制があった。

この分業体制は，その後も引き継がれて，北山先生とか，松木先生とかマスターセラピストが出てきて，宣伝活動をし，彼らは本を書く，ということだけどね。著作を書き，プラクティスは別の，何か地道にやっていればいいという感覚が福大にあって，それは九州に行ったわけだけれども，そうやって分業してきた。

今，問われているのは，それをどういう形にしてけばいいか，われわれがわからなくなっていると思うのね。どうやって宣伝したらいいのかな？　インターネットで書けばいいといわれてもわからないのだけれども。インターネットを使って積極的に分析が何かとか，小説を書くやつが出たり，そういうのがいいのかな。何を求められているんだろう。

精神分析と認知行動療法の違い

山崎：まず，選択肢に上がらないと思います，今の現状では。

妙木：精神分析が？

山崎：精神分析的心理療法が。

妙木：ああ，そう。それは何？　聞くべき価値があるな。

山崎：例えばですよ，例えばNHKで認知行動療法の特集はやりますけど，精神分析の特集はやりますかっていう話です。

妙木：そうか，認知行動療法は普及しやすい，と。

山崎：そういうことですよ。それだけではないですけど。あまりにも宣伝，広告ということに注意を払わなさ過ぎて。

鈴木先生のおっしゃることはごもっともですよ。私もそう思うんですが，やっぱりちょっと時代が変わりすぎているというか，インターネットの普及で変わりすぎていると思うんです。患者が選ぶんです，やっぱり。こっちが適切だと思うものを提案する前の段階で患者が選んでくるので，せめて選択肢に上がる状態にしておかないと，いくら，「われわれ」といっていいのかわからないですけど，われわれが重要なことをやっていても，死んでいってしまうだろう，と。

吉沢：ひと言，いってもいいですかね？　普及すれば，いろいろな患者さんが集まるわけだけど，別にその人たち全員が分析的なものが適応になるかどうかはわからないですよね。入り口として，いろんなセラピー，たとえば認知行動療法でもいいし，いろいろやっていただいて，そこからあふれて，どうしても難しい，時間をかけてゆっくりやらないと立ちゆかない，という人たちが分析的実践に回ってくるようになればいいかな，と。

そうすると，専門性が違う同業者の人たちのネットワークを作るということも重要だと思います。セラピーを始めてみて，ちょっと難しかったり，あるいはニーズが別に出てくるとか，例えば，症状は取れたけど，やっぱり生きにくさがあって，「じゃあ，そこからはこちらが引き受けます」というように，分析的なものなのか，ほかのものなのか，敵対するのではなくて有機的につながることはあると思うし。そのあたりは上田先生がすごく考えられてるところだと思うんですけど。

上田：私も芸人文化というか，タレント性みたいなものは結構重要だと思っていて。僕，正直なところをいうと，最初は精神分析を好きになるんじゃなくて，その人というか，その出会った相手を魅力的に感じて，その魅力的に感じている相手が精神分析というものをやっているので，精神分析に入っていくという順序があると思うんです。

河合隼雄先生に魅力を感じて，あの人はユングなので，ユングを学ぶっていう，あるいはそういう心理療法を受けてみようというように。そういう意味では，分析をやっている人はもっと魅力的に，人として魅力的になる必要があるのかもしれないなあ。

それをどうするかはよくわからないんですけど。でも，それをインターネットなどの形式でやれるものなのかな。やっぱりおもしろい言説をいっていくしかないような気がするんだけど。

妙木：どこに向けて？

上田：例えば藤山先生の落語の本がどのくらい売れているのか知らないですけど。ああいうものをもっと書いていく，とか。

妙木：一般に向けて発信するということ？

上田：うん。そういう感じがして。でも，ユーザーは資格で選ぶかな……。

山崎：例えばですけど，僕の一つの職場では，認知行動療法の人と力動的な人というのが分かれているわけです。認知行動療法を希望して来る人はたくさんいますが，力動的なものを希望してくる人なんて，1人もいないといってもいい。

上田：そうなんだ。

山崎：何をやっているか，わからないですからね，そもそも。認知行動療法は調べればいっぱい出てきますよね。「こういうことをやるんだ」というのは，何となくわかるし。で，何かやれそうな気がする，結果が出そうな気がするとか，しかもあっちはエビデンスがありますよといってるわけなので。少なくとも僕の少ない統計では，CBTを希望して来る人はたくさんいます。でも，力動的なものを希望して来る人は，ほぼいない。

上田：人と人で出会っているという感じじゃなくて，その分析という人，認知行動療法という人で選択するという感じになってるんだ。

妙木：僕は分析を学ぶきっかけは人ありきだと思う。対象選択だと思う。人に触れて，その人との関係で学んでいるものを取り入れていく，ことが多いとは思うけれども。

鈴木：今の社会のあり方が，ともかくコンビニ的になっていて，とりあえず楽になりたいという人たちがCBTを選ぶんだと思うんですよね。

上田：まあ，そうですよね。

妙木：社会全体がね。

鈴木：だから，分析というものを知らないからCBTにいっているということだけではないような気がするんですよね。インターネットやSNSや何かで，どれだけ「分析はこんなものですよ」っていう宣伝をしたとしても，やっぱり分析を選ぶ人は，今の時代，少ないんだろうと思いますね。

でも，CBTのベックだって，もともとは分析をやってて，そしてその分析の発展として認知行動療法があるんだといういい方をしていらっしゃるように，やっぱり分析というのは人間の心の基礎の部分を見ていく治療というか，見ていくあり方だと思うんですよね。だから，分析はなくならないと思うんです，基本的に。自分自身についてもっともっと知りたいとかいう人たちが選択してくれる治療法というか，そういう療法なんでしょうから。

私は，やっぱりそれでいいんじゃないかと思ってるんです。それだけたくさんの人を相手にできないから。

妙木：そうだよね。せいぜい8人しか診られないというのが現実なわけで。

吉沢：ちょっとまた戻ってしまうかもしれないんですけど，先ほどいった専門家のネットワークですけど，そのつながりがあって，「じゃあ，ここからは，分析の方お願いします」ってなったときに，実力があって，ちゃんとその人のニーズに応えたり，ちゃんと付き合えてやれるという実力がなければ，信用されないわけですよ。そういう人材を育成するためには，少ないけれども，やっぱり質の高い人をつくらないといけない。結局，それも資格化になってしまうのですが。だから資格化のためにやるわけじゃなくて，結果的にそういうインスティテュートが必要だと僕は思うんですよね。

鈴木：このぐらいの訓練をしている人だったら，

ある程度のそういう力を持っているんじゃないかということですね。

吉沢：そうしたら信頼して紹介できるし，実際よくなったから，次も紹介しようかっていう，そういう分業体制でいければ。こちらには多くはこないかもしれないけれども。

妙木：微妙な話。ユーザーから見れば，それが確かなものかなってわからないしね。

吉沢：もちろん今だって，別に資格がなくても，本当にいいセラピストがいて，いい経験をした患者さんやクライエントさんもたくさんいるかもしれない。それによって支えられてきたというのもあるかもしれない。その弊害もあったかもしれない。そのあたりの再検討が必要となっている時期にきているのかな，とも思います。

精神分析の教育について

山崎：教育の話なのですが，医学部でもそうだと思いますし，その辺は妙木先生がご存じだと思いますが，心理学界もやっぱりそういう力動的なことに関する教育が減っているので，僕は影響が出てくるのがこれからだと思うんです。

鈴木：影響がね。

妙木：確かにね。

山崎：僕も思いとしては，鈴木先生がおっしゃるように，もともと精神分析はそういうものだし，という思いはあるんですけど，だから結局，同じこと何度も繰り返すんですが，精神分析に触れて，それがどうこうっていう前に，触れられないという問題があって。それは，この領域にとって大きな問題なんじゃないかと。教育についてもそうだし，ユーザーにとってもそうです。それを懸念していて……。それは数年，大学で働いて思ったことです。

上田：フロイトもね，1919 年か 1917 年かに，「精神分析を大学で教えるべきか」という主旨で論文を書いてるんですけど，同じことを言っていて。それは医者宛てなんだけれど，要は科に限らず，すべての医者に精神分析を教えたらいい，役立つって書いてある。

妙木：そうだよね。

上田：私は，それ，本当にそう思うんですよ。だから，さっきのタレントの問題だけじゃなくて，確かにやっぱり教育のシステムとして，大学の中でこの力動的な考えが衰退していくとしたら，それは認知行動療法においても深刻なものをもたらすんじゃないですかね。

山崎：ユーザーにとってもそうです。

上田：ユーザーにとってもそうだし，関係性を見ていくという視座は心理的支援の基本じゃないですかね。

山崎：そう思っていない人たちが増えているんではないかと懸念しているわけです。

妙木：どういうこと？

山崎：そもそもそういうことを教育されない。

妙木：学生にね。

山崎：そうです。

鈴木：私，大学で教えていたときにですね，医学部の学生さんなんだけど，「だいたい無意識ってどこにあるんですか」って，「そんな信用できないものをね，何で大学で講義するんですか」って，抗議されたことがあるんですよ。(笑)

だから，無意識だとか，心を使うとかっていうのは全く理解できない人たちっていうのは，やっぱりいるんだろうなって思います。ほんとに現実的なもの，現象そのものだけしか見ない人たちっていうのはいるんだろうなって。

吉沢：おかしいですよね，本当に。以前はね，鈴木先生がおっしゃったみたいに，力動的なものがベースにいろいろあったのに，それをなくして，単なるマニュアルだけ，中身なんて見ていなくてかたちだけですよね。だから精神科医なのに精神がみえない医者とか，心理士なのに心理がわからない心理士が出てくる。

鈴木：いま精神科医は「精神内科医」ですね。

もうアルゴリズムにのっとって，こういう状況があるから，「じゃあ，この薬」みたいな，それがメインになってますね。

上田：昔，学会の質疑のときに，土居先生が，フロアから「精神分析みたいな治療が何の役に立つんだ！」と言われて，「いやいや，きみたちに役立つんだ」という話をしたっていうのをどこかで聞いたんですけど，これ，私は，本当にそうだと思う。治療者に一番役立つんじゃないですかね，実は。

妙木：それがひいては患者さんに還元される。

山崎：そういう感じがしますけれども。それはもう，学派を問わずじゃないかな。

鈴木：そうですね。

山崎：それは本当に思うことで，だから意外に何か，別に学派が違っても，いい治療をしているといわれている人は，結局，関係を見たり，扱ったりしているな，と思います。だから認知行動療法という療法がよくしているのではなくて，「この人が」みたいな感じはどうしてもする。それは何をやっているかというと，やっぱり関係をきちんとモニターして，介入が必要であればしているし，その上で技法がのる，みたいに見えます。認知行動療法を実践している人たちがどう考えているかはわかりませんけど。

鈴木：認知行動療法にもいろいろな先生たちがいらっしゃるので。だから違いはあるんじゃないですか，人によって。

上田：関係を見るって，結局，自分が何をやっているのかを，ある程度正確にとらえようとして，それがどういう作用を相手に及ぼしているかということを見て，さらにまたその作用，相手からの作用で自分がどう動いているか，反応しているかというのを，そうした作用・反作用をずっと絶え間なく見ていくということだと思うんですけど。この訓練をするのに，精神分析の訓練というのはものすごく役立つとは思うんですけどね。

妙木：上田先生のいう精神分析の訓練っていうのはどうやって行うの？　個人分析で？　スーパーヴィジョンで？　インスティテュートで？

上田：私，自分が何の訓練したらいいかいっていなかったね。でも，やっぱりIPAモデルなのかな結局は。

妙木：だから3,000人は無理なのよ。3,000人の人にはIPAモデルを適応できない。

吉沢：でも，何で先生は3,000人をみんなそれに乗せようとしたがるのですか。

妙木：いや，今までの歴史が3,000人を維持するためのシステムだったから。それがいま転換期にきているよね。

山崎：大学でやってほしいと思うな。

妙木：インターネットと大学なんだ。

山崎：ええ。

吉沢：でも，そもそもわれわれがやっているのは心理療法であって，分析的なものから見ると公認心理師にはいろいろいいたいこともあるけれども。医療領域，あるいは病院の中で公認心理師が果たせる役割にも僕は意味があると思うんですね。心理療法実践とは別に役立つ領域の広がりはある。あえて持ち場を切り離して考えればですね。

妙木：切り離しているんだね。

精神分析のモデルチェンジ

吉沢：今は。でも，実際切り離すことはできない。今後，公認心理師の仕事に関して保険でカバーしていったときに，やはりどう考えても分析的セラピーのような時間がかかるものは排除されていく。となると，病院の中で，じっくり時間をかけて人の心について考えるっていうことが，できない病院を日本でつくろうとしている。というと，言い過ぎかな。

　もちろん，それなりに話をじっくり聞くと思うんですよ。それでよくなる人もいるけど，それが難しい人もたくさんいるわけですよね。その人たちが病院であふれた場合，どうするんだっていう，そういう懸念がありますね。

妙木：場所によってはね。だからそういうのが現実なわけです。その現実の上で，精神分析が発展していく道を考えていかなくちゃいけないね。

そろそろ時間を考えよう。学派のことに移ろうか。

この時代は，最初の時代は自我心理学しかなかった。先輩たちみんなメニンガー行って帰ってきて。その途中で，タビストックに行って帰ってくる人たちが徐々に増えてきて，最初全部の人が医者の留学だったので短かったんだよ。仕方がない。鈴木先生，先生もそうだと思うだけど，医者で行くときって，1年とか2年とか，行けても3～4年しかないでしょ。

でも分析だからさ，分析のトレーニングには時間がかかるでしょ。だから衣笠先生みたいに何年も行くと，ちょっと分析のトレーニングができるっていう感じの人は英国から帰ってきて，この時代の終わりぐらいに，私たちは対象関係論に出合うわけだよね。

私たちは対象関係論と出合った世代で，対象関係論という学派は，長期に人を抱えるというモデルだから，私らはずっとこのモデルで習ってきた。

さっきの問題って，実は大学でこれを教えるということの問題なんだよ，対象関係論モデルとか，ホールディングとかは，医者にいったってわからないようなところがあって，5分間診療している人には全く通じないよね。きっと。対象関係論が導入されてきて，われわれは今ここにいるっていう世界なわけね。

だから学校の責任というのもあるかもしれない。医者は開業しちゃうから，その最後の残りというか，僕らとか，自我心理学の人たちはまだ，心理テストを取ればいいといっていたり，自我のアセスメントが重要だといっている人もいる。でもそれももう最後になり始めていて。大学からの乖離は著しいと思うんだよ。大学，精神医学からの乖離は著しいし，それが今の問題だと思う。公認心理師になったら，長期に抱えるモデルなんて，教科書に1ページも書かれていない。もちろん長期のトレーニングのことも書かれていない。

この中で精神分析が大学で生き残れるかどうかっていう問題もあると思う。この対象関係論の考え方でいけば，トレーニングは必要。で，長期的にかかる，精神分析って。そこはどうなの？

山崎：モデルをもうちょっとチェンジして。

妙木：モデルチェンジ，あり得るの？　つまり自我心理学にもう一度？

IPA も実はクライニアンだけじゃなくなくて，南米からも，いろいろな方法が出てきて，フレンチモデルっていう，フランスでも週3まで減らしてるわけだけど。

国際的にもどうも，分析で主流になっていく，トレーニングをがんがんやるというモデルは，減退してきている。モデルチェンジをしようという国際的な動きもあるよね。それを考えたら逆に，日本がやってきたこの週1セラピーをどう考えるか？　大学とかでどう教えていけばいいのかな。

山崎：いや，だからきちんと何がいいかってことを説明しなくちゃいけないと思うんです。アカウンタビリティの話です，今流行の。いまは，まだ長いことによる利点というのが全く説明されてない。宣伝されてない。

妙木：いつも宣伝だね。

吉沢：いいですか。

妙木：いいよ。

吉沢：大学で教育していくことと，心のあり方として精神分析的な実践の理解を教えるのとは別なんだと思うんですね。大学では，やっぱりプラクティスなものは教えられない。入り口としての理解にとどまりますよね。その考え方を持っているだけでも，もしかしたら幅広い人間観ができるかもしれないと思うので，それはそれで意味があると思いますけど。でも，僕はやっぱり実践家はインスティテュートで育てたほうがいいと思います。

妙木：つまり大学の外だよね。

精神分析のバリエーション

吉沢：そうですね。あと，対象関係論が長期っていいますけど，これもやっぱり時代を考えたら，そうならざるを得ない人もいますよ，重いパーソナリティ障害の人とか，自閉性の病理を抱えた人とか。

でも，長期がいいとか悪いとかではなくて，やっぱりショートタームとか，あるいは1年とか，あるいは現実適応を目指してとか，力動的な観点をいかして，目的をいろいろ定めてバリエーションがあっても全然いいと思うんですね。

妙木：短期と中期，長期みたいなね。

吉沢：はい。こちらもどれだけのバリエーションで臨床をやれるか，あるいは「私はこれしかやりません，長期しかやりません」とか，「私はいろんなタイプのをやってサポートしたい」とか，そういう幅があって，それを許容できる文化が必要だと思うんですね。何となく長く，時間をかけて，ここまでパーソナリティが変化しましたというのが，何か精神分析的らしくてすばらしいみたいな，そういう考えは実際的ではない。

妙木：対象関係論は，チェンジしたほうがいいね，モデルチェンジ。対象関係論は長期だと思うよ。

吉沢：応用をたくさんしたほうがいいといってるんですよ。実践ですね。

妙木：実践は当たり前にされてるわけ。でも，僕らが，みんな開業しちゃうのは，やっぱり人を長期的に抱えこみたい，というのがあると思うんだよね。

吉沢：僕はたぶん，子どもがメインだから，そう思うのかも。

鈴木：変化するものね，子どもは。

吉沢：はい。

妙木：それは大きいね。

鈴木：面接に来られたときに，何を目標にして，この分析的なセラピーをするかっていうところをしっかりクライエントさんと話し合うっていうことだと思うんですね。ほんとに自分のパーソナリティについてみていきたいなら長期になるだろうし，適応を目標にしているなら，それはそれである程度のところでいいんだと思うんですね。

吉沢：そうですね，全く考えが変わって，もう少し深めたいという人もいるかもしれないし。

妙木：どっちなんだろう。精神分析，資格化した方がいいという話は最初にあったけど，今の話だといろんなバリエーションを持ったほうがいいってなってるから。どうなんだろうね。

鈴木：いや，臨床をするにしても資格があった方が自分のアイデンティティとしても，社会的にもよいと思います。

吉沢：資格を持つのは前提ですよね。

妙木：資格を持つ人がバリエーションを増やしていくという話をしてるの？

吉沢：そうなのかなと思いますけど。

鈴木：私もそう思って聞いてました。

上田：私あんまり資格というものにこだわってないのかな。でも，まあ，あったほうがいいんでしょうねっていう感じなんですけど。

妙木：あってもなくてもいいって感じね。

吉沢：資格がなくても，みんなが力をつければいいんだけど。

上田：訓練ってしんどいですけどおもしろいじゃないですか。おもしろくないですか？

妙木：トレーニングはおもしろい。

上田：だから，何も資格を取るためだけじゃなくて，ユニークな営みとして，興味深さから訓練に入るというのもあってもよいかな，と。あるいは，むしろ魅力というものがトレーニングへの動因になっているのかなとさえ思うんですけど。

妙木：それは人であり，と。

長期モデルの良さ

上田：という感じのことを考えてるんですけど。
　あと，長期モデルですが，僕は長期モデルはやっぱり変えないほうがいいと思います。精神分析の独自性ですよね。

妙木：うん，それもいえる。

上田：こんな営み，世の中にほかにないじゃないですか。すごくコンビニエンスな人間関係が蔓延している中で，パッと望みのものが手に入るのが良しとされている中で，すごく不毛なセッションを何年も何年も，ずっとやるわけですよ。で，何か大きな変化がポーンとやってくるわけですが，それはいつやってくるのかわからないし，意図的に引き起こせるものでもない，その間ずっと不毛じゃないですか。あんまり，何をやっているのか，わからない。でも，役に立っているんだけど。これが「他に類をみない」という意味で非常に価値があるなと。

山崎：僕は今日は広報のつもりでいますけど。それを……。

妙木：広報したい。

山崎：広報したいんですが，ユーザーにどう伝えるかという話で，「これは不毛だけど意味があるんですよ」と言っても，何のアカウンタビリティもないので。

妙木：そりゃそうだ。

山崎：だから，長期の良さを強調しないと。
　それは短期であればあるほど，CBT とかもそうだけど，マニュアルの確立されているものであればあるほど，ターゲットは絞られるし，見立てはすごく丁寧にできなきゃいけない。その上で短期療法が成り立ってるわけなので。一方で，とりあえず抱えるということの強さというのがある。いい方が悪いけど，長期では失敗が許されるんですよね。短期療法は許されない。ダメージを受けても回復できるっていうのが，この長期で抱える構造だと思うので，それをみんなで話せる，発信できるようになっていかないと，内輪で「いいよね」という話で終わっってしまう。

吉沢：やっぱり臨床素材をしっかりと書くってことじゃないですか。

山崎：いや……，僕は，それはすごく内輪の話だと思います，やっぱり。

吉沢：そうかな。

山崎：それは必要だともちろん思うんですけど，あくまで内輪だから，内と外への発信の仕方を変えないと。

妙木：魅力的な事例，素材を提示するという？

山崎：それはわれわれにとっても魅力的である，ということにつながる。

妙木：つまりオタクっぽいとか。

吉沢：内輪か……。

山崎：さっきの「無意識，どこにあるんですか？」と思っている人にも届く形で何とかできないかということを考えていきたい。

妙木：何か案があるの？

鈴木：どんな宣伝をすれば？

山崎：少なくとも理屈上は，通ってると思うんですよね。長期はミスをする，ミスから，「経験から学ぶ」とか，われわれの言葉になるんでしょうけど。

妙木：人生から学ぶとかね。

山崎：そういうためのものであると。ミスをしないためのものじゃなくて。だから，やっぱりターゲットが違ってくると思いますし。

妙木：宣伝の方法がわからないんだ。だって，不毛なことも確かに意味があるというのは，ユーザーからすればわからない，全くわからない。

上田：それはそうですね。だから，やっぱり私は河合隼雄先生みたいなね，ライターが，分析の中に出てくるっていうことが重要かなと思うんですけど。

妙木：河合隼雄先生か。

山崎：河合隼雄は，でも政治家でもあるわけじゃないですか。

上田：もちろん，もちろん。でも，やっぱり河合隼雄先生の本を読んで，心理療法に入ってくるっていう人は多いです。

妙木：多い。

上田：かなり多い。

妙木：「カウンセラー」という名前を使ってるしね。

鈴木：でも，上田先生じゃないけど，ある程度，心理療法というのをやった人が分析にきて，「あっ」と思うところがあることは，説明できても，「無意識って何ですか」っていう人に，分析は何かを説明するところで，「あっ」と思うことが生じるという説明はすごい難しい。

上田：難しいですね。

妙木：難しい。いってることはわかるんだけど，どうやって伝えたらいいんだろうって。

山崎：みんなで考えましょうと（笑）。だからはなから諦めないで，みんなで考えていくべきだということを僕はいってるんです。

他の技法を使っている人たちとの対話

妙木：次の問題だけど，認知行動療法とか，そういう人たちとどうやって，話し合っていくか，ということと，どうやってすみ分けをするのかという問題と，その内部で，われわれはどういうふうに宣伝するかという問題，それは密接につながっていると思うのね。

彼らとの会話は，そんなに実は難しくないとは思うんだけど。認知行動療法の人たちって，難しくない。難しいのは，ひょっとしたら解決志向とか，ウルトラアクロバットみたいな，短期でバッとかって解決しちゃうみたいな人たちの方が難しいのかもしれない。

認知行動療法は，出身ももともと精神分析だし，ある意味で自我心理学っぽいところがあるので，わかりやすいって言えばわかりやすいんだけれども，どうやってすみ分けていくかっていうのを，何か考えがあれば教えてくれない？

吉沢：それは対話の場を持っていく中で初めて共通点と違いとか，お互いのやっていることの重要性を認められる，あるいはやっぱり駄目だとか。でも，対話しないと何も始まらないと思うので，違うアプローチの人とはもっと対話をしていくべきだと思います。

妙木：対話？

吉沢：何て言うかな……。

妙木：けんか？

吉沢：時にはそうなるかもしれないですね，うん。妙木先生は前から対話されていると思うんですけど。

妙木：われわれね，もう分析をやってしまうと，正直，忙しいので，そういう時間がどんどんなくなっちゃうっていうのは現実なんだけど。

鈴木：精神神経学会の精神療法部門ではほかのアプローチの方たちと対話をしたりとか，一緒に勉強会をしたりとか，してますね。そういうのが大事かなとは思いますけどね。

妙木：これって広報活動として大事なのかね。それとも何かすみ分けのために大事なのかな。よくわからないね。

鈴木：両方なのでは？

これからの精神分析

妙木：最後の結論の話で，これから精神分析はどうなっていくかという話を各自からお聞きしたいんだけど。先生は何かある？

鈴木：どうなっていくかといわれても難しいですね。

妙木：精神分析はどうなっていったらいいと思っているのか，どうなっていくと考えているのか。

鈴木：まとまらないんですけど。今の世の中，そういうコンビニ的な動きをしていくのと，もう一つはスローライフを求める動きがあるように，自分について，自分の生き方について考える時間を持とうとする人たちっていうのもやっぱりいると思うのです。

しかも，最近『君たちはどう生きるか』が，またリバイバルされて非常に売れてるっていうようなことがあるように，自分の心についてみていくというあり方は，やっぱりずっと課題としてあると思うし，コンビニ的な動きが進めば進むほど，そういうニーズっていうのは，増えるのではないかな，と。

私は分析そのものを考えたときには，医学的に治すとかは横に置いて，人の心を見たいと思うんです。

力動的な理解というのはもちろん必要だと思うし，その動きももちろん大事なんだけれども，人の心というもの，それはそれぞれみんな違うので，そのことを大切に見ていくということに専念することだと思います，私たちが分析とか，解釈とか，それがすばらしいものだとあまりに思いすぎているところがあるとも思うので，その自分たちのナルシスティックな部分というのをきちんと放棄して，患者さんの心についていく，その万能感から脱却していくということが必要かなと思っています。

妙木：資格の問題も，ナルシズムと不可欠につながってる。

鈴木：まあ，そうですね。それと，分析過程では情緒的な体験をするわけですね，情緒的交流と体験っていうものを，内輪だけでわかるのではなくて，何かそれが可視化できるというか，ほかの人にわかるような流れを作ることが必要かなと思っています。あと，妙木先生がいまやってらっしゃるエビデンスですね。

妙木：エビデンスね。

鈴木：それを出すのが必要だと思います。でも，それは一人の分析家が，あるいは分析的なセラピストができることではなくて，やっぱり得意分野があるので，みんなで分けていけばいいと。分けてというか，すみ分け，それこそ内輪の中ですみ分けしていって，一方ではそれこそ広報活動が必要かもしれないし。

妙木：広報活動，きょう初めて出て，こんなに議論になると思わなかったけど，広報活動か。

鈴木：エビデンスを出すのも広報活動だと思いますが。

山崎：でも，この座談会だって，その一環なんじゃないんですか。

妙木：それはそう。

山崎：そうですよね。だから，妙木先生も，たぶんまずいなと思ってるから，この特集を企画したんだと思いますけど。

妙木：それはそうだ。

山崎：外に知らせないとまずいと思ったからではないですか？

鈴木：そういう方向性が必要かなと思っています。

妙木：先生，でもさ，１点いい？　分析家になるプロセスで普通の精神医学を降りたね。

鈴木：いや，だから，それは応用編だと私は思ってる。

妙木：応用編？　どういうこと？

鈴木：分析的な理解というものはもちろん，分析をする中で知見としても持つわけですよね。それの応用として，力動的なものの考え方っていうのがあるんだろうと思っています。

妙木：宣伝対象，かなり違うよね。スローライフの方だと，ご老人，健康維持しよう，健康予防活動みたいな，「健康，大事だぜ」っていう方向だよね。

鈴木：心の中の健康ですね。

妙木：そうそう，そっち。分析の生き残りは出てると思うんだ，昔はセレブに頼ってきたわけね。アメリカなんか，お金があるセレブに頼ってきた。でも，そのセレブはもうほとんど，アメリカでは２％ぐらいになっちゃったから，前は30％ぐらいいたときにはよかったんだけど，２％になってしまったので，それにもう依存できなくなった。

では次に分析はどう流れたかって，どうやって生きるか？　ということを考えることが分析なんだとシフトしたと思うのね。それは対象関係論にはまったかたな，と。人生について考えるということと。

鈴木：でも，そこで私たちが得られた知見というか，そうしたものは，力動的な理解をしていくのに非常に役に立つものなので，それは一般臨床の中でも応用できるだろうと私は思ってます。

妙木：逆にね。

鈴木：力動的なものから分析ではなくて，分析で得られたものは力動的な理解につながるだろうというように。

妙木：じゃあ，先生の今やっている分析的なプラクティスは，のちのち若い精神科の先生方に使われるような理論的な構成となってるはずだということですか？

鈴木：そうですね，そうなったらいいなと思っています。

妙木：そのフィードバックのために，いま何とか人生を考え直すためのセッションを組んでる，と考えたらいいわけ？

鈴木：そういうふうになっていけばいいという希望で。現在そうなっているかどうかはわからないですよ。

妙木：これは宣伝の話でも，セカンドシフトのための分析，プラクティスみたいな話になる(笑)。じゃあ，人生を豊かにしようみたいな。実際は，AIの問題があって，今後，労働できついものはどんどんAI，ロボットになっていくわけですよ。労働時間が減っていくわけで，次の流れとしては，精神，人間らしさとか，人の豊かさを考えなければいけない時代が来ることは間違いないので，この今の文化的な流れからいえばさ。そのときに分析が人生を豊かにする。

鈴木：そうですね，それでいい。

人生に寄り添う精神分析

妙木：老年期も長くなったことだし，人生を豊かにするためのモデルを考えようって案ね。どうですか？

吉沢：僕は，ちょっと逆ですね。僕は子どもが対象なので。

妙木：そうだ，老年期じゃないからね。

吉沢：子どもに関していえば，いま共働きも増えて，地域で子どもを抱えるというのもなくなって，基本的に育てる力が減ってるわけですよね。

妙木：家族のね。

吉沢：家族の。あるいは地域，国の。だから具合が悪くなる子も多いし，一見，具合悪く見えないけれども，本当は，何かいろいろ問題を抱えている子も多い。この子たちが思春期とか，のちのちいろいろ問題を起こすかもしれないし，子どものときにも問題を起こしている人もいるだろうし。やっぱり，僕は，子どもの領域で分析がもっと力を発揮できると思っています。

いま特に，何でも発達障害とか，ASDといって，個別のアセスメントを十分に行わないと，全部ひっくるめてマニュアル的なもので対応してしまう危険性もないことはないんだけど，そうすると，ある行動面の問題は一時的に消えるかもしれないけれど，その子の主体性とか，その子の心の安全感とか情緒的な安定性とかは，また別の問題として起きてくる。そこに分析的なものはすごい役に立つと思うんです。セラピストに方法があって，それに子どもたちを乗せるとかいうことではなくて，アナログかもしれないけど個の持つ特性にとことんつきあうやり方。

そういう意味で分析は，まだまだ子ども領域では，潜在的なニーズがあると思ってるんです。でも，それは広報活動をして，こういう治療がありますよということをいわないといけないかもしれないですかね。

実際，例えばセラピーをしなかったとしても，さっきいったみたいに，思春期や青年期で，問題になってきますよね。そうすると，子どものころからの積み重ねがどんどん大きくなっていって，これは，今も昔もそうでしょうけど，より深刻な問題がこれから出てくると思います。そのときに，ある種期のものとか，コンビニエントな対処法では，たぶん立ちゆかなくなる。

そうすると，やっぱり精神分析的実践でとか，長期でともに心を考える，豊かさを追い求めるだけじゃなくて，心を成長させていくという，成長モデルですね。それはこれまでと変わらないかもしれないんですけれど。そこに主眼を置いて，もっとアピールできるんじゃないかなとは思ってますね。

妙木：いくつか思いつくんだけど，子育て支援，に応用する。子どもの支援をする，お母さんを中心として子育て支援に分析的な知見，知識を使うというのがあるでしょう。いままでのある程度はやっているとは思うんだよね。

もう一つはアメリカのことだけど，自我心理学をやってきて発達心理学に，エビデンスともいえないし，実験心理学じゃないんだけど，そういうのに貢献しながら発達のモデルを作るっという流れがあったでしょ。そのモデルに貢献する。どうやって発達促進的なことが起こるのかを説明するという。

吉沢：それは可能性としてありますね。

妙木：３点目としては，子どもの養育って，国がやってくれればどうにかなるんだけど，でも，正直いって，いま日本の政府にはそれほど子どもの養育にお金をかけるつもりは，ないように見えるものだから。つまり第二次世界大戦後のイギリスみたいなことは日本には起こりそうにないので，子どもの貧困を考えたときに，子どもの分析家たちが何かいっていかなきゃいけないと思うんだよね。

吉沢：確かに，ユーザーというのを民間の人じゃなくて，行政に対して，専門家集団として，必要なことを提言していくということをやっていかないというのは，確かにあると思いますね。

妙木：何か方法はあるの？　先生の方法があれば。ほら，宣伝をやれっていわれてるわけだ(笑)。

確かに子どもの養育って，昔は，精神分析が入り始めたころに，教育相談所のシステムを作ったのは自我心理学なんだよね。

でも，それはあるときからパタッと，とまったね。

吉沢：一つは，その発達障害とかASDっていわれている人たちの心の中を考えていきましょうっていう方向転換ですよね。もっと心の中をみていこうと。子どもが主体的に生きるとかって，どういうことなんだろうかとか，心の中身を見るっていう視点を僕らは打ち出していく必要があるかもしれない。

だから，問題行動や症状という表側の見え方と心の動きという裏側の見え方，両方合わせて子どもを理解しようっていう考えが広く一般化したときに，少しずつ，何か分析的な考えっていうのは意味があるんじゃないかと，ちょっとずつ浸透していって，そのときは何か分析的な観的から提言することができると思うのですが，まだ時間がかかるかなと個人的には思っています。

投薬は，必要なお子さん，いますよね。認知発達や運動機能の発達の促進が必要なお子さん，いますよね。だけど，例えば療育なのか，心理療法か。つまり行動面の訓練なのか，心なのかみたいな二項対立的な考え方に基づく議論，これ不毛ですね。

１人の子どもを立場が違う専門家がどう見るのか。認知的な，あるいは身体的な発達はこういう状況で，心の発達はこうなってるとか，言語聴覚士だったら，言語発達のレベルはこうだよとか理学療法士からみたらこうだとか分析的な心理士からみたらどうとか，多職種が連携して見ていくというモデルですよね。そこにやっぱり，心っていうもの，子どもが主体的に生きるっていうことがどれだけ喜びなのかっていう，そういうことも中心に入れていけると思うんですね。ただ単に「問題行動が減ったけど，主体性はありませんとか，他の精神的負荷は大きくなりました」じゃ，困る。

だから，それはチームとして協働していくことが必要。

妙木：チーム医療か，結構平凡なところに戻ったね。

上田：でも，そのためにこそ，専門性がないといけないということが，たぶん吉沢さんがいってることなんですね。そんなこと，当然もうやってますよという話ですけど。だからこそ，より分析的なものを，何かそこにもっと投入できるんじゃないかと。

だから，臨床心理士，公認心理師がどうなるかわからないですけど，いまおっしゃっていたようないろいろなポジションの一つとして，分析的な立場のセラピストがいるべきだと。

そうすると，ほかの職種との差異が明確になって，独自のことがいえて。むしろ，分かれていないと，協働も何もないと思うので，まず，きちんと専門性を付けるのが必要だと理解しましたけど。

吉沢：ありがとうございます。個人心理療法で発達障害の子どもと関わっていく方向で分析的な専門性を発揮するというのも一つの方向性ですが，他職種連携の中で分析的な理解を共有できる言語で一般化していく方向性もそれはそれで重要なことだと思っています。

妙木：それでつながってるんだね，きっと。山崎先生どう？

山崎：僕ですか。広報ですよね。

妙木：こだわるんですね，広報に。

山崎：でも，ウィニコットとか，フランソワーズ・ドルトなんかはラジオ放送をやってて。

妙木：先生方の世代が頑張ればいいいじゃん。もうわれわれだと，これから時間もないしね，ビジュアルもないもんだから（笑）。

上田：精神分析の未来なんですけど，私は，結局，精神分析らしい精神分析はやっぱり残っていくべきだと思います。この週4，週5っていうふうな，このスタイルをより保持していくということが，精神分析らしさかなと。

妙木：設定の話ね。

上田：だから，やっぱりそれは「らしくある」っていうことがその文化を維持していくためにその特殊性こそが必要だと思います。でも一方で，精神分析的なマインドというかな，それを受け取る心っていうのは，誰もがもっていて特殊なことでもないのではないかと。さっき，触れたことがないって，いってたんですけど（笑）。

それは方法論としては触れてないんだけれど，だけど，患者さんと会っていて，「おっ」というものすごい強力な出会いの感覚って，たぶんそれが精神分析的体験なんじゃないかと勝手に思っていて。そういうものが，たぶん普遍的にあるんだろうと思うので。

一方で精神分析らしい精神分析がやはり追究され，一方で，その普遍的な精神分析マインドをさまざまな分野で生かしていけるような精神分析を追究する。このこつが，車の両輪みたいに通じ合っていく必要がある。

あともう一つ，精神分析の価値って，今もう心理療法が結局，医療モデルに取り込まれてしまっていて，それは結局「治る・治らない」モデルなわけで。だから，「治らないものが悪い」という発想は，結局，人の人生というものを医療モデルでおさえる，閉じ込めるような発想になってるような気も微妙にするので，だからそういった中でも，病院という場所で，治る・治らないを考えずに患者と会っている存在って，なかなかかけがえないと思うんですよね。

妙木：変なことをしてる人だよね？

上田：病院という場所は，治る・治らないモデルで当然機能してるんですけれど，その中で治る・治らないにあまりこだわらずに，ね。まあ変なことかな。まあ精神分析って，治すことに特化してないですよね。解釈しかしませんよね。

吉沢：いや，解釈しかやらない？　わけでもないけど。結果，分析的にやると，みんな症状，治るよ。

上田：うん，治る。でも……。

鈴木：でも，それは結果なんですよね。

上田：結果。そこを目指してはいない。

妙木：目指してはいない。

上田：こんな存在が病院にいるって，ね，貴重じゃないですか。

吉沢：だけど，表向きは，そういうことを言わないで，そういう存在としてあり続けるっていうのは，確かに。

上田：教育的な成長を，「成長がある・ない」というモデルではないところでやるわけですよね。かけがえないことじゃないですか。

吉沢：本人にはです。本人にはかけがえないです。

鈴木：医学的な価値観から少し離れないと，分析的な面接っていうのはできないと思います。

上田：やっぱり生涯学習でいいんじゃないですか，精神分析って。

妙木：生涯学習，範囲が広くなったね。

吉沢：生活療法っていってる先生もいます。

妙木：その独自性を生かすためには，IPA モデルも維持したほうがいいし，3,000 人も維持したほうがいいし。

吉沢：もちろん，そうなるんですけど。

妙木：山崎先生どう？

山崎：お三方の意見とそんなに変わったことはないので，それとまた別のことをいいたいんですけど。やっぱり，理論と実践は分けたほうがいいと。理論はなるべく広めるべきだし，やはりそこで大事になるのは治療構造論でしょうね。

治療構造論という考えを一番強力に持っているのが，精神分析という学派だと思うし。要するに，自分たちの患者と治療者の関係自体を俯瞰で見ることに代表されるように，治療構造論って，その構造自体を俯瞰で見ると。この考え方というのは一つ精神分析の特色があって，それは，とても有用だと思うので，そこを何とか推していけないものだろうかと。

妙木：治療構造論で推していく。

山崎：うん。そうすると，かなり扱える範囲が広がると思うんですよね。やっぱりそこで大事なのは，その関係性を見るっていうことだと。

妙木：何か方法はある？

山崎：方法？

妙木：小此木先生は『モラトリアム人間』を書いて，あれ，ベストセラーになった。河合先生の本のほうが売れてるっていえば売れてるけど，でも，あれ以降それを追随できる本は，あれ以降，出てないわけでね。やはりあれで分析の名前が広がったと思う。でも，いま本売れないね……。つまらないからかな？

山崎：いや，つまらないからというか，金がかかるからだと思います，やっぱり。だってインターネットはただなんですよ。

妙木：インターネットにもっと書けと。

山崎：それは何を書くかという問題はありますけど，まずネットに書いてあるような情報，わざわざ本を買いませんよね。

妙木：まあね。ちょっと待って。理論には二つあってね，しっかりとした理論の本が書かれるってことはあるでしょ？　メラニー・クラインでいえば，メラニー・クライン著作集の論考において，論文がなっているようなものとさ，もう一つは理論を広めるための啓蒙活動，フロイトは実はちょうど 100 年前だね，100 年前に『精神分析入門』を書いたあとは，ほとんど一般向けですよ。論文しか書いてないですよ，外の人に向けてね。

だから，専門的なことをきちんと書いたほうが，医学部にはちゃんと通用するとか。専門家向けと一般向けは違うと思うね。一般向けにどういうふうにしたほうがいいと，みんなは思ってるんだろうかって，聞いておきたいとは思うんだけどね。

山崎：先生方の世代が一般書を書けばいいのでは？　文化論みたいな。

妙木：そうなのかな。いや，それを聞きたいわけ。文化論は，僕も書いたことないし。

鈴木：でも，哲学書が売れる世の中なんですよ，今ね。

妙木：そう，勉強のための哲学の本はすごい売れてる。

鈴木：だから，たぶん一人で考える哲学と，人との関係の中で得られた知識っていう意味では，比較ではないですけど，精神分析のほうが，非常に豊かなものが書けるはずなんですね。

妙木：逆に制約があるかもしれないけどね。

鈴木：たしかに，制約はありますけどね。でも，豊かなものが提供できる可能性はあると思うのですね。読んでくれる人っていうのは，やっぱりいると思う。

妙木：何か案があるの？　案があったら教えて。すごい参考になると思うよ，次の世代に。

吉沢：むしろ案が出てこなそうな気がしますけど。でも，例えば今みたいなこういうディスカッションで，それについて話し合う場を定期的に設けるみたいな，そういうグループって，あってもいいのかなと思いますね。

あと，人間，やっぱり困ったとき，苦しいときにどうしたらいいかって思うわけですよね。そこにいろいろすがりたくなるわけだけど，そこにある種こう，一つのこういう援助がある，あるいは自分を理解するやり方があるっていうものを提示していくっていうのは，やはり大切なことだと思いました。本にしても，売れないかもしれないけれど。

でも，あれだけ啓蒙書が，自己啓発本が売れるわけですよ。あんなの，何冊読んだって，本当の意味で自分を変えることはできないって個人的には思ってしまうんですよね。

上田：いや，むしろそこに乗っかろう。

妙木：そうだ，そこに乗るんだ。

吉沢：精神分析の理念と違うから，自己啓発は。だからちょっと違うんだけど，でも心に響く，さらっと消えてくようなやつじゃ駄目なんですよ。やっぱり，心に響かないといけないから，それをどう工夫するかですよね。

山崎：あとは教育ですよ。

妙木：大学。そうか。どうですか？　このくらいいいですね。なかなかいいディスカッションになったんじゃないでしょうか。

今日は先生方，お時間をいただいてありがとうございました。

編集室から

「精神分析の未来地図をあるいは未来予想図を，今の精神分析家に書いてもらうのはどうだろう。」そんな提案からこの特集はできた。毎年IPAの雑誌を見ていて，最近つとに思うことだが，伝統的なクライン学派のしっかりとした論考に比べ雑だが何か面白いこと言っている，そんなに英語がうまくはない論文が増えたのである。研究会で読んでいて，たぶんフランス人，いやスペインかな，とか言いながら，ドイツの住所を発見したり，アルゼンチンのメールアドレスを発見したりする。今精神分析のメッカは，本当に英国なのか，極めて疑わしい現状なのである。実際米国の心理学関係の友人に聞いても，精神分析，フロイト，いつの時代のことを言っているんだと言われてしまう現在，英語ではないフランス語やスペイン語の精神分析は結構元気が良いらしい。そんな中で，未来図を描く作業を分析家の論客に描いてもらう特集を思い立った。個人的には，これからのパラダイムがどんなものか，覗いてみたくなった次第。どれも面白いし，いろんな種，ネタ？　がつまった特集になった。執筆者に感謝したい。　(H.M.)

精神療法　増刊第5号 2018

2018年6月5日発行

定価(本体 2,800 円＋税) 年間購読料 14,800 円＋税 (増刊含／送料不要)

購読ご希望の方は電話・葉書にてお申し込み下さい。
全国の書店からも注文できます。

発行所　株式会社 **金剛出版**
発行人　立石正信
〒112-0005　東京都文京区水道 1-5-16　升本ビル
Tel. 03-3815-6661　Fax. 03-3818-6848
振替口座　00120-6-34848
e-mail　kongo@kongoshuppan.co.jp
URL　http://kongoshuppan.co.jp/

表紙レイアウト　臼井新太郎装釘室／表紙装画　土屋未久／印刷・製本　音羽印刷